Schiefele/Staudt · Praxis der Altenpflege

# Praxis der Altenpflege

Josefa Schiefele
Ilse Staudt

unter Mitarbeit von
Dr. phil. M. Margarete Dach

5., neubearbeitete und erweiterte Auflage
90 Einzelabbildungen, 9 Tabellen

Urban & Schwarzenberg
München–Wien–Baltimore

*Anschriften der Verfasserinnen:*
Schwester *Josefa Schiefele*, Bert-Brecht-Allee 7, 8000 München 83
Schwester *Ilse Staudt*, Geriatrische Klinik, Bürgerhospital Tunzhoferstraße, 7000 Stuttgart 1
Dr. phil. *M. Margarete Dach*, Katholisches Altenpflegezentrum, Fachschule für Altenpflege, Einrichtungen der Altenhilfe, Mitterfeldstraße 20, 8000 München 21

*Lektorat:* Dr. med. Dorothea Schneiderbanger
*Redaktion:* Pola Nawrocki
*Herstellung:* Wulf-Joachim Dietrich



Die Abbildungen 42–54 wurden aus *Stenger, E.*: »Verbandlehre« 4. Aufl., Urban & Schwarzenberg 1985, übernommen.



Bisherige Ausgaben mit Erscheinungsjahr:

1. Aufl. 1973 (ISBN 3-541-05881-1)
2. Aufl. 1975 (ISBN 3-541-05881-X)
3. Aufl. 1979 (ISBN 3-541-05883-8)
4. Aufl. 1984 (ISBN 3-541-05884-6)

**CIP-Kurztitelaufnahme der Deutschen Bibliothek**

**Schiefele, Josefa:**
Praxis der Altenpflege / Josefa Schiefele ; Ilse Staudt. Unter Mitarb. von Margarete Dach. – 5., neubearb. u. erw. Aufl. - München ; Wien ; Baltimore : Urban u. Schwarzenberg, 1989
ISBN 3-541-05885-4
NE: Staudt, Ilse:


Satz: Computersatz Wirth, Regensburg
Druck: Buch- und Offsetdruckerei Wagner GmbH, Nördlingen, Printed in Germany.

ISBN 3-541-05885-4

# Vorwort

Die fünfte Auflage von »Praxis der Altenpflege« enthält neben der pflegerischen Anleitung für die Betreuung pflegebedürftiger und kranker alter Menschen auch einige Hinweise zu psychischen Veränderungen im Alter und zum Umgang mit alten Menschen, vor allem auch mit den verwirrten, kranken oder behinderten unter ihnen. Auch die psychosoziale Begleitung Schwerkranker (aufgezeigt am Beispiel des Schlaganfalls) und Sterbender wird eingehender behandelt.

Es wurde versucht, das Buch weiterhin so allgemeinverständlich zu halten, daß auch der Laie darin eine Hilfe finden kann. Die Vorschläge zum Umgang mit alten Menschen sind dabei so konkret wie möglich dargestellt, obwohl eine bloße »Anwendung von Rezepten« der individuellen Persönlichkeit des alten Menschen natürlich nicht gerecht werden kann. Dennoch sind wir der Meinung, daß erprobte Verhaltensmuster, wenn sie aus der jeweiligen Situation des alten Menschen erklärt werden, eine Hilfe sein können, um in einer gegebenen Situation ein angemessenes Verhalten zu finden und typische Fehler des Unkundigen zu vermeiden. Die Persönlichkeit des alten Menschen wird in unseren Ausführungen bewußt vom christlichen Menschenbild her gesehen, die Anregungen stammen vor allem aus vielfältigen praktischen Erfahrungen in der Pflege und Betreuung alter Menschen im häuslichen Bereich, in ambulanter Pflege, in Altentagesstätten und Altenheimen.

An dieser Stelle möchten sich die beiden Autorinnen sehr herzlich bei Frau Dr. Maria M. Dach für Ihre Mitarbeit bedanken.

Schw. Josefa Schiefele
Schw. Ilse Staudt

# Inhalt

# 1 Einleitung

Die Praxis der Altenpflege ist eine Aufgabe, die in unseren Tagen in vielfältiger Weise an uns herantritt. Die steigende Lebenserwartung der älteren Generation bringt es mit sich, daß viele alte Menschen jahrelang auf Betreuung und Pflege angewiesen sind und kundiger Helfer bedürfen, die ihnen ein zufriedenes Leben im Alter ermöglichen und ihnen durch eine gute körperliche Pflege und eine entsprechende seelische Betreuung helfen, mit ihren Einschränkungen und Leiden besser fertig zu werden.
Die sozialen Veränderungen in unserem Kulturbereich haben außerdem bewirkt, daß die Sorge für die alten Menschen nicht mehr der Familie allein überlassen werden kann. Ehrenamtliche Helfer aus den verschiedensten Alters- und Berufsgruppen bemühen sich um den alten Menschen, sei es um einen Einzelnen oder um eine Gruppe von Senioren. Darüber hinaus entstand in den letzten Jahrzehnten der inzwischen in der Bundesrepublik Deutschland staatlich anerkannte Beruf der Altenpflegerin bzw. des Altenpflegers. Ihre Tätigkeit kann in verschiedenen Bereichen der Altenhilfe liegen, so z.B.:

- die Pflege und Betreuung alter Menschen in Altenheimen (in Wohnstationen für noch Rüstigere, in Pflegestationen für Pflegebedürftige oder in beschützenden Stationen für Verwirrte bzw. Weglaufgefährdete)
- die ambulante Versorgung alter Menschen in ihrer eigenen Wohnung oder in einer Altenwohnanlage (oftmals getragen von einer Sozialstation mit vielfältigen Hilfsangeboten)
- die Ganztagspflege daheim zur Überbrückung von Notsituationen oder eine befristete Stadtranderholung

Zusammen mit anderen Berufsgruppen übernehmen Altenpfleger außerdem

- die Betreuung alter Menschen tagsüber im Tageshospiz, in Altentagesstätten und Alten- und Service-Zentren
- Altenbegegnungsmöglichkeiten und Altenbildungsangebote in Klubs, Altenwerkstätten, Seniorengymnastik und Kursen unterschiedlicher Art

Angeregt durch den neuen Wissenschaftszweig der Gerontologie, die sich mit dem alternden Menschen und seinen Problemen beschäftigt, erweitern sich die Angebote der Altenhilfe ständig, um den vielfältigen Bedürfnissen der älteren Generation besser gerecht zu werden.
Ein Hindernis für eine fruchtbare Altenarbeit ist allerdings immer noch die

weitverbreitete Meinung, die Tätigkeit in der Altenpflege sei (z.B. im Unterschied zur Krankenpflege) »erfolglos« und deshalb wenig erstrebenswert. Trotzdem finden sich immer mehr junge Menschen, die diesen Beruf erlernen möchten, sowie zahlreiche Berufsumsteiger, die erfahren haben, daß der Umgang mit alten Menschen und die Hilfe für sie eine befriedigende und sogar bereichernde Tätigkeit sein kann, wenn man das nötige Rüstzeug dafür erworben hat und dem alternden Menschen mit Achtung und Liebe entgegenkommt.

Der Erfolg der Altenarbeit liegt zwar nicht so sehr in der Wiedererlangung der Gesundheit und Vitalität, obwohl auch das durchaus angestrebt und oft auch für längere Zeit erreicht wird, sondern in der Verbesserung der Lebensqualität im Alter, indem dem alten Menschen Hilfe angeboten wird, die ihn nicht entmündigt, sondern zu weitgehender Selbsthilfe befähigt, indem er lernt, sich und seine Situation anzunehmen und erfährt, daß er trotz Krankheit und Gebrechlichkeit als vollwertiger Mensch ein sinnvolles Leben führen kann und darf.

Das vorliegende Buch will Informationen und konkrete Anregungen vermitteln, die eine fachgerechte und menschenwürdige Sorge für den alten Menschen in der Familie, im Bereich der offenen und stationären Altenarbeit, besonders aber in der Pflege und Betreuung kranker, verwirrter und behinderter alter Menschen möglich machen.

# 2 Entwicklung des Menschen in der zweiten Lebenshälfte

## 2.1 Vorbemerkungen

Altern ist ein normaler Vorgang im Laufe des Lebens, der nicht mit Krankheit verwechselt werden darf. Das menschliche Leben ist einer ständigen Entwicklung unterworfen. Diese Entwicklung schreitet nach der Kindheit und Jugend im Erwachsenenalter weiter fort und mündet in den Alterungsprozeß, der wiederum ständig fortschreitet, bis der Tod der Entwicklung ein Ende setzt. Während in der Kindheit und Jugend gewisse Reifungsphasen festzustellen sind, die zwar von der Lebenssituation des einzelnen beeinflußt sind, in ihrer zeitlichen Folge aber doch im wesentlichen vergleichbar bleiben, ist eine zeitliche Festlegung des Alterungsprozesses im höheren Lebensalter kaum möglich, da die Lebenssituation des einzelnen sein Altern wesentlich mitbestimmt.
Neben dem kalendarischen Alter, das – für sich genommen – nur wenig über die körperliche und geistige Verfassung eines Menschen aussagt, müssen wir ein biologisches, ein psychologisches und soziales Altern miteinrechnen, wobei jeweils das eine mit dem anderen in Wechselwirkung steht, d. h. die Vorstellungen, die der Mensch von seinem Lebensalter hat, und die Erwartungen, die er an sich und sein Leben stellt, sind mitbestimmt von seiner gesundheitlichen Verfassung und dem Bild, das seine soziale Umwelt von seiner Altersgruppe hat, wirken sich aber auch auf die biologischen Vorgänge im Körper aus und prägen ihrerseits das soziale Rollenverständnis mit.
Die normalen Veränderungen des Alterns, die unabhängig von besonderen Krankheiten bei den meisten Menschen auftreten, müssen im Vergleich zu ihren früheren Eigenschaften und Fähigkeiten gesehen werden und dürfen nicht zu einem pauschalen Vergleich von Altersgruppen herangezogen werden, wenn sie der Wirklichkeit entsprechen sollen.
Ein Beispiel: »Graues Haar ist ein Zeichen des Alters«. Es gibt viele Menschen, deren Haar schon im dritten Lebensjahrzehnt auffallend ergraut; bei den meisten finden sich die ersten grauen Haare im vierten Jahrzehnt ihres Lebens; manch einer hat mit siebzig oder fünfundsiebzig noch kaum graue Haare oder ist mit fünfundfünfzig schon schlohweiß. Trotz dieser großen Variationsbreite besteht die weitverbreitete Ansicht, daß graue oder weiße Haare erst ab einem bestimmten Alter akzeptabel seien und vorher durch Färben verändert, versteckt oder zumindest betrauert werden müßten.

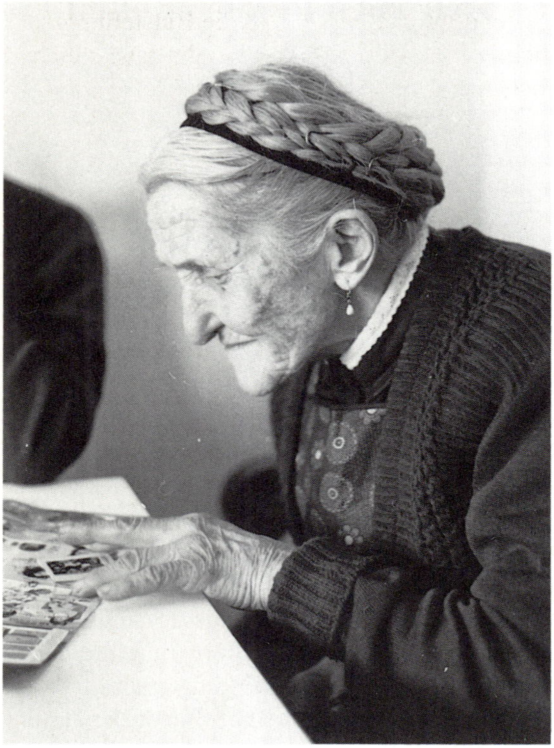

Abb. 1 Geprägt von einem langen Leben.

Dabei machen nicht die weißen (oder grauen) Haare einen Menschen »alt«, sondern die Vorstellung, die er selbst und seine Umwelt mit dieser Veränderung verbinden: »Jetzt sieht man, daß ich alt werde« bzw. »Der Betreffende sieht schon recht alt aus«.

Der Begriff »alt« wird dabei in unserer Zeit häufig im technischen Sinn verstanden und ist damit gleichbedeutend mit: abgenutzt, störungsanfällig, unansehnlich, wertvermindert, leistungsvermindert, umständlich, überholt (durch neuere, bessere Modelle).

Daß das Wort »alt« im Kontext der natürlichen Vorgänge (etwa bei einem alten Baum) auch positive Merkmale wie: schön, interessant, wertvoll, originell, sturmerprobt usw. beinhalten kann oder im Bereich der Geisteswissenschaften, der Kunst und Kultur (etwa ein altes, leicht beschädigtes Bild) Qualitäten wie: altehrwürdig, kostbar, trotz äußerer Mängel von gesteigertem Wert, aussagekräftig, zur Auseinandersetzung anregend usw. mitumfaßt, wird dabei häufig vergessen.

Schon aus dieser Gegenüberstellung wird deutlich, daß die Einstellung zum Altern eine sehr unterschiedliche sein kann, und daß sie die tatsächlichen Gegebenheiten in sehr verschiedenem Licht erscheinen läßt. Häufig zu beobachtende Veränderungen des alternden Menschen gegenüber *seinem eigenen* Leben in jüngeren Jahren sind nachfolgend aufgelistet.

## 2.2 Körperliche Veränderungen im Alter

**Aussehen**

Das typische Aussehen eines alten Menschen ist durch gebeugte Haltung und Schrumpfung des Körpers geprägt. Die Figur erschlafft, der Gang wird unsicher. Oft ergrauen die Haare oder fallen aus. Die Haut verliert an Elastizität und wird trocken, das Gesicht wird faltig und häufig entstehen Altersflecken.

**Sinnesorgane**

Im Bereich der Sinnesorgane ist die **Altersweitsichtigkeit** typisch, die mit der nachlassenden Elastizität der Linse zusammenhängt. Darunter versteht man die mangelnde Fähigkeit, die Sehschärfe des Auges einzustellen. Auch die Helligkeitsanpassung ist erschwert durch mögliche Trübungen in Hornhaut und Linse und bewirkt die Notwendigkeit einer stärkeren Beleuchtung zum genauen Sehen.

Die altersbedingte **Schwerhörigkeit** kann mit einer Abnutzung des Hörnervs oder mit der verringerten Elastizität des Trommelfells in Verbindung stehen. Sie erschwert nicht nur wie die verminderte Sehschärfe die räumliche Orientierung, sondern noch mehr als diese auch die Teilnahme am Leben der Umwelt und die menschliche Kommunikation (s. Kap. 5 Besondere Behinderungen).

Auch der **Tast-, Geschmacks- und Geruchssinn** scheint in seiner Unterscheidungsfähigkeit nachzulassen. Trotzdem bleibt der »Hautsinn« als Mittel der Kommunikation (vor allem bei Ausfällen in der optischen und akustischen Aufnahmefähigkeit) erhalten und kann besonders auch beim pflegebedürftigen alten Menschen zur Übermittlung von gefühlsgebundenen Aussagen (z. B. Zuneigung, Geborgenheit, Abwehr) herangezogen werden.

**Organleistungen**

Eine der folgenreichsten Veränderungen im Körper ist die Verengung der Blutgefäße durch Ablagerungen, die sich im Laufe des Lebens ansammeln und im höheren Alter eine spürbare Beeinträchtigung des Kreislaufs bedeuten. Die daraus folgende Minderdurchblutung der Körperzellen hat eine Leistungsverringerung der betroffenen Organe und Gewebe zur Folge und kann sogar zum Absterben unversorgter Zellen führen.

Der Grad der Arteriosklerose (Verhärtung der Gefäße) im Körper ist abhängig

- von der veranlagungsmäßigen Disposition
- von der Ernährung (vgl. Kap. 10)
- von der Verwendung von Genußgiften (z. B. Nikotin, Alkohol, Kaffee)
- vom Lebensrhythmus (z. B. häufigem Streß oder zu geringen Anforderungen)
- von Erkrankungen und organischen Störungen (z. B. Diabetes mellitus, Gicht, Vergiftungen).

Durch Gefäßverengungen wird oft ein Bluthochdruck bewirkt, der seinerseits wieder die Sklerose fördert. Dieser Teufelskreis kann zu einer Schädigung des Herzens und damit ebenfalls zu einer Beeinträchtigung des Blutkreislaufs Anlaß geben.

Durch die verringerte Elastizität des Zwerchfells, verstärkt durch flache Atmung, ungünstige Körperhaltung usw., ist auch die Funktion der Lunge geschwächt, und es entsteht bei körperlichen Anstrengungen (z. B. Treppensteigen) häufig eine Kurzatmigkeit. Auch die Stimmführung (zunächst beim Singen, später auch beim Sprechen) kann dadurch erschwert werden. Hohe Töne werden nicht mehr erreicht, die Stimme wird brüchig usw.

Wie stark hier Übung und erlernte Fertigkeiten (z. B. der Einsatz einer Atemtechnik) mitbestimmend sind, zeigt sich z. B. darin, daß ein gut trainierter alter Mensch in seiner Leistung einen ungeübten jungen ohne weiteres übertreffen kann (und zwar beim Bergsteigen ebenso wie beim Singen).

Das Nachlassen der Nieren- und Blasenfunktion kann eine erhöhte Anfälligkeit für Erkrankungen der Ausscheidungsorgane zur Folge haben (vgl. Kap. 4.3 Inkontinenz). Die verringerte Produktion von Verdauungssäften kann den Appetit herabsetzen; aber diese Körperfunktionen sind auch sehr stark abhängig von der Ernährung (s. Kap. 10) und Lebensweise, und bei einer ausgewogenen Lebensführung sind die Organleistungen des gesunden alten Menschen durchaus ausreichend, um den normalen Anforderungen gerecht zu werden.

Es ergibt sich aus diesem Überblick, daß ein gewisses Nachlassen im körperlichen Bereich von der Lebensmitte an vielfach spürbar wird, daß dadurch aber die Lebensqualität des Menschen nicht allzu stark beeinträchtigt werden muß, wenn er durch eine gesunde Lebensführung gute Bedingungen zu schaffen versucht und auftretende Mängel durch Hilfsmittel oder durch Ausgleich auf anderen Gebieten zu kompensieren bemüht ist.

## 2.3 Psychische Veränderungen im Alter

### 2.3.1 Gedächtnisveränderung

Besonders auffallend ist mit zunehmendem Alter das Nachlassen des Speicherungsvermögens für Informationen bzw. die lange Dauer und große Mühe beim Einprägen und Einüben von Kenntnissen und Fähigkeiten. Zwar kann ein ständiges Gedächtnistraining diesen Prozeß verzögern, aber die Hochleistungsperiode für die Merkfähigkeit ist mit dem Ende des dritten Lebensjahrzehnts (bei wenig Training auch schon früher) vorbei, und in jedem folgenden Jahrzehnt wird der Leistungsabfall deutlicher. Allerdings betrifft dies nur das Aufnehmen und Speichern neuer Informationen, die nach der Aufnahme durch die Wahrnehmung (der Sinne) und einer ersten Speicherung im Ultra-Kurzzeitgedächtnis, wenn eine Motivation dafür vorhanden ist, umgebaut werden, um im Kurzzeitgedächtnis für einige Stunden oder Tage zur Verfügung zu stehen. Dieser Umbau (von elektrischen Schwingungen in Nukleinsäureketten) gelingt mit zunehmendem Alter immer weniger leicht, so daß die Merkfähigkeit für aktuelle Informationen leidet. Ein weiterer Umbau (in Eiweißmoleküle) kann dann ausgewählte Gedächtnisinhalte im Langzeitgedächtnis speichern, wo sie auf Dauer erhalten bleiben. Auch dieser Umbau ist erschwert, so daß neuere Erfahrungen seltener auf Dauer im Gedächtnis haften.

Die bereits früher im Langzeitgedächtnis gespeicherten Inhalte bleiben aber erhalten und verfügbar, so daß die Erinnerung an Vergangenes (je früher es gelernt wurde, um so besser) sogar besonders stark hervortritt, soweit nicht Hirndurchblutungsstörungen das »Finden« solcher Inhalte (also deren Verfügbarkeit) stören. Aber auch in der Aufnahme neuer Informationen schafft sich der Mensch einen Ausgleich für die erschwerte mechanische Aufnahmefähigkeit. Er hat ja einen gewissen Bestand an Kenntnissen und Fähigkeiten erworben und sich eingeprägt, auf den er in fortgeschrittenerem Alter zurückgreifen kann. Daher hat er die Möglichkeit, neue Erkenntnisse mit alten (bereits eingeprägten) zu verknüpfen und sie sich als Assoziationsketten einzuprägen. So wird erklärbar, daß das Denken, das auf den Einsatz gespeicherter Erkenntnisse und Fähigkeiten angewiesen ist, bei entsprechender Motivation und geistiger Regsamkeit (Training) auch in hohem Alter noch zu Höchstleistungen fähig ist, obwohl in der Kombinations- und Reaktionsfähigkeit des Denkens eine gewisse Verlangsamung eintritt und die Flexibilität des Denkens weitgehend nachläßt.

Der inzwischen durch die Forschung erwiesene Zusammenhang zwischen dem biologischen Abbau im Bereich der geistigen Fähigkeiten mit der psychologischen, soziologischen, ökonomischen und biographischen Situation des Betroffenen, d. h. mit seinen Zielen und Motiven, seinen Erwartungen und Möglichkeiten, seinen Erfahrungen und Einstellungen, bedeutet für die Altenpflege, daß es möglich und wichtig ist, die geistige Beweglichkeit des alten Menschen zu pflegen und zu erhalten, wenn es gelingt, ihn zu einer lebensbejahenden Haltung zu führen, indem er als vollwertiger Mensch anerkannt, in seinen Grundbedürfnissen ernstgenommen, in der Bewältigung von Schwierigkeiten unterstützt und zu geistiger Aktivität motiviert wird.

### 2.3.2 Rückwärtsgerichtete Blickrichtung und Interessenverschiebung

In einem gewissen Zusammenhang mit dem Hervortreten des Langzeitgedächtnisses bei gleichzeitigem Nachlassen des Kurzzeitgedächtnisses steht die häufig anzutreffende rückwärtsgerichtete Blickrichtung alter Menschen. Die Gründe sind einleuchtend:

- Das Gedächtnis hat die früheren Ereignisse besser bewahrt, wobei die Motivation bei der Auswahl der gespeicherten Inhalte beim positiv eingestellten Menschen eher die erfreulichen Ereignisse (Leistungen, Heldentaten etc.) im Langzeitgedächtnis registriert hat (wodurch die Vorstellung von der »guten alten Zeit« entsteht), während der negativ eingestellte Mensch vorwiegend negative Erlebnisse registriert und gespeichert hat (und so die Vorstellung gewinnt: »Ich war immer schon ein Pechvogel und ein vom Leben Benachteiligter«). So bestätigen die Erinnerungen die grundsätzliche Lebenseinstellung des alten Menschen und dienen gleichzeitig als Trost bzw. Entschuldigung bei der Auseinandersetzung mit der aktuellen Wirklichkeit.
- Wenn ein alter Mensch von der Gegenwart und Zukunft seines Lebens wenig Positives erwartet, kann die rückwärtsgerichtete Blickrichtung auch eine Art »Flucht in eine heile Welt« sein, in die Zeit, als er noch etwas war, etwas leistete, Schönes erlebte oder Schweres heldenhaft ertrug usw. Diese Einstellung wird ihrerseits die Motivation, Neues zu erfahren und im Gedächtnis zu bewahren, noch weiter herabsetzen.
- Der alte Mensch, der noch Pläne und Ziele und damit positive Erwartungen an die Gegenwart und Zukunft hat, wird umgekehrt die Erfahrungen aus der Vergangenheit mit dem gegenwärtig Erlebten zu verknüpfen suchen und sich so mit der Realität des Lebens auseinandersetzen. Dabei hält er sich gleichzeitig auf dem laufenden und seine geistigen Fähigkeiten in Funktion.

Bedingt durch die biologischen und soziologischen Gegebenheiten läßt bei den meisten Menschen in höherem Alter die Zahl der Interessen nach. Vieles kann er nicht mehr ausführen, manche Lebensbereiche sind ihm nicht mehr so leicht zugänglich. Er beschränkt sich daher auf einige wenige Interessen (zumindest auf weniger als in seiner früheren Zeit) und übt diese dann oft besonders intensiv aus. Die Art der Interessen ist häufig von dem bisher Gewohnten oder wenigstens Ersehnten bestimmt und knüpft an Bekanntes an. So kann z. B. ein Mensch, der sich immer schon für fremde Sprachen und Kulturen interessiert hat, durchaus noch im achten Lebensjahrzehnt eine neue Fremdsprache mit Erfolg erlernen.

### 2.3.3 Flexibilität und Beharrung

Im Zusammenhang mit den schon erwähnten körperlichen und psychischen Veränderungen steht auch ein in höherem Alter auffallendes Nachlassen der Anpassungsfähigkeit und Anpassungsgeschwindigkeit. Daher tritt als eine Art Schutzreaktion eine **Beharrungstendenz** zutage, d. h. eine Neigung zum Festhalten an gewohnten Verhaltensweisen, die sich unter ungünstigen Umständen bis zum Altersstarrsinn steigern kann (s. Kap. 3.1). Das Festhalten an Gewohnheiten ist aber zunächst eine normale Erscheinung, die jeder Mensch aus seinem eigenen Leben kennt und die einer verbesserten Lebensbewältigung dienen soll.

Im höheren Alter ist diese Neigung verstärkt und mit einer gewissen Abwehr allem Neuen gegenüber gepaart (soweit nicht eine starke Motivation diese Tendenz außer Kraft setzt). Der alternde Mensch will dadurch:

- Unsicherheit vermeiden, da er sich im Vollzug gewohnter Abläufe sicher fühlt und mit dem gewohnten Erfolg rechnen kann, was bei allem Neuen nicht der Fall ist
- Denk- und Entscheidungskraft sparen, da die gewohnten Handlungsketten mechanisiert sind und keiner besonderen Aufmerksamkeit bedürfen
- das Vergessen von Einzelheiten verhindern, da diese im Ablauf der Assoziationsketten automatisch auftauchen, bei geänderter Reihenfolge aber übersehen werden könnten
- sich der Bevormundung durch Fremde entziehen, da er ihren Argumenten oft nicht so schnell folgen kann und sich überrumpelt fühlt, vor allem, wenn mehrere Personen ihn gleichzeitig von etwas zu überzeugen versuchen.

Dies zu bedenken, könnte in der Altenpflege hilfreich sein und bewirken, daß die Pflegenden:

- bei allen neuartigen Vorschlägen ihre Hilfe anbieten und so eine Erfolgsgarantie geben
- bewährte Handlungsabläufe so oft wiederholen, bis sich die erwünschten Gewohnheiten eingeschliffen haben
- unnötige Veränderungen im Tagesablauf vermeiden und notwendige entsprechend vorbereiten und begleiten
- eine gewohnte Handlungsweise nie als überholt und veraltet abqualifizieren, um den Widerstand gegen neue Vorschläge nicht zu verstärken
- sich für die Vorteile einer Gewohnheit interessieren, um darauf eingehen und eine andere Möglichkeit als auch akzeptabel langsam einführen zu können
- dem Gefühl der Bevormundung durch vertretbare Wahlmöglichkeiten (z. B. Verwendung von Hilfsmitteln, Reihenfolge von Tätigkeiten, Art der Durchführung) entgegenwirken
- Ängste durch eine Atmosphäre des Vertrauens zu vermindern suchen.

Sie werden aber nicht alle Veränderungen unterlassen, da sonst die Flexibilität noch mehr nachläßt, sondern gewisse regelmäßige Veränderungen zur Auflockerung des grauen Alltagseinerleis einüben und durch zugkräftige Motivationen stützen.

### 2.3.4 Leistungsverhalten

Neuere Untersuchungsergebnisse* zeigen, daß die geistige Leistungsfähigkeit im Alter nicht einfach nachläßt, sondern nur bestimmte alterstypische Merkmale aufweist. Die Allgemeinbildung und der Wortschatz bleiben erhalten, wenn nicht hirnorganische Erkrankungen einen Abbau herbeiführen. Die Merkfähigkeit, Konzentration und Reaktionszeit hingegen vermindern sich mit zunehmendem Alter. Daher ist eine **Leistung unter Zeitdruck** in höherem Alter schwerer zu erbringen; Aufgaben ohne Zeitdruck zeigen keinen meßbaren Leistungsunterschied.
Gute geistige Fähigkeiten, deren vielseitiger **Einsatz und Training** verbessern die Leistungsqualität. Berufliche Anforderungen an die geistigen Fähigkeiten stellen ein solches Training dar und wirken sich im Alter positiv aus.

---

* z. B. gesammelt bei U. Lehr (siehe Literatur S. 291).

Auch Interessen und Hobbies erhalten die geistige Leistungsfähigkeit lebendig. **Anregungen** durch die soziale Umwelt (Elternhaus, Erziehung, Freundeskreis, Altenheim usw.) können Störungen der geistigen Fähigkeiten (z. B. durch die Zerebralsklerose) weitgehend vorbeugen. Natürlich spielt auch die Gesundheit des gesamten Körpers eine Rolle. Schließlich ist die **Erwartungshaltung** des alternden Menschen und seiner Umwelt mitverantwortlich für die Leistungsmotivation und den Leistungserfolg.

### 2.3.5 Charakterzuspitzung

Die häufig beschriebene Beobachtung, daß sich im Alter gewisse, für eine Persönlichkeit typische Eigenschaften verstärken und manchmal sogar bis zur Karikatur verschärfen, kann nicht als bloße »Alterserscheinung« gewertet werden. Die Behauptung: »Der Sparsame wird im Alter geizig, der Großzügige wird verschwenderisch, der Bestimmende rechthaberisch, der Kontaktfreudige geschwätzig« usw., gilt nicht einfach allgemein wie ein Naturgesetz, sondern hat – wie fast alle psychischen Altersveränderungen – ihre Ursachen mehr im Lebenszusammenhang und in der Lebenseinstellung des betreffenden Menschen als in seinem kalendarischen Alter.
Ein Mensch, der z. B. zur Sparsamkeit erzogen wurde und diese als einen bedeutsamen Wert ansieht, der dann im Zeitgeschehen der vergangenen achtzig oder neunzig Jahre zwei Kriege, Inflation, Flucht und Hungerzeiten, aber auch den Wiederaufbau erlebt hat, kann eine sehr unterschiedliche Einstellung zu materiellen Werten aufgebaut haben. Da er oft mehr in der Vergangenheit lebt als in der Gegenwart, können die genannten Erlebnisse wieder stark in den Vordergrund treten; auch die Angst, abhängig zu sein, kann sein Sicherheitsbedürfnis steigern. Schließlich kann es ihm schwerfallen, den Wert des Geldes oder anderer materieller Güter unserer Zeit entsprechend einzuschätzen, da sich dieser Wert (aber auch das Einkommen des einzelnen und das soziale Sicherheitssystem) seit seiner Kindheit und Jugend grundlegend verändert hat.
Es sind also vor allem die anerzogene Gewohnheit zu sparen (so wie es in seiner Kindheit z. B. angemessen gewesen wäre), das Bedürfnis, sich abzusichern, die allgemeine Lebensangst, die Befürchtungen (wie z. B. Verarmungsängste) aufkommen läßt, die Schwierigkeit der Wertorientierung und das Bedürfnis, etwas zu haben (oder auch vererben zu können), um etwas zu sein, was den Geiz hervorruft. Bei einer andersartigen Persönlichkeit könnte eine durch die Lebensverhältnisse erzwungene Sparsamkeit ange-

sichts der Erfahrungen, die sie gemacht hat (z. B. Verlust des Besitzes in Krieg und Inflation), aber ebensogut in eine gegenteilige Haltung umschlagen, so daß sie ihr Geld mit vollen Händen ausgibt, um das Leben noch zu genießen, oder es für Hilfsaktionen verwendet, die ihr die Dankbarkeit bedürftiger Menschen einbringen.
Schon an diesem einen Beispiel wird deutlich: die Zuspitzung bestimmter Eigenschaften im Alter, die in gewisser Weise typisch sind, steht in einem direkten Zusammenhang mit:

- den Eigenschaften, die seine Persönlichkeit immer schon geprägt haben und die er im Laufe seines Lebens gepflegt hat
- seinen beruflichen und privaten Schwerpunkten, in denen bestimmte Eigenschaften ständig gebraucht und durch Erfolge verstärkt wurden (z. B. beim Lehrer das Wissen, Bestimmen, Korrigieren)
- seinen Neigungen, Motiven und Zielen, die bestimmte Eigenschaften gefördert oder gehemmt haben, und mit der Selbsterziehung, die er sich auferlegt hat
- der Korrektur durch die Menschen, mit denen er zusammenlebte bzw. bei lange Zeit Alleinlebenden mit der fehlenden Korrektur durch andere
- evtl. auch mit der sklerotischen Enthemmung, die bewirkt, daß er gewisse Formen der Höflichkeit und guten Erziehung übergeht und seinen spontanen Bedürfnissen ungesteuert freien Lauf läßt.

Solche Zuspitzungen zu ändern, wird uns sehr selten gelingen. Allenfalls können wir ihnen vorbeugen oder sie durch starke gefühlsgebundene Motivationen eindämmen und somit mildern. Argumente und »Erziehungsmaßnahmen«, die die Vernunft ansprechen, werden meist wenig Erfolg zeigen, und es bleibt uns nur die Möglichkeit, den Menschen so, wie er nun geworden ist, anzunehmen und durch den Aufbau von Vertrauen die Notwendigkeit von Sicherungen, Selbstbehauptungsaktionen usw. zu verringern.
Ähnlich sind auch andere Persönlichkeitsveränderungen, die wir als alterstypisch betrachten, stärker von der Entwicklung der Persönlichkeit, ihrer Lebenssituation und Lebenseinstellung abhängig als von der Zahl der Lebensjahre, sofern nicht eine krankhafte Veränderung (z. B. ein hirnorganisches Psychosyndrom, s. Kap. 4.2) sich auswirkt. Einige typische Merkmale im Persönlichkeitsbereich seien hier nur kurz erwähnt.

**Mangelnde Steuerungsfähigkeit der Gefühle (Affektinkontinenz)** bedeutet ein »Aus-dem-Rahmen-Fallen« ohne hinreichenden Grund (z. B. Tränenausbrüche, Wutanfälle, die schnell nachlassen). Solche Steuerungsverluste im Affektbereich

gehören zu den Symptomen der Zerebralsklerose (Verhärtung der Gefäße im Gehirn und dadurch bedingte Minderdurchblutung, die zu Ausfällen führt) und des Schlaganfalls. Sie können aber auch persönlichkeitsbedingt auftreten.
Eine **Antriebshemmung** im Bereich der Interessen und der sozialen Kontakte kann die Folge von gesundheitlichen Einschränkungen und damit verbundener Müdigkeit oder erschwerter Orientierung (z. B. bei schlechtem Sehen oder Hören bzw. Verwirrtheit) sein; sie kann mit psychischen Erkrankungen (z. B. Depression oder seniler Demenz), aber auch mit der Lebenseinstellung (z. B. Minderwertigkeits- und Sinnlosigkeitsgefühlen) zusammenhängen und durch die Lebenssituation (z. B. Einsamkeit oder verminderte Mobilität) verstärkt werden. Andererseits kann eine entsprechende Motivation (unter Umständen sogar trotz ungünstiger äußerer und gesundheitlicher Bedingungen) bewirken, daß auch hochbetagte Menschen noch sehr unternehmungslustig, kontaktfreudig und tatkräftig bleiben, was sie allerdings dann wohl auch in früheren Jahren schon waren.
Typisch ist auch eine **Verminderung der Erlebnisintensität** im Alter. Im Vergleich zu der Erlebnisfähigkeit derselben Person in jüngeren Jahren schaffen die Lebenserfahrungen häufig eine gewisse Distanz zu den Ereignissen des Lebens, die sich im ungünstigen Fall als **Abstumpfung**, im günstigen Fall als **Abgeklärtheit** auswirken kann. Es läßt sich nachweisen, daß auch diese Veränderung stark von der Art und Weise abhängt, wie die Erfahrungen des Lebens aufgenommen und verarbeitet wurden, daß aber auch die Einstellung der Umwelt und die Anregungen, die sie bietet, eine nicht zu unterschätzende Rolle dabei spielen, ob der alternde Mensch sich vor den Erfahrungen, die seine Persönlichkeit betreffen könnten, abschirmt oder abgeschirmt wird (was zu Abstumpfung führt) oder ob die Auseinandersetzung mit den positiven und negativen Erfahrungen seines Lebens ihm eine innere Sicherheit und Klarheit gibt, die ihn in seiner Grundhaltung abgeklärt und weise, versöhnlich und milde, vertrauend und starkmütig macht.
Ein allgemeiner **Abbau der Persönlichkeit** ist beim psychisch gesunden alten Menschen nicht gegeben. Die Weiterentwicklung seiner Persönlichkeit steht aber im Zusammenhang mit seinem bisherigen und aktuellen Lebensstil, mit früheren Erfahrungen und deren Bewältigung, mit Begabungen und Interessen und mit der stützenden oder belastenden Haltung der Menschen in seiner Umgebung.

# 3 Umgang mit »schwierigen« alten Menschen

Oft sind alte Menschen im Umgang ausgesprochen »schwierig«, wobei es sich meistens um (vielfach unbewußte) Abwehrreaktionen handelt. Hier seien nur drei exemplarisch angeführt, um deutlich zu machen, wie körperliche, seelische und soziale Ursachen oft ineinanderspielen und daher die Reaktion der Pflegenden auch alle drei Bereiche berücksichtigen sollte.

## 3.1 Trotz und Starrsinn

Einschränkungen in den geistigen Fähigkeiten zur Wahrnehmung und Orientierung, zur Kombination und Herstellung von Zusammenhängen, zur gedächtnismäßigen Speicherung von Informationen oder zur Entscheidung führen zu innerer Unsicherheit und häufig zu einer verstärkten Beharrungstendenz. Auch eine durch Sklerose und berufs- oder einstellungsbedingte Verstärkungen geförderte Charakterzuspitzung (vgl. Kap. 2.3.5) kann zu starrsinnigem Verhalten führen. Vor allem aber ist der Trotz und Starrsinn alter Menschen als unbewußt gesteuerte Abwehrreaktion gegen das Gefühl von Zwang und Bevormundung oder des Abgeschoben- bzw. Nicht-Ernstgenommenseins zu verstehen.
Die Rollenunsicherheit und Hilflosigkeit sowie ein gewisser »Machtkampf« um Entscheidungsfreiheit und Ernstgenommenwerden als selbständiger Mensch finden sich ja auch beim trotzenden Kind und im zweiten Trotzalter der Pubertät, so daß die sozialpädagogischen Grundsätze dieser Entwicklungsphasen in Abwandlung auch für den alten Menschen Geltung beanspruchen können.
Zunächst sollten die im Kapitel Flexibilität und Beharrung (2.3.3) erwähnten **Umgangsformen** berücksichtigt werden. Jeder Eindruck von Zwang und Bevormundung sollte vermieden werden, indem man möglichst auf Gebote und Verbote verzichtet und Anregungen oder Angebote, Fragen und gemeinsame Überlegungen zuläßt. Den jeweiligen Möglichkeiten entsprechend sollte auf Selbständigkeit Wert gelegt und auch in kleinen Dingen (z. B. Wahl der Kleidung) ein Entscheidungsspielraum gewährt werden. Oft läßt sich durch begrenzte, verantwortbare Wahlmöglichkeiten einer Trotzreaktion vorbeugen. So könnte man sich z. B. erkundigen: »Ist das Waschwasser warm genug?« oder »Welchen Waschlappen nehmen Sie für das Gesicht?« um der

Frage: »Wollen Sie gewaschen werden?« die von vielen alten Menschen mit »nein« beantwortet werden würde, zu entgehen und doch den Eindruck des erbetenen Einverständnisses zu erwecken. Auch eine Bitte um Mithilfe, etwa: »Können Sie sich die Zähne selber putzen?« hätte eine ablenkende Wirkung. Die Wahl soll also zwischen mehreren grundsätzlich erfüllbaren Alternativen geschehen, wodurch die nicht in Frage stehende notwendige Entscheidung der Pflegenden, z. B. *daß* jetzt ein Medikament genommen werden sollte, durch das *Wie*, über das der Betroffene verfügt, entschärft wird. Dazu gehören natürlich einige Phantasie und ein gewisses Geschick sowie das richtige Gespür, wann ein »Nein« des alten Menschen berechtigterweise ernst zu nehmen ist (was z. B. im Falle der Medikamenteneinnahme durchaus auch möglich sein könnte). Man vermeide außerdem einen direkten Widerspruch (s. auch Kap. 4.2 Verwirrtheitszustände) und antworte lieber konditional (z. B. bei der irrigen Behauptung: »Ich habe heute überhaupt kein Mittagessen bekommen!« mit einem Kompromiß: »Wenn Sie (noch) Hunger haben, könnte ich Ihnen einen Joghurt bringen«).

Manchmal hilft auch ein Nachfragen (z. B. bei der Erklärung: »Ich muß ins Geschäft zu einer Besprechung!« »Worüber wird denn beraten? Haben Sie die entsprechenden Unterlagen denn hier?«). Dadurch kommt der alte Mensch selbst zu der Überlegung: Sollte ich mich getäuscht haben? Ich muß doch noch einmal nachschauen. Bei direktem Widerspruch: »Sie sind doch längst nicht mehr im Geschäft« o. ä. würde er möglicherweise erst recht auf seiner Vorstellung beharren und zum Trotz hinfahren.

Auch verfestigte Wünsche sollte man, wenn sie unerfüllbar sind, entweder durch Ablenkung zu umgehen oder durch einen Kompromiß zu verändern suchen. Schon ein kleines Entgegenkommen oder Interesse für die Hintergründe einer momentan leider nicht erfüllbaren Erwartung kann zu einer gewissen Gesprächsbereitschaft führen, ebenso wie bei hartnäckiger Ablehnung eine kleine zeitliche Distanz (»Ich komme in ein paar Minuten wieder dann schauen wir, was sich machen läßt.«) oft Wunder wirken kann.

Auch hier gilt wieder der Grundsatz: Behandle den alten Menschen wie einen erwachsenen, vernünftigen Menschen; achte seine Gewohnheiten (auch hinsichtlich der Art des Umgangs), soweit es möglich ist; bitte ihn um Verständnis, wo Abweichungen nötig sind, aber verfüge nicht über ihn. Dann hat er es nicht nötig, seine »Macht« durch Starrsinn zu demonstrieren.

## 3.2 Aggression und Eifersucht

Ähnliches wie beim Trotz und Starrsinn gilt auch für die aggressiven Verhaltensformen alter Menschen, welche die Umwelt häufig als »bewußte Bosheit« auffaßt, die aber im Grunde meistens eine Angst oder Ohnmacht oder einen extremen Mangel anzeigen, den der Betroffene nicht verkraftet (vgl. Kap. 4.4 Schlaganfall, Kap. 13 Pflege und Begleitung Sterbender, Kap. 4.3 Inkontinenz).
Daher ist es wichtig, nach den eigentlichen Ursachen zu fragen, die der Aggression zugrunde liegen und meistens nicht mit der Auslösersituation identisch sind. Wir stoßen dabei z. B. auf Ängste, die das Leben des Betroffenen, sein Wohlbefinden, sein Verhältnis zur Umwelt oder auch sein Verhältnis zu Gott betreffen, aber auch aus unbewältigten Erlebnissen und Erfahrungen der Vergangenheit stammen können. Schon der Versuch, solche Ängste zu verstehen (was nicht heißen muß, daß man sie auch als berechtigt ansieht) und im sprachlichen *und* nichtsprachlichen Umgang beruhigend darauf einzugehen und Hoffnung und Vertrauen aufzubauen, ist eine wesentliche Hilfe. Um dies aber tun zu können, muß der Pflegende versuchen:

- die Angriffe nicht persönlich zu nehmen und sich durch sie nicht verletzt zu fühlen (was leichter gelingt, wenn ich mir die seelische Lage des Aggressiven vor Augen führe)
- den Kontakt mit dem schwierigen alten Menschen nicht zu meiden, sondern mit ihm gemeinsam gegen das belastende Übel anzukämpfen, bzw. bei Problemen aus der Vergangenheit seine Einstellung dazu positiv verändern zu helfen (s. Kap. 4.4 Schlaganfall und Kap. 13 Pflege und Begleitung Sterbender)
- ablenkende und aufmunternde Betätigungen und Erlebnisse zu vermitteln und aufbauende Kontakte herzustellen
- seine Persönlichkeit auf vielerlei Weise aufzuwerten (z. B. durch die Art des Umgangs, durch Einbeziehung in das fließende Leben, durch Vertrauens- und Wohlwollensbeweise, durch Förderung der Selbständigkeit, durch Lob und Anerkennung).

Besonders schwierig kann dies sein, wenn eine verfestigte Abwehrhaltung, eine Verbitterung oder eine Eifersucht den Blick auf die Realität verstellt bzw. verzerrt und ein Gespräch in dem betroffenen Bereich unmöglich erscheint. Hier ist viel Geduld notwendig, um auf dem Umweg über das Gefühl oder über bestimmte Interessen, die einen Zugang zu dem aggressiven alten Menschen

ermöglichen und nach und nach zu einer Vertrauensbeziehung führen können, doch zu einem verbesserten Klima zu kommen.
Das Thema **Eifersucht** kann vielleicht noch einige Fragen und Möglichkeiten in diesem Zusammenhang anschaulich beleuchten. Gründe für das häufige Auftreten von Eifersucht bei alten Menschen sind vor allem:

- ein **gestörtes Selbstwertgefühl** (das zu einer ständigen Verteidigung des »bedrohten Ichs« Anlaß gibt)
- ein starker **Mangel an Zuwendung** (der die überhöhten Ansprüche in bezug auf den Kontakt mit Angehörigen und Pflegenden erklären kann). Zur Illustration sei erinnert, daß wir kurz nach einer Mahlzeit wohl kaum Neidgefühle haben, wenn jemand in unserer Nähe ein Brot ißt. Bei großem Hunger würden wir wohl erhoffen, daß der Esser uns ein Stück Brot anbietet. In einem Hungerlager würden wir evtl. über ihn herfallen und ihm das Brot entreißen.
- ein **vergleichendes Denken**, das das »vernachlässigte« Ich zum Bezugspunkt gewählt hat (»Der andere bekommt mehr *als ich*!«)
- eine **Fehleinschätzung der tatsächlichen Situation** (daß z. B. eine starke Pflegebedürftigkeit der Mitbewohnerin ein Mehr an Zuwendung notwendig macht), so daß nur »Benachteiligungen«, nicht aber Vorteile gesehen werden.

Da ein direktes Ansprechen der Grundprobleme in den meisten Fällen nicht möglich und sinnvoll ist, sollte versucht werden:

- durch Zeichen der Wertschätzung und gegebenenfalls der Anerkennung das Selbstwertgefühl zu stützen
- den extremen Mangel soweit zu beheben, daß wieder eine Steuerung der eigenen Bedürfnisse erwartet werden kann (wenngleich die überhöhten Ansprüche meist unerfüllbar bleiben müssen)
- den Bezugspunkt des Denkens vom Ich weg zu dem anderen Menschen zu verlegen (»Der arme Mensch kann nicht aufstehen, nicht sprechen, hat nie Besuch. Ich gönne ihm die liebevolle Pflege. Vielleicht kann ich ihm selbst das Leben etwas erleichtern.«)
- den Eifersüchtigen durch Miteinbeziehen in die Betreuung des anderen zum Gebenden zu machen, der als Helfer der Pflegenden auf einer ganz anderen Stufe steht und seinen Status als Vorteil gegenüber dem ursprünglich Beneideten erkennt. Sobald er zur Dankbarkeit für seine vergleichsweise bessere Situation findet, ist die Eifersucht behoben.

Aggressive Verhaltensweisen können nicht nur Ausdruck für seelische und soziale Probleme sein, sondern – gerade beim alten Menschen – auch stark von organisch bedingten Faktoren mitbeeinflußt werden, die nicht nur, wie es etwa bei Schmerzen der Fall ist, die Stimmung belasten, sondern als hirnorganische Störung bzw. Erkrankung (etwa vergleichbar einer Alkoholvergiftung im Gehirn) die Affektivität direkt beeinflussen und die Steuerung der Gefühle empfindlich stören.
In solchen Fällen kann eine medikamentöse Behandlung sinnvoll und notwendig sein, ohne daß die psychosoziale Hilfestellung dadurch ersetzt werden dürfte.
Oft ist eine Veränderung der Umwelt (z. B. des Verhaltens Angehöriger) ebenso wichtig. Vor allem aber ist bedeutsam, daß alle Personen, die mit dem betreffenden alten Menschen regelmäßig zu tun haben, in *einer* Richtung arbeiten, um die Bemühungen nicht gegenseitig unwirksam zu machen. Es leuchtet ein, daß daher gerade bei »schwierigen« alten Menschen eine Pflegeplanung, die auch die psychosozialen Bereiche mitumfaßt, sowie eine gute Zusammenarbeit mit Angehörigen und sonstigen Bezugspersonen unerläßlich sind, da häufig der alte Mensch auch versuchen wird, verschiedene Betreuer gegeneinander auszuspielen. Vielleicht erklären die Probleme der Zusammenarbeit die starken »Erfolgsunterschiede«, die im Bereich der psychischen Betreuung zwischen stationärer und ambulanter Pflege festzustellen sind, wobei letztere meistens von sehr wenigen Bezugspersonen getragen wird, die daher diese Probleme weniger kennen.

## 3.3 Depression und Passivität

Auch die passiven Verhaltensformen haben im Alter häufig körperlich bedingte Hintergründe. Zu nennen wären hier besonders:
- eine allgemeine Altersschwäche und Müdigkeit, besonders in sehr hohem Alter und bei chronischer Krankheit
- die Wahrnehmungs- und Orientierungsschwierigkeiten bei Sinnesstörungen, Verwirrtheit und anderen Alterserkrankungen
- eine organisch bedingte Antriebsschwäche im Zusammenhang mit Depressionen, seniler Demenz und anderen hirnorganischen Veränderungen.

Hinzu kommen seelische Einstellungen und soziale Probleme, die die Antriebsfreudigkeit alter Menschen lähmen können. Beispielsweise wären hier typisch:

- eine allgemeine Abwehr gegen die aktuelle Lebenssituation (etwa nach einer wenig vorbereiteten Heimübersiedlung)
- die Reaktion auf das Gefühl der Sinnlosigkeit (»Warum lebe ich überhaupt noch? Ich bin ja doch nur allen eine Last!«)
- die Angst, den Erwartungen der Umwelt nicht entsprechen zu können oder etwas falsch zu machen
- eine resignierende Haltung (»Warum soll ich mich anstrengen? Es wird ja doch wieder erfolglos sein oder von der Umwelt unbeachtet bleiben.«)
- die bewußte Anspruchshaltung: »Ich habe mein Leben lang gearbeitet, jetzt habe ich mir die Ruhe verdient und will nichts mehr tun.« (auch wenn die offensichtlichen Folgen Langeweile und geistig-seelischer Abbau sind)
- Isolation, um eine Identifikation mit einer Gruppe (z. B. Behinderter auf der Pflegestation) zu vermeiden
- eine Ablehnung der eigenen Person (z. B. aufgrund von Schuld- oder Minderwertigkeitsgefühlen).

Es ist manchmal nicht leicht zu unterscheiden, ob es sich bei einem antriebslosen alten Menschen um Symptome einer Depression handelt, die schon wegen der hohen Suizidgefahr in ärztliche Behandlung gehört, ob eine Flucht vor oder Abwehr von Problemen dahintersteht, zu deren Bewältigung die Pflegenden beitragen können und sollen (vgl. Kap. 4.4 Schlaganfall, Kap. 13, Pflege und Begleitung Sterbender), ob eine geistige Trägheit die Erfolge der Rehabilitation bedroht, oder ob der berechtigte Wunsch nach Ruhe eine mit Gewalt aktivierende Pflege zur Qual macht und sie als Zwang oder Überforderung erscheinen läßt. Jedenfalls müssen alle diese Möglichkeiten in Erwägung gezogen werden, und ein intensives Eingehen auf den alten Menschen wird deutlich machen, ob es sich um einen stummen Hilferuf, ein hoffnungsloses Sich-Aufgeben, einen ängstlichen Rückzug oder ein in sich ruhendes Stillwerden handelt und welche Antwort folglich richtig ist.
Die krankhafte Depression, die in der hier gebotenen Kürze nicht behandelt werden kann, verlangt von den Pflegenden in Zusammenarbeit mit dem Arzt eine erhöhte Wachsamkeit, um der Gefahr der Selbsttötung möglichst vorzubeugen und erfordert auch psychische Unterstützung für die Betreuer, die der lähmenden Blockierung der Gefühls-, Denk- und Willenskräfte des Kranken oft hilflos gegenüberstehen und in Gefahr sind, selbst den Mut zu verlieren.

# 4 Krankheiten im Alter in pflegerischer Sicht

## 4.1 Arteriosklerose

Einer der wesentlichsten Faktoren des Alterungsprozesses ist die Arteriosklerose, d.h. die zunehmende Verengung und Verhärtung der Gefäße durch Ablagerungen an den Gefäßinnenwänden, wodurch die Durchblutung und damit der Stoffwechsel im Körper beeinträchtigt werden.
Werden die zum Gehirn führenden Gefäße davon betroffen (Zerebralsklerose), so kann es zu Verwirrtheitszuständen kommen.
Auffallende Symptome bei alten Menschen, die an Zerebralsklerose leiden, sind:

- Gedächtnisstörungen, besonders starker Ausfall des Kurzzeitgedächtnisses (vgl. Kap. 2.3, Psychische Veränderungen im Alter)
- Orientierungsstörungen in räumlicher und zeitlicher Hinsicht, in fortgeschrittenem Stadium auch Verkennung vertrauter Personen und Situationen
- Unruhezustände, besonders nachts, Schlafstörungen, Angst- und Erregungszustände
- Nachlassen der Spannkraft, der Konzentrationsfähigkeit und der Flexibilität, evtl. starke Ermüdbarkeit
- Blutdrucksteigerung, evtl. Schwindel, Flimmern vor den Augen, Ohrensausen, vorübergehendes Absterben der Extremitäten, herabgesetzte Sehfähigkeit
- im fortgeschrittenen Stadium auch Gefühlsstörungen wie depressive Verstimmung, erhöhte Reizbarkeit, Gefühlsverödung und Affektinkontinenz mit Rührseligkeit, Weinerlichkeit, Jammern, unkontrolliertem Lachen usw.
- im Spätstadium evtl. auch Abbau von Taktgefühl und sittliche Enthemmung, Nachlässigkeit in Körperpflege und Kleidung, Erkalten persönlicher Bindungen und Suizidgefahr

Die Vielfalt der psychischen Störungen beim sklerotischen alten Menschen erfordert einige Kenntnisse, viel Einfühlungsvermögen und Geduld im Umgang mit ihm. Dazu will das folgende Kapitel konkrete Hilfen geben.

## 4.2 Verwirrtheitszustände bei alten Menschen

Die medizinische Diagnose für verwirrte alte Menschen lautet, sofern die Verwirrtheit auf einer körperlichen Erkrankung beruht: **hirnorganisches Psychosyndrom**. Die **Hauptursachen** solcher Hirnschädigungen sind:

- Hirnstoffwechselstörungen und dadurch Sauerstoffmangel im Gehirn, z.B. bei Zerebralsklerose (Verhärtung der Gefäße im Gehirn)
- Schädigung durch Gifte, z.B. bei Alkohol- oder Medikamentensucht
- Hirnschwund, z.B. bei seniler Demenz vom Alzheimer-Typ (degenerative Hirnatrophie) oder bei einer Multi-Infarkt-Demenz (kleine Infarkte an vielen Stellen des Gehirns).

Erich Grond, der in seinem Buch »Die Pflege verwirrter alter Menschen«* eine genaue Darstellung der Pflege und Betreuung dementiell erkrankter alter Menschen gibt, unterscheidet zwischen:

- akuter Verwirrtheit, die vorwiegend Folge eines akuten Krankheitsgeschehens ist und bei Heilung der Grundkrankheit endet
- chronischer Verwirrtheit, die stark psychosozial mitbedingt ist. Sie kann aus einer unbehandelten akuten Verwirrtheit entstehen oder Folge von fortschreitender Demenz sein. Typisch ist ihr wellenförmiger Verlauf, d.h. ein chronisch verwirrter alter Mensch ist nicht immer gleich stark desorientiert, sondern es sind deutliche Schwankungen zu beobachten.

Daher ist es sehr wichtig, die verschiedenen Körperfunktionen zu kontrollieren und z.B. Blutdruckprobleme, Stoffwechselstörungen – insbesondere Störungen des Zucker- oder Wasserhaushaltes, der Verdauungsvorgänge und der Nierenfunktion – zu beachten, Sauerstoffmangel und Vergiftungs- (oder fehlende Entgiftungs-) Vorgänge zu beobachten, aber auch Unterkühlung, Hitzeschäden, Fieber u.ä. ernst zu nehmen.
Der Beobachtung irgendwelcher körperlicher Störungen muß selbstverständlich deren Behandlung (nach ärztlicher Anweisung) folgen. Aber auch der Zusammenhang von Verwirrtheitszuständen mit psychischen oder umwelt- bzw. situationsbedingten Ursachen sollte in seiner Bedeutung nicht unterschätzt werden. Ernsthafte Verunsicherungen und Ängste, schwere Kommunikationsstörungen (z.B. bei Aphasie [s. die Kap. 5.5 Sprachbehinderung und 5.2 Schwerhörigkeit] oder bei mitmenschlichen Schwierigkeiten), aber auch

*siehe Literaturverzeichnis auf S. 291

unlösbar erscheinende Probleme können die Verwirrtheit auslösen oder verstärken. Auch hier muß versucht werden, eine Bewältigung der Problematik zu unterstützen und dadurch zu verhindern, daß eine Verwirrtheit als »Flucht aus der Realität« oder als »letztes Mittel des Widerstandes« sich krankhaft verfestigt.
Schließlich können auch Witterungsverhältnisse oder aufregende Erlebnisse (Freuden oder Sorgen) den Grad der Verwirrtheit kurzfristig beeinflussen. Meistens werden körperliche und seelische Einflüsse sich gegenseitig bedingen bzw. verstärken, weshalb Grond feststellen konnte, daß in vielen Fällen durch eine gute ganzheitliche Pflege und Betreuung die Verwirrtheit z.T. wesentlich gebessert wurden, sich aber in jedem Falle die Lebensqualität des Verwirrten positiv beeinflussen läßt.
Solche gute ganzheitliche Pflege und Betreuung umfaßt:

- die schon erwähnte genaue Beobachtung und Kontrolle der Körperfunktionen
- eine entsprechende Behandlung von Störungen und Erkrankungen und deren Vorbeugung. Beispielsweise sollte man auf ausreichende Flüssigkeitszufuhr achten, aber auch auf gesunde Ernährung, genügend Bewegung, ausreichend Schlaf, mäßigen Konsum von Genußgiften und Medikamenten.
- Vorsicht beim Einsatz von Psychopharmaka, da diese u.U. den Zustand des Verwirrten verschlechtern können
- Vermeidung von Streß durch häufige Umstellung oder zu hohe Anforderungen bzw. Zeitdruck
- Vermeidung von Situationen oder Verhaltensweisen, die die Unsicherheit des Verwirrten steigern können (z.B. ständig wechselnde Gefühlslage des Betreuers, häufiger Personalwechsel)
- Vermeidung von Überfürsorge, die die Selbständigkeit einschränken könnte
- Hilfe bei der Verarbeitung von seelischen Belastungen
- genügend körperliche und geistige Betätigungsmöglichkeiten und positive mitmenschliche Kommunikation
- ausreichende Beachtung, Zuwendung und Anerkennung
- Wiedereingliederung in die Gemeinschaft der Familie oder Mitbewohner

Darüber hinaus haben sich folgende Erkenntnisse als hilfreich erwiesen:
Je mehr die geistige Fähigkeit zu Einsicht und Urteil beeinträchtigt ist, desto stärker wird die **gefühlsmäßige Sensibilität**. Das bedeutet, daß ein Verwirrter, der seine Situation verstandesmäßig nicht mehr voll erfassen kann, sich

gefühlsmäßig (vor allem durch die nicht-sprachlichen und indirekten Äußerungen seiner Umwelt) orientiert, ob ihm eine Person oder Situation vertrauenswürdig erscheint oder nicht. Dementsprechend stuft er sie als »freundlich« oder »feindlich« ein und reagiert mit Zustimmung oder Abwehr.
Daher ist es oft nur noch auf der Gefühlsebene möglich, Einfluß zu nehmen, während alle Erklärungen und Debatten fruchtlos bleiben. Was bedeutet hier Einflußnahme auf der Gefühlsebene? Die Art, wie ich den Verwirrten anspreche oder anfasse, der Schritt, der Tonfall in der Stimme des Betreuers, die Ruhe oder Unruhe, die er ausstrahlt, spiegeln seine Einstellung zu dem Verwirrten und werden von diesem so feinfühlig registriert, daß man oft den Eindruck hat, der Verwirrte könne Gedanken und Gefühle »lesen«. Da ihm oft eine gewisse sklerotische Enthemmung die Fassade einer »guten Erziehung« raubt, reagiert er dann vielfach sehr direkt und spontan (z.B. mit einer Ohrfeige, wenn er sich hintergangen oder entwürdigt fühlt). Umgekehrt können aber auch ein geträllertes Lied, ein fröhliches oder mitfühlendes Wort, eine liebevolle Geste oder ein stilles Gebet des Betreuers ganz plötzlich eine veränderte Situation schaffen, so daß der Verwirrte alle Wünsche des Pflegenden willig erfüllt (nicht, weil er deren Notwendigkeit einsieht, sondern um dem Betreuer zu gefallen bzw. als Ausdruck seines Vertrauens).
Die aus Einsichts- und Orientierungsmangel resultierende **Unsicherheit verursacht Angst** und diese wiederum führt zu Starrsinn, Trotz und vielerlei Abwehrreaktionen. Der Pflegende sollte auf alle Weise versuchen, die Ängste des Verwirrten einzuschränken und statt dessen Vertrauen aufzubauen (vgl Kap. 2.3.3 Flexibilität und Beharrung). Er soll den Verwirrten nicht durch direkten Widerspruch zum Trotz (vgl. Kap. 3.1) reizen oder in ihm durch gutgemeinte Ratschläge oder Vorschriften das Gefühl der Bevormundung bzw. der Abhängigkeit verstärken.
Unaufdringliche Hilfe zur Orientierung und Entscheidungsfindung kann – bei guter persönlicher Beziehung – hilfreich sein. Eine zu starke Beeinflussung (auch durch mehrere Personen, die das gleiche betonen) bewirkt häufig eine Abwehr aus der Angst heraus, in seiner Entscheidung manipuliert zu werden. Besonders Entscheidungen und Wünsche, für die der Betroffene kaum eine Zustimmung seiner Umwelt erhoffen kann, werden oft »mit Gewalt« durchzusetzen versucht. Hier erreicht oft die gemeinsame Bemühung, eine gute Lösung zu finden, einen vertretbaren Kompromiß oder das Aufschieben der Wünsche bis zu einem günstigeren Zeitpunkt (vgl. Kap. 3.1 Trotz und Starrsinn).
**Sinneswahrnehmungen werden vom Gefühl her interpretiert** und verursachen unter Umständen Wahnvorstellungen, zumal Phantasie und Wirklich-

keit oft nicht mehr streng getrennt werden können und oftmals das Wunschdenken den Realitätsbezug ersetzt. Leider ist die Gefühlslage vieler alter Menschen stark negativ (von Angst und Abwehr, Minderwertigkeits- und Schuldgefühlen her) geprägt. Daher sind die meisten Wahnideen in unseren Altenheimen negativer Art (Bedrohung, Verfolgung, Bestehlung usw.), während man im offenen Bereich gelegentlich auch positive Interpretationen echter oder vermeintlicher Wahrnehmungen erleben kann.
So drücken sich in den »ver-rückten« Äußerungen unserer Patienten ihre inneren Gefühle, Sorgen und Ängste aus und geben uns die Möglichkeit, darauf einzugehen. Dieses Eingehen sollte zunächst ein Mitspielen sein oder wenigstens ein Fragen und Suchen nach einer Lösung. Dabei darf aber nicht die irrige Meinung des Patienten (z.B. er werde von jemandem verfolgt) bestätigt, sondern nur ernstgenommen und dann konditional beantwortet werden: »*Wenn* Sie der Nachbar immer beobachtet, (*dann*) müssen wir abends die Vorhänge zuziehen, damit er nichts mehr sehen kann«.
Manchmal führt schon die Untersuchung der Situation zu einer Lösung. Ein Beispiel kann das verdeutlichen:»Schwester, heute Nacht kommen sie wieder mich filmen.« »Wer will Sie filmen?« »Ich weiß es nicht, aber jeden Samstag filmen sie mich in der Nacht.« Als die Schwester der Patientin daraufhin versprach, in dieser Nacht zu ihr zu kommen, sobald jemand zum Filmen käme (sie bräuchte nur zu läuten), stellte sie fest, daß die Autos auf der am Samstag sehr belebten Straße, die einen Hügel hinunterführte, ihre Lichter im Zimmer der Frau Y »herumwandern ließen« und daß ein dunkler Vorhang das Problem lösen konnte. Eine abwertende oder beschwichtigende Antwort:»Ach was, kein Mensch will Sie filmen, das bilden Sie sich nur ein« hätte die Angst- und Hilflosigkeitsgefühle nur verstärkt und vielleicht ein den Pflegenden unverständliches Verhalten zur Folge gehabt (z.B. ein Nicht-ins-Bett-gehen-Wollen).
Noch ein anderes Beispiel zeigt, wie ein verständnisvolles Entgegenkommen in konditionaler Form (wenn ... dann) die Ängste eindämmen kann:
Eine alte Dame rief täglich ihre Tochter an und behauptete, ein Vertreter habe ihr einen Perserteppich aufgeschwatzt, den sie doch gar nicht bezahlen könnte. Alle Versuche, sie zu überzeugen, daß zwar ein Vertreter dagewesen sei, sie ihm aber nichts abgekauft habe (was sich als Realität erwiesen hatte), waren fruchtlos. Jeden Abend kehrte die gleiche Sorge zurück. Daraufhin sagte die Tochter schließlich:»Das macht doch nichts, *wenn* der Teppich kommt, schick' die Rechnung zu mir, ich werde mit der Firma schon einig werden«. Das genügte, um die alte Mutter zu beruhigen.
Manchmal läßt sich auch durch ein »Experiment« die Realität nahebringen.

Eine Bäuerin, die jeden Abend vor dem Zubettgehen erst noch die Kühe füttern wollte, ließ sich täglich beruhigen, der Schwiegersohn hätte dies schon erledigt. Als die Pflegerin dieses »Spiel« wochenlang mitgespielt hatte, sagte sie eines Abends:»Gut, dann gehen Sie erst noch in den Stall, ich helfe Ihnen dann später ins Bett.« Die Verwirrte ging vor das Altenheim hinaus, fand aber dort keinen Stall. Nach kurzem Suchen kehrte sie ins Heim zurück und hatte für den Rest ihres Lebens begriffen, daß sie die Verantwortung für die Kühe nicht mehr zu tragen hatte, was ihr mit Worten immer nur für kurze Zeit hatte einsichtig gemacht werden können.

**Mangelnde Orientierungsfähigkeit wird durch Phantasievorstellungen ersetzt** und führt oft zu einem Realitätsverlust. Wo Phantasie und Realität sich mischen, wäre es sicher falsch, einen »Wahrheitsanspruch« zu stellen oder den Betroffenen von seinem Irrtum überzeugen zu wollen. Es ist vielmehr Aufgabe der Betreuer, die Hintergründe der Desorientierung herauszufinden (z.B. die Ursachen für seine Angst oder Sorge, Abwehr oder Schuldgefühle) und darauf eine Antwort zu suchen.

Das gleiche gilt für immer wiederholte Fragen, z. B.: »Schwester, wieviel Uhr ist es?« wird sich unter Umständen bei verwirrten alten Menschen ständig wiederholen, bis der Antwortende die *eigentliche* Frage beantwortet, die z. B. lauten könnte: »Wann kommt das Essen?« (oder der Arzt oder mein Besuch). Da der desorientierte senile alte Mensch diese, seine Frage, nicht mehr formulieren kann, verwendet er eine einfache »Formel«. Die Antwort läßt ihn dann aber unbefriedigt, und er vergißt sie sofort wieder und stellt einige Minuten später die Frage erneut (vgl. Kap. 5.5 Sprachbehinderung).

Ebenso wiederholen sich auch Verhaltensweisen, die einem starken inneren Bedürfnis entspringen, immer wieder, bis der Betroffene von seinem Wunsch abgelenkt, in seiner Sorge beruhigt oder in seiner Suche verstanden ist. So sind z. B. das häufige Weglaufen und der Wunsch: »Ich will heim zu meiner Mutter« ein Ausdruck der Suche nach Geborgenheit, evtl. auch der Flucht aus einer ungeliebten Umgebung oder ähnliches. Ein gewaltsames Zurückhalten oder Zurückholen würde diesen Wunsch noch verstärken. Wenn die Pflegerin den Verwirrten aber liebevoll zurückbegleitet, indem sie ihm klarmacht, daß er jetzt noch hier gebraucht wird oder sich erst bei der Mutter anmelden muß, einen Blumenstrauß mitnehmen oder Stiefel anziehen muß usw., so läßt sich eine gefühlsmäßige Beruhigung eher erreichen, zumal, wenn eine ablenkende Beschäftigung in der Nähe einer Vertrauensperson die erstrebte Geborgenheit vermittelt. Jeder Zwang ist nicht nur unwürdig, sondern verstärkt auch die Gefühle der Hilflosigkeit und des Unverstandenseins und damit den Drang zu »fliehen«.

Manchmal können Ängste und Probleme, die sich durch auffälliges Verhalten äußern, auch durch kreatives Tun (Malen, Bewegung, Musik, Spiele usw.) abreagiert und verarbeitet werden.

Die Persönlichkeit des Verwirrten stellt sich häufig so dar, wie sie momentan denkt und fühlt, da bei sklerotischer **Enthemmung** die Interessen, die Phantasie und unter Umständen auch die Umgangsformen nicht mehr der willentlichen Steuerung unterliegen. Daher kommen oft unerwartete Spontanreaktionen, die aus der Sicht und Gefühlslage des Verwirrten aber durchaus folgerichtig erscheinen (z. B. handgreifliche Abwehr gegen einen vermeintlichen »Feind« oder eine als Angriff oder Herabsetzung verstandene Tätigkeit). Eine gesteigerte innere Unruhe (evtl. körperlich mitbedingt) kann auch zu sinnloser Aktivität (z. B. ständiges Aus- und Einräumen von Sachen) führen, die sich ohne starke Nebenwirkungen nur schwer eindämmen, wohl aber steuern und in nützliche Bahnen lenken läßt.

Ebenso kann ein starkes Minderwertigkeits- oder Sinnlosigkeitsgefühl jegliche körperliche und geistige Aktivität zum Erlahmen bringen, und die Angst, etwas falsch zu machen, führt nicht selten zu völliger Passivität.

Da Verwirrte in vielen Fällen auch inkontinent und sprachbehindert sind und evtl. auch unter Seh- oder Hörstörungen leiden, sei hier auf die entsprechenden Kapitel (4.3 Inkontinenz, 5.5 Sprachbehinderte, 5.2 Hörbehinderte, 5.3 Blinde) verwiesen. Die dort angeführten Vorschläge lassen sich leicht auf die Situation des Verwirrten übertragen.

Als **mögliche Beschäftigungsarten für Verwirrte** haben sich (entsprechend den ihnen verbliebenen Restfunktionen) vor allem folgende bewährt:

- **ordnende Tätigkeiten** wie Sortieren, Zusammenlegen, Einräumen u. ä., am besten mit anderen Menschen zusammen, wobei es günstig wäre, wenn wenigstens zeitweise ein Nicht-Verwirrter dabeisein könnte, um eine gewisse geistige Anregung zu geben. Sicher muß aber wenigstens abschließend die »Arbeit« mit Anerkennung belohnt werden.
- sehr **vertraute, einfache Betätigungen**, bei Frauen häufig aus dem hauswirtschaftlichen Bereich, vielfach auch aus dem Bereich des früheren Berufes (z. B. Abtrocknen von Bechern, kleinen Tellern, Staubwischen, evtl. Moppen oder Kehren, bei Lehrern z. B. das jeweilige Tagesdatum auf eine Tafel schreiben, Kalender umblättern, Sprüche oder Bilder sammeln), da häufig geübte Fähigkeiten auch bei Verwirrten noch gelingen, selbst wenn in anderen Bereichen starke Ausfälle zu verzeichnen sind.
- **Tätigkeiten, die mit Bewegung verbunden sind** wie: Schieben des Wäschewagens auf einer Station, Abwischen von Treppengeländern oder Handläufen, Holen und Bringen von leichten Gegenständen (bei Nicht-

Gehbehinderten). Da der Verwirrte oft einen starken Bewegungsdrang hat und zugleich die Nähe eines vertrauten Menschen sucht, kann hier ein Vergleich mit dem Kleinkind oder Vorschulkind hilfreich sein, um passende Betätigungsfelder zu finden.

- **bewachende Tätigkeiten**, z. B. auf etwas aufpassen oder eine bestimmte Situation melden, wenn sie eintrifft (beispielsweise: die Schwester verständigen, wenn der Arzt sein Auto vor dem Heim parkt, wenn der Postbote kommt, wenn Frau X das Zimmer verläßt usw.). Hier wird die Aufmerksamkeit beansprucht und zugleich Vertrauen gegeben.
- Bei entsprechender Motivation sind oft auch **kreative und spielerische Tätigkeiten** beliebt, vor allem, wenn sie geistig nicht zu anspruchsvoll und sprachlich nicht zu schwierig sind. Beispiele wären: Spiele mit dem Softball oder mit Luftballons, rhythmische Begleitung von (Tanz-)Musik mit selbstgebastelten oder ganz einfachen Instrumenten wie Stäbe, Glöckchen, evtl. Handtrommel, Xylophon, auch ordnende oder gut bekannte Regelspiele (Memory, Mensch-ärgere-dich-nicht etc.) sowie gewisse Geschicklichkeits- und Bewegungsspiele bis hin zum Tanz.

Auch bei der **nächtlichen Unruhe** und einem eventuellen Umherirren ist es wichtig, zunächst den aktuellen Grund zu erforschen. Es könnte eine Angst sein, die den alten Menschen »umtreibt«. Dann könnten menschliche Nähe oder ein kleines Licht, evtl. auch ein klärendes Gespräch oder eine liebevolle Geste hilfreich sein. Es könnte irgendein anderes mangelndes seelisches Wohlbefinden sein, dem mit einem guten Wort und einem Händedruck abzuhelfen ist. Es könnte ebensogut aber auch ein mangelndes körperliches Wohlbefinden sein, welches dem Verwirrten vielleicht nicht einmal voll bewußt ist. Er könnte:

- sich aufdecken und frieren
- Hunger haben (Man bedenke die frühen Abendessenszeiten in Altenheimen und das häufig fehlende Angebot von Spätmahlzeiten)
- Ein Unterzucker könnte eingetreten sein (dann hilft ein Rippchen Schokolade besser als ein Medikament)
- Wenn Durst ihn quält, würde ein (am besten warmes) Getränk das Wiedereinschlafen erleichtern.
- Ein Blutdruckabfall könnte die Schlafstörung herbeigeführt haben. In diesem Falle wäre eine Tasse Kaffee u. U. hilfreich (jedenfalls kann ein Versuch nicht schaden).
- Schließlich könnte auch seine Blase gefüllt sein, was, auch wenn es ihm nicht bewußt wird (vgl. Kap. 4.3 Inkontinenz) zur Unruhe führen kann.

- Oder er ist naß bzw. verspürt einen Harn- oder Stuhldrang und versucht, die Toilette zu finden oder sich irgendwie bemerkbar zu machen.

Entsprechend wird die Reaktion der Pflegenden, die Not des alten Menschen erkennend, verschieden sein. Jedenfalls ist ein unkontrolliertes Verabreichen von Beruhigungsmitteln abzulehnen (und sehr oft auch wirkungslos), wenn nicht zuvor abgeklärt wurde, warum der Verwirrte momentan unruhig ist, und wenigstens versucht worden ist, das Problem direkt zu lösen.
Konkret würde ein auf dem Gang umherirrender alter Mensch also ein freundliches Wort, einen Gang zur Toilette, evtl. ein Getränk oder etwas zu essen und dann eine beruhigende Begleitung zu seinem Zimmer brauchen, vielleicht auch einmal ein Schmerzmittel oder ein herzunterstützendes Medikament, und erst, wenn das alles nicht hilft und er selbst oder andere ernsthaft gestört oder geschädigt werden, ein Psychopharmakum in angemessener Menge.
Nur wenn der Betreuer den Verwirrten wirklich »gern hat«, sich für seine Interessen, Ängste und Nöte interessiert und ihn als Person achtet, wird es ihm gelingen, sich in die Gefühls- und Vorstellungswelt des alten Menschen hineinzuversetzen, ihn in seinen Äußerungen zu verstehen und so richtig handeln zu können. Er wird dann erfahren, daß gerade die Verwirrten, die so hohe Anforderungen an die Geduld und Phantasie der Pflegenden stellen, eben durch diese Herausforderung die Altenpflege interessant und lebendig machen und ihre Betreuer mit spontaner Dankbarkeit, echter Zuneigung und manchmal auch mit tiefsinnigen Äußerungen überraschen.

## 4.3 Inkontinenz

Ein besonders belastendes Leiden im Alter ist die Inkontinenz. Harn oder Stuhl können nicht willkürlich zurückgehalten werden. Die Pflege Inkontinenter erfordert in erster Linie viel Nächstenliebe. Wir müssen immer wieder daran denken, daß Inkontinenz keine Bosheit des Patienten ist, sondern wie das Wort Inkontinenz (lat.) sagt, ein Unvermögen.

**Ursachen der Inkontinenz**
Die Ursache für eine Inkontinenz kann darin liegen, daß der Schließmuskel der Blase bzw. des Darmes nicht mehr vollständig schließt (also eine **organische Störung** des Schließmuskels vorliegt, die ärztlich festgestellt und behandelt

werden muß). Im Zuge einer fortgeschrittenen Zerebralsklerose kann aber auch die Reizleitung von den Schließmuskeln zum Gehirn und damit die **Steuerung der Öffnungs- und Schließvorgänge gestört** sein. Hierbei müssen wir verschiedene Arten von Störungen unterscheiden: Entweder spürt der Kranke überhaupt nicht mehr oder zu spät den Drang, Blase oder Darm zu entleeren (z. B. ist bei Querschnittsgelähmten die Reizleitung durchtrennt und eine Meldung zum Gehirn nicht mehr möglich), oder das Gehirn erhält ständig »Falschmeldungen«, indem der leichte Reiz, der schon bei einigen Tropfen Harn entsteht, beim gesunden Menschen aber ab der Reinlichkeitserziehung unterdrückt und übergangen wird, bis ein stärkerer Reiz eine Entleerung fordert, als Harn- oder Stuhldrang zum Gehirn gelangt. Dies geschieht vor allem bei Entzündungen, wie sie z. B. bei Katheterträgern häufig in der Blase entstehen. Die Folge ist, daß der Patient entweder Harn und Stuhl »verliert«, ohne es zu merken, oder erst so spät den Drang wahrnimmt, daß er den Weg zur Toilette nicht mehr schafft, oder aber ständig einen Druck verspürt und alle paar Minuten eine Toilette aufsuchen will. In allen drei Fällen ist die Reaktion der Umwelt häufig negativ, so daß die Scham des Kranken, der sein Unvermögen bemerkt, auch noch durch Ängste verstärkt wird. Das kann so weit gehen, daß der verwirrte Inkontinente nicht selten behauptet: »Jemand hat schon wieder in mein Bett gemacht!«, um dadurch die »Schuld« von sich abzuschieben und der Schande bzw. dem Tadel der Pflegenden zu entgehen.

### Umgang mit dem inkontinenten Menschen

Es muß uns bewußt sein, daß jeder Mensch seit seiner Kleinkindzeit eine so starke Hemmung hat, seine Ausscheidung einfach unter sich zu lassen, daß nur ein ausgesprochener körperlicher Defekt, eine starke sklerotische Enthemmung oder ein unerträgliches psychisches Problem diese Hemmschwelle überwinden können. Beim dreijährigen Kind, das die Reinlichkeitserziehung noch nicht ganz oder erst vor kurzem abgeschlossen hat, kann die Eifersucht auf ein neues Geschwisterchen, das ihm die Zuwendung der Mutter raubt, ausreichen, um eine Inkontinenz als eine Art »Alarmsignal« wieder einreißen zu lassen. Beim erwachsenen Menschen ist dies nur bei sehr ernsten Störungen möglich, es sei denn, eine hirnorganische Veränderung hätte das anerzogene Sauberkeitsempfinden und Ekelgefühl außer Kraft gesetzt.

Daher ist es immer ungerecht, einen inkontinenten Menschen dafür zu beschimpfen, selbst dann, wenn sein Einnässen und evtl. Kotschmieren als eine Art »Racheakt« erscheinen. Vielmehr müßten hier die Gründe der Unzufriedenheit und Abwehr geklärt werden und andere Möglichkeiten der

Unmutsäußerung, aber auch des »Schmierens« (z. B. mit Knetmasse, Fingerfarben, Salzteig) angeboten werden.
Wenn sich der Kranke seiner Inkontinenz bewußt ist, hat er zunächst meistens unter starken Minderwertigkeitsgefühlen zu leiden, da die Sauberkeit wesentlich zur menschlichen Kultur gehört und er sich als ein nicht mehr vollwertiger Mensch empfindet. Ein (evtl. noch mit Kraftausdrücken ausgestatteter) Tadel würde ihn daher besonders tief verletzen und seine seelische Gesundheit ernstlich gefährden.
Statt dessen soll der Inkontinente besonders höflich und achtungsvoll behandelt werden. Man soll das »Unglück« möglichst übergehen, bagatellisieren und als normales Krankheitssymptom bewerten. Bei der Pflege soll er getröstet oder abgelenkt bzw. in sachlicher Weise mit den Möglichkeiten einer Hilfe vertraut gemacht werden.
Wichtig ist auch, daß die Gespräche zwischen ihm und den Pflegenden sich nicht nur auf Krankheit, Essen und Stuhlgang beschränken, sondern verschiedene geistige Anregungen enthalten, die seinen Interessen und Möglichkeiten entsprechen. Auch die verschiedenen Möglichkeiten zur Stützung des Selbstwertgefühles durch Beschäftigung, Einbeziehung in das fließende Leben, Ernstnehmen seiner Wünsche usw. (vgl. dazu Kap. 2.3) gehören zu einer guten Betreuung des Inkontinenten. Ebenso sollte unbedingt darauf geachtet werden, daß er nicht aus Angst vor unkontrollierbaren Ausscheidungen das Essen und Trinken über Gebühr einschränkt, was unter Umständen die Gehirndurchblutung weiter herabsetzen und damit die Ausfälle noch verschlimmern könnte.



**Pflegerische Behandlung des Inkontinenten**

Das **Bett** wird so vorbereitet, daß die Matratze nicht naß werden kann und die Bettwäsche gut zu wechseln ist. Es muß also auf alle Fälle ein Durchzug mit darunterliegendem Gummituch eingespannt werden. Auf diesem Durchzug liegt nochmals ein nicht zu kleines Gummituch mit Einlagedeckchen. Eine große Hilfe in der Inkontinentenpflege sind die Moltex-Betteinlagen oder die Cosima-Unterlagen (Wegwerftextilien). Diese sind in Apotheken auf Bestellung erhältlich.
**Die Intimpflege**. Wasa ist ein saures alkalifreies Waschtherapeutikum und eignet sich besonders für die Intimpflege. Zweimaliges Waschen am Tag hilft Rötungen der Haut und Entzündungen zu vermeiden (Gebrauchsanweisung beachten). Trockenlegen ist bei Inkontinenten viermal am Tag erforderlich. Gute Erfahrungen haben wir mit Sanitas-Pflegeschaum gemacht, mit dem sich kot- und urinbeschmutzte Haut schonend säubern und pflegen läßt.

Die **Gummischüssel** kann stundenweise eingelegt werden. Die Schüssel wird so eingelegt, daß der Patient mit dem Gesäß auf dem breiten Rand liegt. Der Gummirand muß zum Hautschutz stark gepudert werden. In die Vertiefung wird etwas Zellstoff gelegt. Die Gummischüssel fängt den abgehenden Harn und kleinere Mengen Stuhl auf. Die Gummischüssel wird nur so weit aufgeblasen, daß eine Vertiefung zum Auffangen des Harns entsteht. Sie soll auf keinen Fall so stark aufgeblasen werden, daß sie einen harten Rand erhält. Die Gummischüssel ist allerdings wegen Dekubitusgefahr sowie wegen der Gefahr von Infektionen, »Hospitalseuche« (s. Kap. 21.1), bei stationärer Pflege fehl am Platz.

Die **Windelhose** hat sich bewährt, um eine Verunreinigung der Bettwäsche zu verhindern. Die Gummischüssel erübrigt sich dadurch. Es sind verschiedene

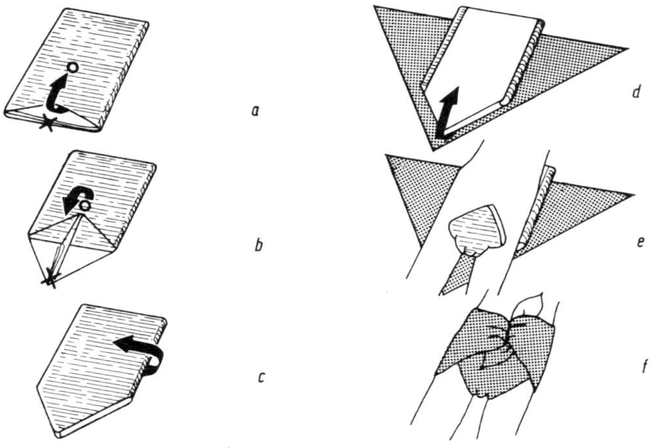


Abb. 2 Windelmethode zur Versorgung inkontinenter Patienten.
Nehmen Sie ein großes Dreiecktuch (z.B. aus einem alten Bettlaken genäht oder ein handelsübliches Befestigungstuch bzw. Slip) und eine Moltex-Betteinlage.
Legen Sie die Betteinlage zunächst mit der farbigen Seite (in der Darstellung schraffiert) nach oben.

a) Drücken Sie den Zeigefinger der linken Hand in der Mitte der Schmalseite (x) auf alle weißen Zellstofflagen. Ergreifen Sie mit der rechten Hand die Folie und die farbige Schicht ebenfalls in der Mitte und ziehen Sie diese bis zur Mitte der Einlage (o) zurück. Durch diesen Handgriff bilden sich zwei Spitzen.
b) Klappen Sie die farbige Spitze auf die Spitze der weißen Zellstofflagen (x) zurück.
c) Drehen Sie die so vorbereitete Krankenunterlage auf das Dreiecktuch (Molton-, Nessel- oder Vliestuch).
d) Legen Sie die Krankenunterlage auf das Dreiecktuch (Molton-, Nessel- oder Vliestuch).
e) Betten Sie den Patienten jetzt längs auf die Krankenunterlage so, daß Sie von unten die Spitze der Unterlage zwischen den Beinen bis in den Genitalbereich hochziehen können.
f) Umwickeln Sie jetzt entsprechend mit dem Dreiecktuch.

Wegwerftextilien im Handel. Die bekannteste, billigste und einfachste Windelhose läßt sich nach den Anweisungen in Abb. 2 anfertigen (sog. Windelmethode).
Das **Schiffchen** ist ein kleines Uringefäß, das bei Frauen untergeschoben werden kann. Es eignet sich für Patientinnen, die ruhig liegen bleiben und ebenfalls über unkontrollierten Harnabgang klagen.
Die **Urinflasche** für Frauen hat am Hals eine Erweiterung und kann ebenfalls untergeschoben werden.
Die **Männerurinflasche** kann man bei unruhigen Patienten mit einem schmal zusammengefalteten Tuch (Handtuch, Bettuch usw.), das über die Flasche gelegt, evtl. auf beiden Seiten am Bettrand eingesteckt wird, befestigen.
Die **Pflegematratze** ist ebenfalls in der Altenpflege eine gute Hilfe. Allerdings ist sie nur für ruhig liegende Patienten zweckmäßig. Sie ist im Mittelteil mit einer Schiebefach-Matratze versehen. Das Liegeloch für die darunter eingeschobene Schüssel erübrigt ein Anheben des Kranken. Sie kann jederzeit mit einem Deckel verschlossen werden. Die Polsterung ist aus Pol-Schaum, die Bezüge sind aus Skai. Das neuere Modell hat sogar einen eingebauten aufblasbaren Luftring um die Öffnung.
**Inkontinenz-Slip**. Für die maximale Versorgung Inkontinenter wurden von verschiedenen Firmen in Zusammenarbeit mit Dermatologen, Urologen, Gerontologen, erfahrenen Schwestern und Pflegern Wegwerftextilien in Form von: Windeln, Einlagen, Wickelfolien und Höschen bzw. auch ein Slip entwickelt und erfolgreich angewandt.
**Wichtiger Hinweis:** Alle Produkte erfordern neben der sachgemäßen Anwendung sorgfältige Haut- und Körperpflege.
Bei vielen Patienten im Rehabilitationsprogramm kann der Slip einer sogenannten Windel vorgezogen werden. Sprechen Sie dann aber auch nicht von Windeln, sondern nur von einem Slip, dies kann für den Patienten angenehmer sein.
**Hinweis aus der Praxis:** Man achte beim Anlegen eines Slips darauf, daß zwei kleine Luftspalten entstehen. Dies wird möglich, indem die oberen zwei Klebestreifen schräg nach vorn abwärts geklebt werden, dadurch kommt Luft an die Haut und Allergien oder Reizungen der Haut werden weitgehend vermieden.
Als eine Hilfe gegen die Inkontinenz hat sich ein regelmäßiges **Blasentraining** erwiesen. Der Inkontinente wird in gleichmäßigen Abständen (von zunächst ein bis zwei, später drei Stunden) zur Toilette geführt oder auf den Nachtstuhl gesetzt. Dadurch gewöhnen sich Darm und Blase an gewisse Entleerungszeiten, was die Kontrolle der Ausscheidungen erleichtern kann.

Wenn sklerotische Kranke schmieren, d. h. das Bett mit Stuhl verunreinigen, dann leiden sie außer an einer sklerotischen Enthemmung entweder stark unter der Hautreizung (begünstigt durch ein zu seltenes Saubermachen) oder an einer Obstipation. Hier muß der Arzt über Abführmittel befragt werden. Der Erfolg macht sich darin bemerkbar, daß in den nächsten drei Tagen die Bettwäsche weniger beschmutzt wird. Auch eine Harnverhaltung muß durch Katheterisieren (s. Kap. 15.5) oder durch Legen eines Dauerkatheters (Arzt befragen) beseitigt werden.

## 4.4 Schlaganfall (Apoplexie)

**Symptome und Sofortmaßnahmen**

Die wichtigste Maßnahme ist die sofortige Verständigung des Arztes. Die Lagerung des Patienten richtet sich nach der Gesichtsfarbe des vom Schlag Getroffenen.

- **Bei Blässe** wird der Kranke flach gelegt. Man schließt auf einen Gefäßkrampf. Durch die flache Lagerung unterstützt man die Blutzufuhr zum Gehirn.
- **Bei Röte** im Gesicht schließt man auf Blutfülle bzw. -andrang im Gehirn. Um dies nicht zu verstärken, wird der Betroffene mit erhöhtem Oberkörper gelagert.

Die Pflegerin oder der Pfleger müssen dem Arzt ihre Beobachtungen schildern. Meist sind **Lähmungserscheinungen** festzustellen. Der Mundwinkel hängt einseitig herunter. Sprachstörungen können auftreten. Wie das Wort Schlaganfall schon charakterisiert, wird der Kranke meistens plötzlich getroffen. Er fällt um. In solchen Fällen muß immer ein Arzt verständigt werden. Die Diagnose wird der Arzt stellen.

**Pflege nach Apoplexie**

Der Zustand nach einer Apoplexie erfordert neben den lebensnotwendigen Maßnahmen vor allem sorgfältige Pflege. In den meisten Fällen ist zur Wiedergenesung eine mehrwöchige Bettruhe notwendig. Der Kranke wird nach einigen Tagen nicht mehr so flach gelagert (Gefahr einer Lungenentzündung). Die sofortige Kontrakturprophylaxe durch richtige Lagerung und Abstützung ist eine der wichtigsten pflegerischen Aufgaben (s. Kapitel 8.4). Beim Schlaganfall ist die Dekubitus-Prophylaxe zu beachten. Ein Wasserkissen ist notwendig. – Mundpflege durchführen!

Beim Essen ist Vorsicht geboten. Die Schluckmuskulatur kann ebenfalls von der Lähmung betroffen sein. In den ersten Tagen werden nur breiige Speisen verabreicht. Die Verdauung muß geregelt werden. Ein Kranker mit Schlaganfall darf nicht pressen, jede Anstrengung kann eine neue Gefahr bedeuten. Besonders zu beachten ist, ob evtl. eine überfüllte Blase entstanden ist (s. Kap. 15.5 Katheterisieren). Ein Schlaggetroffener muß liebevoll betreut werden, Inkontinenz kann auftreten.

**Auseinandersetzung des Patienten mit der Apoplexie**
Da der Schlaganfall eine plötzliche Erkrankung ist, die so viele schwerwiegende Ausfälle mit sich bringen kann, ist die psychische Verarbeitung für den Patienten selbst und seine Angehörigen meist sehr schwierig und nimmt eine lange Zeit in Anspruch. Ähnlich wie beim Sterbenden kann sich die Auseinandersetzung in verschiedenen Stufen vollziehen, bei denen Aufstand, Depression und Hoffnung wechseln. Die nun folgenden Überlegungen sind nicht in wissenschaftlichen Forschungen entstanden, sondern entstammen den Erfahrungen mehrerer von schweren Schlaganfällen betroffener Patienten. Sie folgen daher nicht ganz der üblichen Systematik, sind aber vielleicht für Kranke und Betreuer um so hilfreicher.

- **Erstes Stadium**: Zuerst **muß der Kranke seine neue Lage begreifen** und die Konsequenzen seines Schlaganfalles ins Auge fassen, was im ersten Schockzustand noch gar nicht möglich war. Das erfordert Mut, und der Kranke braucht Menschen, deren Anwesenheit und Umgangsweise ihm Mut machen, ohne die Probleme einfach wegdiskutieren zu wollen.
- **Zweites Stadium**: In einem zweiten Stadium wird der vom Schlaganfall Betroffene feststellen, daß sein Verhältnis zu sich selbst, zu den Mitmenschen und zu Gott einer **Neuorientierung** bedarf. Es kann von zorniger Abwehr und bitterer Anklage geprägt sein, aber auch von Ohnmacht und Ratlosigkeit. In diesem Zustand geraten die Gefühle durcheinander, und auch das Gespräch (und das Gebet) gelingt nicht mehr recht, selbst dann, wenn die Sprache geblieben (nicht gestört) ist.

Bei der Fülle der Fragen und Probleme, Hoffnungen und Ängste **wünscht sich der Kranke jemanden, der Zeit hat**, der ihm Hoffnung vermittelt, der seine Zornesausbrüche versteht und seinen Fragen nicht ausweicht, und jemanden, der ihm freundlich zunickt, wenn er bei seinem Grübeln in eine immer düsterere Stimmung verfällt. Ganz plötzlich kann ihn dann eine innere Trostlosigkeit übermannen, die ihm allen Lebensmut nimmt. Wenn er in eine Depression fällt, sind menschliche und ärztliche Hilfe gleichermaßen notwendig. Es quälen ihn jetzt nicht nur die körperliche Hilflosigkeit, sondern ebenso die soziale Isolation, das Nicht-mehr-am-Leben-teilnehmen-Können. Da ist es wichtig, **den Kranken wieder in die Gemeinschaft anderer Menschen zu bringen**, ihn seine Zugehörigkeit zu seiner Familie, zu der Station des Altenheimes, zu der Pfarrgemeinde oder seinen früheren Interessengruppen durch kleine Zeichen der Verbundenheit und durch das Miteinbeziehen in das Gemeinschaftsleben erfahren zu lassen. Er muß wissen, daß auch andere ihn brauchen und daß es sich lohnt, viel zu üben, um wenigstens einige Fähigkeiten wiederzugewinnen.

Eine Hilfe, um über die lange Zeit von Rehabilitationsbemühungen (beim Gehen, Greifen, Sprechen usw.) hinwegzukommen, ist die **Zeitportionierung**. Sie bedeutet erstens eine gewisse Planung der Fortschritte (z. B.: »Bis Weihnachten möchte ich wieder selbständig essen können!«) und zweitens den Vorsatz, erst nach einer längeren Zeitspanne (eben z. B. zu Weihnachten) wieder Bilanz zu ziehen, was inzwischen erreicht werden konnte und was nicht. In der Zeit dazwischen will man versuchen, die Situation hinzunehmen, wie sie ist, ohne darüber zu klagen. Diese Technik hat den Vorteil, daß man nach längerer Zeit auch kleine Fortschritte leichter feststellen kann und sich an die unvermeidlichen Ausfälle, die noch bestehen, einigermaßen gewöhnt.

Als eine echte Hilfe erweist sich auf dieser Stufe auch die **Auseinandersetzung mit den grundsätzlichen Fragen** nach Leid und Unglück in der Welt und im Leben des einzelnen. Hier sollte der Seelsorger mit unter den Gesprächspartnern sein, aber auch die Pflegenden, Besucher und Mitbewohner und sogar geeignete Lektüre können Denkanstöße dazu vermitteln. Nur dürfen es keine »fertigen Antworten« sein, denn jeder Kranke muß seine Antworten im Gespräch mit sich selbst, möglichst aber auch mit anderen Menschen und mit Gott finden.

Gleichzeitig sollen die Phantasie des Kranken und die seiner Umgebung auf die Suche gehen, wie die verschiedenen Behinderungen, die ihn einschränken, durch **praktische Einfälle**, allerlei Hilfsmittel und veränderte Sichtweisen erleichtert und die Krankheit gewissermaßen »überlistet« werden kann; denn es gehört ja zu den bemerkenswertesten Eigenschaften des Menschen, daß er körperliche Mängel durch Erfindungen seines Geistes ausgleichen kann.

Auch im **Gefühlsbereich** gibt es eine Veränderung, wenn der Kranke nicht in der stumpfen Eintönigkeit der depressiven Phase hängenbleibt. Er lernt, sich über Kleinigkeiten zu freuen, Zwischentöne wahrzunehmen, auf großartige Erlebnisse zu verzichten und sich mit dem Kleinen zu begnügen. Dadurch erfährt er das Leben viel intensiver und kostet die einzelnen Begebenheiten seines Alltags viel tiefer aus. Gleichzeitig wird er aber auch sensibler für negative Gefühle und hört die »falschen Töne« einer unechten Freundlichkeit viel stärker heraus.

- **Drittes Stadium**: Zwei wichtige Lernprozesse müssen nun noch geleistet werden. Der erste betrifft den **Aufbau von Geduld** und der zweite die **Überwindung der Angst**. Das Wiedererlernen des Gehens, des Sprechens und der vielen anderen Fähigkeiten, die gelitten haben, erfordert beides. Um die nötige Geduld und Energie aber aufbringen zu können, braucht der Kranke Ermunterung, Lob und Anerkennung von seiner Umgebung und (wenn es ihm geschenkt ist) die Hilfe des Gebetes. »Es kommt nicht darauf an, was man betet«, schreibt ein Apoplektiker von dieser Stufe seines Ringens, »wenn es nur ohne inneren Groll ist«. Zu dieser Haltung des inneren Jasagens sollen alle Bemühungen der Pflegenden mit beitragen, indem sie ihr Ja zu ihm trotz aller seiner Behinderungen auf vielfältige Weise zum Ausdruck bringen.

Ein letztes, was gelernt werden muß, ist das **Umgehen mit fremder Hilfe.** Einerseits legt der Apoplektiker großen Wert darauf, eine gewisse Selbständigkeit zu besitzen und sie auch vor anderen »zur Schau zu stellen«, andererseits kann es auch Bereiche geben, wo er weiterhin auf Hilfe angewiesen ist, und er sollte sicher sein dürfen, daß sie ihm in unaufdringlicher und liebenswürdiger Weise geboten wird. Wenn es ihm gelingt, Hilfsbedürftigkeit und Abhängigkeiten nicht mehr als Freiheits- und Wertverlust zu sehen (und dies gelingt dem Beter, der seine Abhängigkeit von Gott als die tiefste Sicherheit seines Lebens zu sehen gelernt hat, am ehesten), dann kehrt die Dankbarkeit wieder in sein Leben ein und macht ihn zu einem frohen, zuversichtlichen und liebenswerten Menschen, der auch anderen wieder weiterhelfen kann.

Zum speziellen Umgang mit inkontinenten oder sprachbehinderten Schlaganfallpatienten siehe die entsprechenden Kapitel (4.3 Inkontinenz, 5.5 Sprachbehinderte, ggf. 4.2 Verwirrte und 3 Schwierige alte Menschen).

## 4.5 Lungenentzündung (Pneumonie)

Eine Lungenentzündung kann immer als Begleiterscheinung besonders bei Bettlägerigen auftreten. Vorbeugend werden Bettlägerige wenigstens täglich einmal mit Franzbranntwein abgerieben, der Rücken leicht geklatscht und der Kranke dabei zum tiefen Durchatmen aufgefordert. Er wird öfter am Tag im Bett aufgesetzt, wenn notwendig, natürlich gestützt. Wenn vom Arzt kein Verbot besteht, soll der alte Mensch wenigstens einmal am Tag aus dem Bett kommen. Die Gefahr einer Lungenentzündung besteht dann, wenn der Pflegebefohlene klagt, er könne nicht mehr durchatmen, er habe Stechen. Es wird Fieber gemessen. Die Temperatur kann evtl. 37,7 °C oder weniger sein. Trotzdem muß der Arzt verständigt werden, um die notwendige und auch bei alten Menschen aussichtsreiche Behandlung einzuleiten.

## 4.6 Herzinsuffizienz (allgemeine Herzschwäche)

**Klinische Zeichen der Herzinsuffizienz**
Anzeichen einer Herzinsuffizienz können sein: Atembeschwerden, blaue Lippen, Schwellungen und Flüssigkeitsansammlungen im Gewebe (Ödeme), vor allem in den Beinen. Auch können Schmerzen am Herzen verursacht werden.

**Therapie bei Herzinsuffizienz**
Die ärztlich verordnete **Therapie** muß von der Pflegeperson oder der Betreuerin unbedingt unterstützt werden. Das heißt also: Die **Diät** (salzarm oder salzfrei) muß eingehalten werden. Die Flüssigkeitsbeschränkung auf 1 Liter am Tag (alle Flüssigkeit, die in den Nahrungsmitteln usw. enthalten ist, wird mit berechnet) muß genau beachtet werden. Die gewissenhafte Einnahme der verordneten **Medizin** (Herzmittel, evtl. auch Entwässerungstabletten) muß überwacht werden. Ist Bettruhe angeordnet, so muß diese eingehalten werden. Die **Entlastungslagerung** kann zur Besserung beitragen (siehe Kap. 8 Lagerung). Zur Bedienung der verschiedenen **Sauerstoffgeräte** sind Anleitung und Information beim Arzt oder erfahrenen Pflegekräften einzuholen.
**Sauerstofftherapie**: Sauerstoff wird, wie jedes Medikament, nur genau dosiert verabreicht. Bei Langzeitanwendung muß das trockene Gas aus der Stahlflasche angefeuchtet werden.
Anhand des Sauerstoff-Inhalationsgerätes »Station« wird ein Gerät beschrieben, das den physiologisch begründeten medizinischen Forderungen Rechnung trägt (Abb. 3). Das regulierbare Flowmeter (Druckanzeiger) ermöglicht Dosierungen von 0 bis15 l/min Sauerstoff. Damit werden Sauerstoffkonzentrationen von 30 bis ca. 100% erzielt.
Eine ausreichende Sauerstoff-Anfeuchtung wird erreicht, indem der Sauerstoff unter Druck durch eine Venturi-Düse getrieben wird und somit ein Aerosol erzeugt. Der weitlumige Faltenschlauch verhindert ein vorzeitiges Ausregnen der Aerosole.
Das Atemventil der Gesichtsmaske gewährleistet eine freie Atmung und eine beliebige Beimischung von Raumluft zur Inspirationsluft.

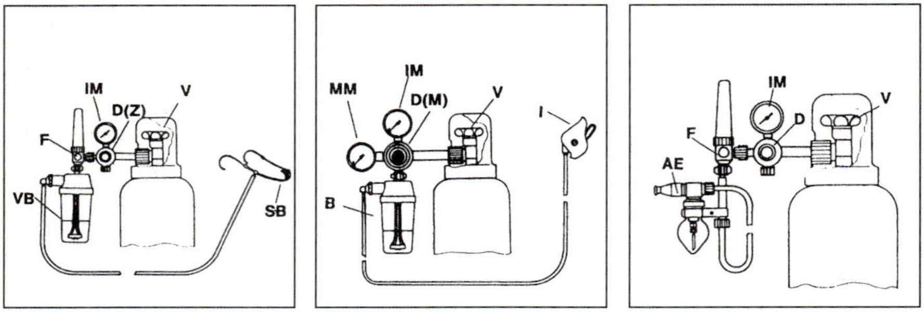


a) b) c)

Abb. 3 Sauerstoff-Inhalationsgerät „Station“ mit verschiedenen Aufsätzen.
(Die Abbildungen wurden von der Fa. Weinmann, Hamburg, zur Verfügung gestellt.)

a) Sauerstoffgerät zur Insufflation (Sauerstoffanreicherung). V = Flaschenventil, D(Z) = Druckminderer, IM = Inhalationsmanometer, F = Flowmeter, VB = Verneberanfeuchter, SB = Sauerstoffbrille
b) Sauerstoffgerät zur Inhalation. V = Flaschenventil, D(M) = Druckminderer, IM = Inhaltsmanometer, MM = Mengenmanometer, B = Anfeuchter, I = Inhalationsmaske
c) Sauerstoffgerät zur Aerosoltherapie. V = Flaschenventil, D = Druckminderer, IM = Inhaltsmanometer, F = Flowmeter, AE = Medikamentenvernebler

**Die Verabreichung von Sauerstoff mittels Gesichtsmaske, Sauerstoffbrille oder Nasalkatheter sowie die Dosierung wird vom Arzt verordnet.** Die Pflegeperson muß allerdings mit der Bedienung eines Sauerstoffgerätes vertraut sein.

**Sauerstoff-Behandlungsgeräte** *

**Verwendungszweck**: Die Sauerstoff-Behandlungsgeräte dienen dazu, den prozentualen Volumenanteil des Sauerstoffs in der eingeatmeten Luft zu erhöhen.

Die Sauerstoff-Therapie hat bei Erkrankungen der Atmungsorgane und des Herz-Kreislaufsystems eine eindeutige Indikationsstellung. Die Sauerstoff-Therapie ist die häufigste vorbeugende oder therapeutische Maßnahme, die bei Hypoxiegefahr oder bereits bestehender Hypoxie vorgenommen wird (Hypoxie = Zustand von Sauerstoffmangel).

Die Geräte ermöglichen differenzierte Behandlungsmethoden wie Sauerstoff-Therapie und Aerosol-Therapie.

**Montage:**

- Die Sauerstoff-Flasche ggf. durch Flaschenmantel auf das Fahrgestell montieren (hierzu siehe entsprechende Gebrauchsanweisung).
- Die geriffelte Überwurfmutter am Anschlußstutzen des Druckminderers (D) mit der Hand an das Flaschenventil (V) schrauben bis sie nicht mehr weiter gedreht werden kann. Dafür auf keinen Fall Schlüssel oder sonstige Werkzeuge verwenden!

---

* Dieser Text wurde mit freundlicher Genehmigung einem Prospekt der Firma Weinmann, Hamburg, mit geringen Veränderungen entnommen.

- Bei den Geräten zur $O_2$-Insufflation (Abb. 3 a) und $O_2$-Gerät zur Aerosol-Therapie (Abb. 3 c) das Flowmeter (F) an den seitlichen Gewindeanschluß des Druckminderers (D) schrauben.
- Bei Verwendung eines Anfeuchters (B) das Anfeuchterglas durch Linksdrehung aus der Anfeuchterkappe herausschrauben, bis zur Markierungslinie mit destilliertem Wasser (Aqua-dest.) füllen, und das Anfeuchterglas wieder in die Kappe schrauben. Den Anfeuchter an den senkrechten Gewindeanschluß des Flowmeters (F) (Abb. 3 a und 3 c) schrauben. Beim $O_2$-Gerät zur Inhalation (Abb. 3 b) wird der Anfeuchter direkt in den senkrechten Abgang des Druckminderers (D) geschraubt.
- Beim $O_2$-Gerät zur Aerosol-Therapie (Abb. 3 c) wird statt des Anfeuchters eine Halterung und ein Medikamentenvernebler (AE) montiert.
- Die Inhalationsmaske (I) bzw. Sauerstoffbrille (SB) mittels Schlauch am Winkelschlauchanschluß des Anfeuchters anschließen. Der Winkelschlauchanschluß ist konisch in die Anfeuchterkappe eingepaßt. Um ein Ausregnen von Aerosolen im engen Atemschlauch zu verhindern, ist es sinnvoll, zwischen Sauerstoffbrille (SB) und Verneblеranfeuchter (VB) einen Kondenzwasserabscheider zu schalten.

**Flaschenwechsel**: Vor dem Wechsel der Sauerstoff-Flasche muß das Flaschenventil (V) geschlossen werden. Durch kurzzeitiges Öffnen des Handrades (D) (Abb. 3b) bzw. des Drehknopfes des Flowmeters (F) (Abb. 3a und c) wird die Armatur **drucklos** gemacht. Das Inhaltsmanometer (IM) muß auf »0« stehen. Erst jetzt läßt sich die Handverschraubung zur Flasche lösen.
Das Flaschenventil (V) der gefüllten Sauerstoff-Flasche kurz öffnen und schließen, damit der Anschluß von evtl. Schmutzpartikeln gesäubert wird (weitere Vorgehensweise siehe Montage).

**Funktionskontrolle:**
- Das Gerät **drucklos** machen (siehe Flaschenwechsel).
- Alle Verschraubungen und Schlauchverbindungen auf festen Sitz kontrollieren, ggf. von Hand nachziehen. Das Handrad des Druckminderers (D) nach links (Abb. 3b) bzw. der Drehknopf des Flowmeters (F) nach rechts (Abb. 3a und c) bis zum Anschlag drehen.

**Wichtige Gebrauchshinweise:**
- **Sauerstoff-Flaschen gegen Umfallen sichern!**
- **Geräte öl- und fettfrei halten, infolge des hochkomprimierten Sauerstoffes besteht Explosionsgefahr!**
- **Bei der Montage und beim Flaschenwechsel alle Verschraubungen nur von Hand anziehen. Kein Werkzeug verwenden!**
- **Flaschenventil stets langsam öffnen!**
- **Rauchen und offenes Feuer sind in der Nähe sauerstoffführender Armaturen strengstens verboten!**

**Funktionsbeschreibung:** Der Druckminderer (D) reduziert den in der Flasche auf max. 200 bar komprimierten Sauerstoff auf den erforderlichen Betriebsdruck. Die Menge des ausströmenden Sauerstoffs wird mit dem Handrad des Druckminderers (D) (Abb. 3 b) bzw. dem Drehknopf des Flowmeters (F) (Abb. 3 a und c) reguliert und am Mengenmanometer (MM) bzw. Flowmeter (F) als Durchflußmenge in **Liter pro Minute** angezeigt.
**Inbetriebnahme:** Das Sauerstoff-Flaschenventil (V) langsam max. eine Umdrehung öffnen. Das Inhaltsmanometer (IM) zeigt nun den Flaschendruck an.
Das Gerät ist betriebsbereit, wenn der für die Behandlung benötigte Sauerstoff an der Austrittsöffnung der Maske, Brille etc. spürbar austritt.
Anstelle der Inhalationsmaske und der Sauerstoffbrille kann auch ein Atembeutel verwendet werden.

**Zur Beachtung:**

- **Die Länge der jeweiligen Inhalation bzw. Insufflation, die Wiederholung der Anwendung (Frequenz) sowie der Sauerstoff-Anteil an der Einatemluft jeweils gemäß ärztlicher Verordnung.**
- **Die Inhalation bzw. Insufflation von 100%igem Sauerstoff darf nur unter ärztlicher Aufsicht erfolgen!**

**Betriebsende:** Das Ventil (V) der Sauerstoff-Flasche schließen. Nachdem das Inhaltsmanometer (IM) bis auf »0« zurückgegangen ist, das Handrad des Druckminderers (D) nach links (Abb. 3 b) bzw. den Drehknopf des Flowmeters (F) nach rechts (Abb. 3 a und c) bis zum Anschlag drehen.

**Sauerstoff-Vorrat kontrollieren**: Falls das Inhaltsmanometer im Betrieb 50 bar oder weniger anzeigt, muß für eine Neufüllung der Sauerstoff-Flasche oder für eine Reserveflasche gesorgt werden, um die Einsatzbereitschaft des Gerätes zu gewährleisten. Die Sauerstoff-Flasche soll nie ganz geleert werden. Die Flasche immer mit einem Restdruck zum Füllen geben, damit keine Umgebungsluft eindringen kann.

**Desinfektion und Sterilisation**: Durch eine einfache Wischdesinfektion kann das Gerät äußerlich saubergehalten werden. Die Masken, Schläuche etc. sind in einer Desinfektionslösung zu reinigen. Gummiteile nach der Reinigung stets an der Luft trocknen lassen und nur kalt sterilisieren. Harte und brüchige Gummiteile sind undicht und müssen ersetzt werden.

**Der Herzschrittmacher** ersetzt durch seinen elektrischen Impuls die Funktion des Reizleitungssystems, wenn die eigene Erregungsbildung des Herzens ausfällt. Die Anwendung ist erfolgreich bei Herzrhythmusstörungen, besonders bei Vorhofflimmern. Die Anwendung des Schrittmachers zeigt einen guten Erfolg, wenn die Kontraktionsfähigkeit des Herzmuskels erhalten ist. Ärztliche Betreuung und Funktionskontrollen sind jedoch in bestimmten Zeitabschnitten erforderlich. Sehr wichtig sind die genaue Einhaltung der ärztlich verordneten Dosis der Herzmittel und die pünktliche Einnahme der Medikamente.

### Lungenödem

Das Lungenödem gehört zu den Komplikationen bei Herzinsuffizienz. Da man in der Altenpflege vielfach Patienten dieser Gruppe zu betreuen hat, muß die Altenpflegeperson in der Lage sein, dieses Krankheitsbild zu erkennen, um den Arzt rechtzeitig verständigen zu können.

**Anzeichen des Lungenödems**: Plötzlich zunehmende Atemnot mit starken, brodelnden Rasselgeräuschen; der Kranke ist evtl. blau verfärbt. Beim Aushusten entsteht im Mund eine schaumige Vermischung von Luft und Ödemflüssigkeit, die auch leicht blutig aussehen kann. Der Kranke ist unruhig und ängstlich; es zeigt sich kalter Schweißausbruch.

**Sofortmaßnahmen**: Der Patient wird im Bett sitzend gelagert und beruhigt.

Man muß vermehrte Sauerstoffzufuhr wenigstens durch frische Luft bei weit geöffnetem Fenster ermöglichen. - Dann sofort den Arzt (Notarzt) rufen. Weitere Maßnahmen in der Altenpflege: Sauerstoffgerät (s. oben) und Absauggerät (wenn vorhanden) bereitstellen. Der Kranke darf nicht allein gelassen werden.

## 4.7 Bronchitis

Hierbei kann neben der ärztlichen Behandlung auch pflegerisch eine Entlastungslagerung, besonders bei starker Atemnot (s. 8.3 Lagerung bei Asthma) zur Linderung beitragen. Inhalationen, die der Arzt verordnet hat (Pari, Bronchitiskessel) werden reglmäßig angewandt. Einreibungen von Brust und Rücken zweimal täglich mit Pinimenthol oder Transpulminbalsam wirken in vielen Fällen erleichternd und fördern den Auswurf.
Der **Spucknapf** nebst genügend Zellstoff oder Papiertaschentüchern werden bereitgestellt. Die Reinigung des Spucknapfes muß oft genug erfolgen. Man verwendet dazu ein paar Tropfen einer Desinfektionslösung (Sagrotan o. ä., dies wirkt desodorierend). Man könnte auch nach dem Reinigen ein paar Pfefferminztropfen in das Gefäß geben. Um ein Ankleben des Sputums zu verhindern, kann der Behälter nach dem Entleeren bodenbedeckt mit Wasser gefüllt werden. Soll Sputum zur Untersuchung aufbewahrt werden, darf kein Wasser im Gefäß vorhanden sein (Verwendung von Einmalspuckbechern ist zu empfehlen).
**Sputum zur Untersuchung.** Der Kranke erhält entweder eine Petrischale oder ein Sputumgläschen, in das er am besten ein Nüchternsputum abgibt. Die Gefäße sind sterilisiert.

## 4.8 Alterstuberkulose

Sie kann den Pflegepersonen weniger gefährlich werden, wenn sie sich an folgende Vorsichtsmaßregeln halten:

- bei Pflegetätigkeit eines Tbc-Erkrankten in jedem Fall am eigenen Körper hygienische Maßnahmen einhalten (siehe Kap. 21 Hygiene)
- nicht anhusten lassen, keine zu nahen Kontakte mit dem Kranken
- bei Kranken mit starkem Auswurf den Arzt unterrichten
- laufende Desinfektion im Krankenzimmer zur Keimverminderung vornehmen

- eigenes Geschirr und gesonderte Reinigung des Geschirrs
- Schlußdesinfektion geht über die Gesundheitsbehörden (siehe Kap. 21.2 Desinfektion)

Bei offener Tuberkulose ist die Einweisung in eine Lungenheilstätte erforderlich.

## 4.9 Rheumatische Beschwerden

Klagen alte Menschen immer wieder über Schmerzen an Gelenken oder Gliedern usw., soll man, bevor man von sich aus mit Einreibungen beginnt, den Arzt konsultieren.
Die **therapeutischen Maßnahmen** sollen vom Arzt verordnet werden. Er kann trockene Wärme, z. B. den Lichtbogen, Einreibungen oder Bäder, Umschläge usw. verschreiben. Die Pflegeperson muß unterscheiden können, ob ein richtiges Rheuma mit schmerzhaften Schwellungen der Gelenke besteht oder ob es sich ganz einfach um das allgemein im Volksmund genannte »Reißen« oder die Wetterfühligkeit handelt. Veränderungen an den Gelenken, Verschleißerscheinungen, die am Knorpel des Kniegelenks z. B. ein Mißverhältnis zwischen Belastung und Widerstandsfähigkeit des Knorpelgewebes verursachen, sind bekannt unter dem griech. Wort **Arthrose**. **Arthritis**, ebenfalls aus dem Griechischen, bezeichnet die Gelenkentzündung.
**Durchführung der ärztlich verordneten Therapie**. Einreibungen werden bei schmerzhaften Gelenkentzündungen nur sehr vorsichtig durchgeführt. Die Wirkung kann, wenn man das betroffene Gelenk mit einer Wattepackung einbindet, verbessert werden (siehe Kap. 15.1 Anwendungen). Einreibungen, die durch Wetterfühligkeit notwendig geworden sind, können fest durchgeführt werden. Die Reibung erzeugt Wärme. Verordnete Bäder mit Zusätzen, z. B. von Salhumin, werden je nach Verträglichkeit des Patienten temperiert. Es empfiehlt sich, bei Salhuminbad zuerst das Wasser in die Wanne laufen zu lassen und dann erst den Beutel einzuschütten. Die Badewanne läßt sich anschließend leichter säubern.

## 4.10 Parkinsonsche Krankheit (Schüttellähmung)

In der Bundesrepublik Deutschland leben ca. 200 000 Parkinsonkranke. Die Erkrankung ist als »Schüttellähmung« bekannt. Das äußere Erscheinungsbild (Zittern und Steifheit) hat dieses Wort begründet. Das Parkinson-Syndrom (Syndrom = eine in typischer Kombination auftretende Gruppe von Krankheitszeichen) ist eines der ältesten den Menschen bekannten Leiden und wird sogar in der Bibel erwähnt. Die Krankheit wurde nach dem Londoner Arzt James Parkinson benannt. Er beschrieb sie als erster im Jahre 1817.

**Betreuende Funktionen**

Der Kranke benötigt unbedingt ärztliche Behandlung und die günstigste Einstellung auf die für seinen Fall zutreffende Arzneimittelgabe. Aufgabe der betreuenden Pflegekraft ist die gewissenhafte Überwachung der peinlichst genauen und pünktlichen Verabreichung der vom Arzt verordneten Arzneimitteldosis. Der Parkinsonkranke muß sich daran gewöhnen, wie andere chronisch Kranke (z.B. Zuckerkranke), ständig Medikamente einzunehmen, auch wenn er sich gesund fühlt. Auftretende Nebenwirkungen wie Mundtrokkenheit, Störungen beim Nahsehen, Schwindel, Übelkeit, Brechreiz und Kopfschmerzen müssen unverzüglich dem Arzt gemeldet werden. Eine selbständige Reduzierung oder Weglassen von ärztlich verordneten Medikamenten kann eine erfolgreiche Behandlung und Rehabilitation verhindern und sogar zur Verschlechterung des Krankheitsbildes führen.

Krankengymnastische und bewegungstherapeutische Behandlungen unter fachkundiger Anleitung führen neben der wichtigen Medikation zu berechtigter Hoffnung, dem Kranken mit der allgemeinen Besserung auch wieder Lebensfreude zu schenken.

Die systematischen Übungen von Willkürbewegungen sollen der mit der Krankheit verbundenen Bewegungsverarmung entgegenwirken. Ein mäßiges Training, wozu auch ein kurzer Spaziergang gehört, ist unbedingt zu unterstützen.

| Jede Überforderung des Kranken ist unbedingt zu vermeiden! |
| --- |

**Anleitung zu kleinen täglichen Übungen nach Absprache mit dem behandelnden Arzt.**

**Atemübungen** helfen auch, die Sprache wieder zu verbessern. Vor dem Reden soll der Kranke tief einatmen. Beim Ausatmen muß jede Silbe exakt mit den Lippen geformt werden.

Atemübungen kann man wenn möglich im Stehen, sonst in Rückenlage durchführen. Beim Einatmen werden beide Arme seitlich über den Kopf hochgeführt. Beim Ausatmen wird die Luft aus den Lungen gepreßt; dabei werden beide Arme bis an den Rumpf gesenkt.

**Gesichtsübungen** (Mimik):
- Stirn runzeln
- Mund öffnen, Mund nach links und rechts verziehen, Zunge herausstrecken
- Augen schließen und öffnen, auch jedes Auge allein
- Unterlippe aufwerfen, Oberlippe aufwerfen
- Kinnlade nach links und rechts vorschieben
- Nase rümpfen
- die rechte Wange aufblasen, dann die linke

**Kopfgymnastik**
- den Kopf drehen
- Bewegungen mit dem Kopf nach vorne und hinten
- Kopf kreisen

**Übungen mit den Schultern**
- Schultern einzeln heben und senken.
- Beide Schultern heben und senken.
- Schultern nach vorne und hinten verschieben.
- Kreisende Bewegungen versuchen.

**Arm- und Beinübungen**
- Extremitäten beugen und strecken, nach vorne und hinten führen.
- Ballspiele: Fangen und Werfen.
- Mit den Beinen auf dem Rücken liegend radfahren.

**Rumpfübungen**
- Den Oberkörper nach vorne beugen und wieder aufrichten.
- Hände in beide Hüften stemmen und mit dem Oberkörper Beuge- und Drehbewegungen probieren.

**Fußgymnastik**
- Bewegungsübungen mit den Fußspitzen; die Zehen nach oben heben und nach unten beugen.
- Wenn möglich, abwechselnd auf den Fußspitzen und dann auf den Fersen gehen.
- Eventuell den Fuß auf einem Stab rollen.

**Storchengang**

Der Storchengang ist eine längst erprobte Übung, die sich für das freie und aufrechte Gehen als sehr nützlich erweist. Die Betreuungsperson verhilft, wenn nötig, dem Kranken zu einem guten aufrechten Stand. Der Kranke steht mit auf dem Rücken verschränkten Armen; dadurch ist das Gewicht auf beide Beine gleichmäßig verteilt. Nun leitet man den Kranken an, das Knie anzuziehen, das Bein nach vorne zu schleudern und zu versuchen, mit dem Fuß möglichst weit vorne auf dem Fußboden aufzusetzen. So wird der Storchengang abwechselnd mit je einem Bein durchgeführt.

Alle weiteren Übungen erfordern eine Fachkraft und ärztliche Beratung. Die Pflege schwer Erkrankter erfordert viel Arbeit und auch viel Zuwendung. Bei bereits Bettlägerigen muß auf gute Körper- und Intimpflege sowie auf Dekubitus-Prophylaxe die ganze Sorgfalt verwendet werden.
Die meist starke Schweißabsonderung erfordert häufigen Wäschewechsel, vor allem der Hemden. Die mit der Krankheit einhergehende Unbeweglichkeit und Steifheit des Körpers macht ein öfteres Umbetten des Patienten notwendig. Auch ein andauernder Speichelfluß kann zur Plage für den Kranken werden. Zur längeren Erhaltung der Beweglichkeit sollen so lange wie möglich Gehübungen, Übungen mit den Armen gemacht werden. Ballspielen, fangen und werfen, ist besonders gut geeignet. Beinbewegungen im Bett, z.B. Radfahren, sind ebenfalls zu empfehlen.

## 4.11 Blasenleiden

Es gibt ausgesprochene Alterskrankheiten, welche die Funktion der Harnblase beeinträchtigen. Darunter fallen auch folgende: Prostatahypertrophie (Vergrößerung der Vorsteherdrüse beim männlichen Patienten) und der Uterusprolaps (Gebärmuttervorfall bei der Frau).

**Prostataadenom**
Das Prostataadenom hat eine charakteristische Störung des Harnflusses zur Folge. Durch diese Entleerungsstörung fehlt der Harnstrahl. Die Harnblase kann nicht vollständig entleert werden. Der Patient leidet unter ständigem Harndrang. Ärztliche Hilfe ist unumgänglich. Infolge mangelnder Blasenentleerung kann – abgesehen von der quälenden Harnverhaltung – eine Harnwegsinfektion entstehen. Es kann ohne ärztliche Behandlung zu einem völligen Verschluß der Harnröhre kommen. Häufig sind chirurgische Maßnahmen (Elektroresektion, Prostatektomie = Ausschälung des Adenomknotens) unumgänglich.
**Pflegerische Aufgaben**: Durch guten Zuspruch wird der Kranke ermutigt, zum Arzt zu gehen (Urologen). Vorsorge gegen Erkältungen, Intimpflege, Katheterisieren nur durch erfahrenes Pflegepersonal, keine Gewalt anwenden! Notfalls muß ein Arzt darum gebeten werden. Sterile Durchführung von Instillationen, Katheterwechsel usw.
**Pflegerische Betreuung nach der Entlassung aus dem Krankenhaus**: Der Krankenhausaufenthalt beträgt nach der Prostatektomie etwa zehn bis vierzehn Tage. An der Stelle des Eingriffes befindet sich bei der Entlassung noch

eine Wunde. Bis diese Wunde sich gereinigt hat und eine neue Haut gebildet wird, vergehen immerhin einige Wochen. Der Patient bekommt evtl. nach seiner Entlassung noch für einige Zeit ein harndesinfizierendes Medikament vom Arzt verordnet. Die Pflegeperson muß auf die regelmäßige Einnahme und richtige Dosierung achten. Harnkontrollen müssen durchgeführt, vor allem muß die Menge beachtet werden. Der Patient soll noch über längere Zeit in ärztlicher Betreuung bleiben.

**Gebärmuttervorfall**
Auch der Gebärmuttervorfall (Uterusprolaps) tritt bei älteren Menschen häufiger auf. Er betrifft oft Frauen, die viele Kinder geboren haben, vor allem dann, wenn sie nach der Entbindung nicht die nötige Schonung hatten und bald nach der Entbindung schwere körperliche Arbeiten verrichten mußten. Er kann aber auch anlagebedingt (Bindegewebsschwäche) sein. Durch den Gebärmuttervorfall kommt es zu einer anatomischen Veränderung, wobei der ungewollte Harnabgang, z.B. beim Husten, sehr unangenehm und störend wirkt. Aber auch hier kann durch eine Operation geholfen werden. Bei älteren Frauen kann der Arzt auch oft schon durch das Einsetzen eines Ringes, dem sogenannten Pessar, Hilfe bieten.
**Pflegerische Aufgaben**: Guter Zuspruch, damit die Patientin den Mut zum Arztbesuch aufbringt (Gynäkologe), Intimpflege. Wird ein Pessar eingelegt, so ist darauf zu achten, daß dieses unbedingt alle vier bis sechs Wochen vom Arzt gewechselt werden muß.

## 4.12 »Offene Beine« (Ulcus cruris)

Ein »offenes Bein« wird durch einen gestörten Venenkreislauf und Lymphstauungen verursacht. Offene Beine gehören in ärztliche Behandlung. Fachgemäße Verbände werden angelegt. Eine Methode ist der Kompressionsverband. Durch die Komprex-Schaumgummikompresse wird der venöse Abfluß im Ulkusbereich verstärkt. Der Verband wird wie die Venenbandage angelegt, die Ferse muß mit eingebunden werden (s. Abb. 50 im Kap. 20.3.1).
Die **Wundbehandlung** in sehr langwierigen Fällen in häuslicher Pflege oder Heimpflege kann der Dekubitus-Behandlung ähnlich durch häufiges Wechseln der Medikamente (Salben, Puder, Umschläge usw.) günstig unterstützt werden.
Das **Baden offener Beine** mit Kamillentee oder Kamillenextrakt im Wechsel

mit übermangansaurem Kali (das Wasser soll hier rotweinähnlich gefärbt sein) hat sich in vielen Fällen bewährt.

## 4.13 Arterieller Verschluß

Bei Arterienerkrankungen kann es zu plötzlicher Mangeldurchblutung kommen. Ein an akuten Durchblutungsstörungen erkrankter Mensch gehört sofort in ärztliche Behandlung.

**Anzeichen**: Plötzlich auftretende starke Schmerzen in einem oder in beiden Beinen, die Gliedmaßen verlieren an Farbe und Wärme. In vielen Fällen weist der Arzt diese Kranken sofort in ein Krankenhaus ein. Allein die starken Schmerzen erfordern eine sofortige medikamentöse Behandlung. Die Entscheidung über eine Operation kann nur der Arzt treffen.

Die **Pflege** Kranker mit arteriellem Verschluß erfordert große Sorgfalt, besonders oder gerade wenn chirurgische Maßnahmen nicht mehr in Betracht kommen. Das nicht mehr durchblutete Bein wird durch einen gut gepolsterten Verband geschützt. Über das verbundene Bein wird eine Reifenbahre gestellt. Ist keine Reifenbahre vorhanden, so muß am Fußende des Bettes ein Schemel oder Karton das Gewicht des Deckbettes ganz abhalten. Wenn vom Arzt nicht anders verordnet, wird der langsam immer mehr absterbende Fuß folgendermaßen versorgt: Auf die meist zuerst schwarzwerdenden Zehen streut man Puder. Ein Mullstreifen wird zwischen die Zehen, darüber ganz locker Mull oder eine der nichtklebenden modernen Wundauflagen gelegt (s. Kap. 19.12 Wundversorgung). Über die Wundauflage kommt locker, aber möglichst dick eine gute Watte. Nun wird der Fuß am besten bis über den Unterschenkel sehr locker, aber gut verbunden. Der Verband besteht aus breiten Mullbinden. Die seelische Betreuung der bedauernswerten alten Menschen ist sehr wichtig. Sehr wichtig ist aber vor allem die Schmerzlinderung. Die Pflegeperson muß sofort den Arzt verständigen, wenn der Kranke klagt.

**Achtung**! Keine Wechselfußbäder durchführen! Dadurch würde eher noch ein Sauerstoffdefizit entstehen.

## 4.14 Venenentzündung (Phlebitis)

Hier handelt es sich um eine Erkrankung, bei der Lebensgefahr bestehen kann. Nur der Arzt ist in der Lage zu unterscheiden, ob der Patient eine Bandage angelegt erhält, ob er gehen darf oder ob strenge Bettruhe notwendig ist. Unter Venenentzündung versteht man eine Entzündung der Innenwand der Venen. Ist eine Venenentzündung mit Thrombusbildung (Zusammenballung der Blutplättchen) eingetreten, so heißt die Krankheit: Thrombophlebitis.
**Anzeichen**: Schmerzen, venöse Stauungen, Ödeme, Fieber.
**Pflege**: Die ärztlich verordnete Bettruhe ist strengstens einzuhalten, das Bein wird richtig gelagert (s. Kap. 8.1 Lagerung). Beim Betten muß vorsichtig und ruhig gearbeitet werden. Keine raschen Drehungen mit dem Kranken ausführen. Die verordneten **Alkoholumschläge** werden vorschriftsmäßig angelegt.

Wir bereiten vor:
- 1 kleine Schüssel
- 1 Gummituch
- 1 Unterlage
- 1 warmes Tuch (Molton, Frottierhandtuch)
- zum Naßmachen eignet sich ein großes, mehrfach zusammengelegtes Stück Mull, große weiße Flecken
- Alkohol

Alkoholumschläge werden immer kalt angelegt. Fünfzigprozentiger Alkohol wird mit der gleichen Menge Wasser verdünnt. Ist der Alkohol höher prozentuiert, nehmen wir zwei Drittel Wasser und ein Drittel Alkohol.
Über die Lagerung werden das Gummituch und die Unterlage gebreitet. Das dickere Tuch wird ebenfalls so unterlegt, daß es dann gut das nasse Umschlagtuch überdeckt. Jetzt erst wird in der nicht zu großen Schüssel nur die Menge Alkohol zurechtgemacht, die für den sofortigen Umschlag gebraucht wird. Der Umschlag darf gut feucht sein. Wenn nicht anders verordnet, wird ein Alkoholumschlag drei- bis viermal in 24 Stunden erneuert. Immer wird die Umschlagflüssigkeit neu dazu hergerichtet. Alkohol hat die Eigenschaft zu verflüchtigen.

**Gerinnungshemmende Salben** (z.B. Hirudoid): Das Auftragen von Salben muß ohne jeden Druck auf die Beine ausgeführt werden. Will man ganz vorsichtig sein, werden Leinenflecken hergerichtet, diese mit Salbe bestrichen und nur auf die entzündeten Beine gelegt und locker befestigt. Das Aufstehen der Kranken erfolgt nur mit bandagierten Beinen. Eine Venenbandage (s. Kap. 20.3.1) wird am Morgen im Bett angelegt und am Abend beim Zubettgehen wieder abgenommen.

**Antithrombosestrümpfe** (Prophylaxe-Strümpfe): Zur problemlosen Thrombose-Vorbeugung bei liegenden Patienten können nach Rücksprache mit dem behandelnden Arzt Antithrombosestrümpfe anstelle von Bandagen auch in der Altenpflege Anwendung finden (Abb. 4).
Die Größe des benötigten Strumpfes wird nach dem Fesselmaß bestimmt. Zum einfachen Anlegen Strumpf raffen, etwas dehnen und über den Vorfuß stülpen. Für eine richtige Prophylaxe muß der Antithrombosestrumpf das gesamte Bein, also von den Zehen bis über den Oberschenkel, fest umkleiden.
**Der Stützstrumpf**: Er wird in vielen Fällen anstelle von elastischen Binden ärztlich verschrieben und muß in einem Fachgeschäft angepaßt werden. Das Anziehen ist wie bei einem Antithrombosestrumpf. In jedem Fall müssen diese Strümpfe am Morgen im Bett angezogen werden.

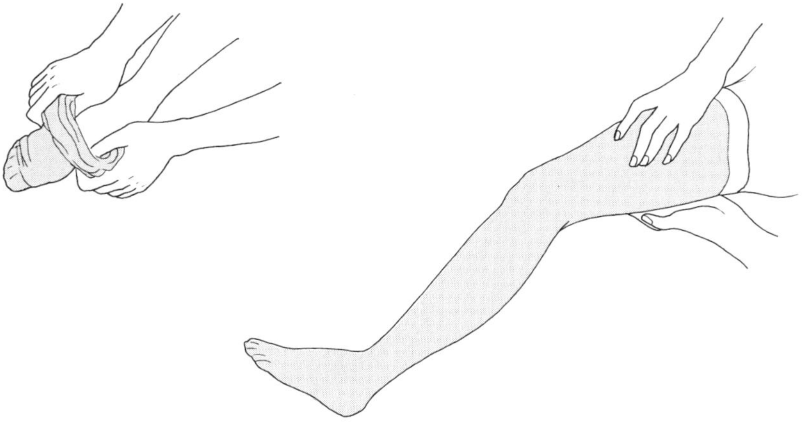

Abb. 4 Anziehen eines Antithrombosestrumpfes.
a) Der zusammengerollte Strumpf wird über den Fuß gezogen.
b) Der bis über den Oberschenkel reichende Strumpf wird mit den Handflächen glattgestrichen, so daß keine Einschnürungen durch Falten entstehen.

## 4.15 Künstliche Körperöffnungen (Stoma)

Wörtlich übersetzt bedeutet das Wort »Stoma« Mund oder Öffnung. Mit Stoma bezeichnet man einen künstlich geschaffenen Ausgang zur Ableitung des Darminhalts oder des Harns, der sich meist in der Bauchdecke befindet. Eine langfristig angelegte Luftröhrenöffnung im Hals, z.B. nach Kehlkopfoperationen, bezeichnet man als Tracheostoma.
Der »Anus praeter« ist ein operativ angelegter After.

### 4.15.1 Anus praeter

**Doppelläufiger Anus praeter**: Der Dickdarm wird schleifenförmig an die Bauchwand gezogen und eingenäht. Dabei entsteht eine zuführende Öffnung, aus der sich der Darminhalt entleeren kann. Der abführende Teil des Darmes ist von der Stuhlpassage ausgeschlossen. Trotzdem kann es auch aus dieser Öffnung zeitweise zur Entleerung geringer Restkotmengen und von Schleim kommen. Der doppelläufige Anus praeter eignet sich sowohl für eine vorübergehende als auch für eine bleibende Ableitung.
Der **endständige Anus praeter** (Kolostomie oder Ileostomie) wird als endgültige Lösung bei teilweiser oder vollständiger Entfernung des Dickdarms angelegt. Der Darmausgang befindet sich meistens im linken Unterbauch.
**Der Dickdarmausgang** (Kolostomie): Bei einer Kolostomie ist mindestens ein Teil des Dickdarms erhalten geblieben. Damit kann der Dickdarm seine Aufgabe, Stuhl einzudicken und zu speichern, weitgehend erfüllen. Durch den Wegfall des Schließmuskels läßt sich die Stuhlentleerung jedoch nicht immer unter Kontrolle halten.
**Der Dünndarmausgang** (Ileostomie): Bei der Ileostomie ist der Dickdarm entfernt oder ausgeschaltet worden. Die Stuhlentleerungen sind meist dünnflüssig, evtl. pastig. Es kann dadurch zu Wasser- und Salzmangelerscheinungen kommen. Es entsteht neben dem Flüssigkeitsdefizit ein Kaliummangel, der durch die Zufuhr entsprechender kaliumhaltiger Nahrungsmittel (z.B. Bananen, Aprikosen, Weizenkeime, Hefepräparate) gedeckt werden muß. Außerdem ist darauf zu achten, daß als Ausgleich auch eine ausreichende Flüssigkeitsmenge zugeführt wird. Die dünnen oder pastigen Stuhlentleerungen sind auch reich an Verdauungsfermenten. Es ist daher verständlich, daß unter diesen Bedingungen die Betreuung dieser Patienten nur in ständigem Kontakt mit dem behandelnden Arzt erfolgen kann. Um die Zahl der nächtlichen Stuhlentleerungen zu reduzieren, empfiehlt es sich, die letzte Tagesmahlzeit möglichst früh anzusetzen.

**Pflegerische Maßnahmen**
Die Haut um den künstlich angelegten Darmausgang wird mit lauwarmem Wasser, einem weichen Schwamm und einer reizlosen Seife (Kinderseife, Kernseife) oder mit Wasa leicht abgewaschen. Für die Reinigung der Umgebung des Stomas darf man niemals Benzin verwenden. Als Hautschutz können etwas Penatencreme oder die üblichen Kinderpuder nach dem Abtrocknen der Haut verwendet werden. Medargal-Puder (Silberpuder) hat sich besonders bei starker Rötung der umliegenden Hautpartien bewährt. In diesem Fall wird

keine Salbe aufgetragen, sondern nach dem Waschen und Trocknen der Haut nur Medargal-Puder um den Anus aufgestreut. Der meist etwas hervorstehende Darmausgang ist aus Schleimhaut.

## Versorgungssysteme

**Ältere Auffangsysteme**: Die **Pelotte** ist ein Auffanggerät, das, mit Riemchen versehen, die Auffangschale über dem After wie ein Gürtel um die Taille befestigt. Pelotten werden jedem Patienten eigens angepaßt und maßgerecht angefertigt. Die neueren Pelotten sind so hergestellt, daß auswechselbare Plastiksäckchen daran befestigt werden können. Als Abschluß um den Anus praeter liegt ein Gummiring der Pelotte der Haut fest auf. Es empfiehlt sich, zwischen den Gummiring und die Bauchhaut ein Stück Mull zu legen. Damit der Stuhl ungehindert in das Säckchen fallen kann, muß in den Mull ein Loch geschnitten werden.
Werden Pelottenträger bettlägerig, so kann anstelle der Pelotte ein Wickeltuch mit viel Zellstoff um den Bauch gebunden werden. In diesem Fall muß aber der Darm durch Abdecken mit einem kleinen Läppchen oder mit einem Stück Mull vor dem rauhen Zellstoff geschützt werden. Hier braucht kein Loch eingeschnitten zu werden. Der empfindliche Darm wird durch rauhe Auflagen sehr leicht gereizt und blutet.
Die Anwendung einer Pelotte sowie die hier aufgeführte Wickeltuchmethode lassen sich neuerdings durch ein bis in alle Einzelheiten ausgearbeitetes »Stomaversorgungs-Großprogramm« ersetzen. Durch den Fachhandel oder über die Deutsche ILKO können Stomaträger eine ausführliche Beratung erhalten, so daß eine individuelle und optimale Versorgung des künstlichen Ausgangs möglich ist.

**Moderne Versorgungssysteme**: **Kolostomie-Beutel** sind zum Aufkleben direkt auf die Haut bestimmt. Vor der Befestigung muß die Haut trocken und frei von Fett sein. Diese Beutel lassen sich unauffällig tragen, kleben meist reizlos auf der Haut. Sie können auch beim Baden getragen werden. Bei Hautreizungen ist ein Hautspray eigens dafür im Handel. Zur Geruchsneutralisierung sind hochaktive Entlüftungsfilter eingearbeitet oder können zusätzlich eingeklebt werden. Mit Hilfe von Meßkarten ermöglicht man eine exakte Paßform der Stomagröße. Basisplatten (Combihesive-System) mit Rastring können bis zu sieben Tage auf der Haut verweilen. Der Auffangbeutel wird wie ein Druckknopf auf dem Rastring befestigt und läßt sich ebenso auswechseln, ohne daß die Basisplatte von der Haut jedesmal abgezogen werden müßte. Außer den Aufklebebeuteln gibt es Beutel, die mit Hautschutzringen versehen sind.
**Um Hautirritationen zu vermeiden**, ist es von großer Wichtigkeit, daß die Haut um das Stoma herum vollkommen geschützt wird. Hierzu haben sich Ringe und Paste aus **Karaya** bewährt.
Karaya ist ein Baumharz. Feingemahlenes Karaya-Pulver und Glyzerin sind die Bestandteile, die zur Herstellung von Hollister-Karaya-Ringen verwendet werden. Vor Anlegen des mit einem Beutel versehenen Karaya-Ringes muß die Haut um das Stoma sauber, trocken und fettfrei sein. Haare in der Stoma-

Umgebung müssen entfernt werden. Man verwendet dafür am besten einen Trockenrasierer.

- **Achtung**: Da die Karaya-Paste Alkohol enthält, sollte diese nur bei gesunder Stoma-Hautumgebung angewendet werden. Die Paste wird anstelle des Karaya-Ringes zum Ausgleich von Unebenheiten am Stoma aufgetragen. Die Karaya-Ringe passen sich aber durch die Körperwärme gut der Haut an und verhindern, daß Ausscheidungen die Umgebung der Haut schädigen können.

Zur weiteren Fixierung der Auffangbeutel kann auch einer der speziell im Handel erhältlichen **Sicherungsgürtel** verwendet werden.
**Bitte beachten Sie**: Um Druckstellen zu vermeiden, müssen die Verschlußhaken des Gürtels nach *außen* zeigen.
Einen Überblick über alle auf dem Markt befindlichen Stoma-Artikel kann man sich im Fachhandel und beim Hersteller durch Informationen verschaffen. Das Angebot ist umfangreich und so individuell, daß heute für jeden Betroffenen eine optimale Versorgung möglich ist.

**Ernährung bei Patienten mit künstlichem Darmausgang**
Wenn auch eine spezielle Diät bei Stoma-Trägern meist nicht erforderlich ist, so sollte der Patient doch versuchen, jeden Tag zu einer bestimmten Zeit zu entleeren, und entsprechende Notizen machen.
**Zu vermeiden**: Blähende Gemüsesorten, frisches Brot, kohlensäurehaltige Getränke. Auch Bier und Fruchtsäfte wirken meist abführend.
Erfahrungsgemäß kann jedoch ein halbes Glas Fruchtsaft, eventuell auch ein Glas Bier, erfolgreich und milder als andere abführende Mittel einer bestehenden Verstopfung entgegenwirken.
**Geruchsbildende Nahrungsmittel**: Durch den Genuß bestimmter Nahrungsmittel kann es zur Geruchsbelästigung kommen. Dazu gehören beispielsweise: Fleisch, Eier, Spargel, Pilze, Zwiebeln, Knoblauch.
**Geruchshemmend sind**: Petersilie, Spinat, grüner Salat, Joghurt und Preiselbeeren.
**Blähend**: Kraut, frisches Obst, Hülsenfrüchte, Kohlrabi, Blumenkohl, Zwiebeln, Bier, kohlensäurehaltige Getränke, frisches Brot.
Gegen Blähungen helfen Preiselbeeren und Joghurt.
**Abführend**: Fruchtsäfte, Bier, rohes Obst und Gemüse, Feigen, Trockenpflaumen, Spinat, Bohnen, rohe Milch, Kaffee, Zucker.
**Stopfend**: Schokolade, Kokosflocken, trockener Käse, gekochte Milch.

Entsprechend wirkende Medikamente dürfen über einen längeren Zeitraum nur unter ärztlicher Kontrolle eingenommen werden.
**Kontrolluntersuchungen** sind regelmäßig notwendig, in den ersten zwei Jahren im Abstand von sechs Monaten. Bei Ileostomieträgern wird der Arzt auch regelmäßig Blutwertuntersuchungen anordnen.
**Soziale Hilfen**: Jeder Stomaträger hat Anspruch auf einen Schwerbehindertenausweis. Dieser Ausweis kann beim Versorgungsamt beantragt werden. Es ist Aufgabe der betreuenden oder pflegenden Personen, die Patienten entsprechend zu beraten (s. S. 55).

### 4.15.2 Künstliche Harnableitung (Urostomie)

**Begriffsdefinitionen**
**Harnleiter-Dickdarm-Verbindung** (Uretero-Sigmoidostomie): Die beiden Harnleiter werden von der Blase abgetrennt und in den Dickdarm eingepflanzt. Auf diese Weise erfolgt eine gemeinsame Entleerung von Stuhl und Harn. Die dadurch entstehenden dünnen Stühle führen zwangsläufig zu häufigeren Entleerungen. Gerade alte Patienten können unter diesen Bedingungen den Stuhl manchmal schlecht halten, d. h. sie sind nicht mehr ganz kontinent. Die unnatürliche Harnleiter-Darmverbindung begünstigt eine Infektion der Nierenbecken, die sich zu einer ernsten Komplikation entwickeln kann.
**»Rektumblase«**: Der absteigende Dickdarm wird endständig im linken Unterbauch in die Haut eingenäht (Kolostomie), und die beiden Harnleiter werden in den unteren Dickdarmteil eingepflanzt. So erreicht man eine Trennung von Stuhl und Urin, erkauft diese aber mit einer Stuhlinkontinenz durch die Kolostomie.
**Harnleiter-Hautableitung (Uretero-Kutaneostomie)**: Die Harnleiter werden von der Blase abgetrennt und entweder beiderseits im Mittelbauch oder zusammen auf einer Seite durch die Bauchwand hindurch herausgeleitet. Narbige Verengungen einerseits und aufsteigende Infektionen andererseits können zu ernsthaften Komplikationen führen.
**Nierenfistel und Nierenbeckenfistel:** Es wird ein Katheter durch die Niere hindurch oder direkt in das Nierenbecken eingelegt, um so den Harn unmittelbar nach außen abzuleiten. Bei dieser Methode wird nur ein Klebebeutel benötigt, falls kein Katheter liegenbleibt. Ein Nierenfistel-Katheter läßt sich mit einem Urinbeutel zweckmäßig und hygienisch einwandfrei verbinden.

## Urostomieversorgung

Alle Patienten mit einer künstlichen Harnableitung benötigen eine regelmäßige ärztliche Überwachung.
Durch den austretenden Harn, vor allem wenn kein Katheter verwendet wird, kann es zu Hautveränderungen kommen, die im Falle einer Harnwegsinfektion erheblich sein können.
Die Stomaumgebung, unabhängig davon, ob es sich um Darm- oder Harnwege handelt, sollte niemals rasiert werden. Zur Entfernung der Haare ist eine Enthaarungscreme angebracht.

Ein Urostoma ähnelt rein äußerlich einem künstlichen Darmausgang. Wegen der ständigen flüssigen Entleerungen und der Infektionsgefahr ist besondere Sorgfalt und Sauberkeit erster Grundsatz. Nach Möglichkeit sollen nur Auffangbeutel mit Rückflußsicherung verwendet werden.

**Wichtig:** Der günstigste Zeitpunkt zum Beutelwechsel ist am Morgen gleich nach dem Aufstehen. Zu diesem Zeitpunkt ist mit weniger Harnfluß zu rechnen.

**Vorbereitung**
- Waschutensilien
- Urostomabeutel (mit passender Öffnung)
- Hautschutz-Lotion
- Mulltupfer zum Aufnehmen des ständig rinnenden Harns
- Schmutzschale oder Schüssel
- Für die Nacht: Nachtbeutel mit Verbindungsstück

**Durchführung:** Der gebrauchte Beutel wird vorsichtig entfernt. Klebebeutel lassen sich unter Verwendung eines Pflasterentferners leichter abziehen. Mit warmem Wasser und frischem Waschlappen (am besten Einmalwaschhandschuh) wird die Haut um das Stoma vorsichtig gereinigt und trockengetupft. Austretender Harn wird mit Mulltupfer aufgefangen. Anschließend wird ein schnelltrocknendes Hautschutzmittel aufgetragen oder aufgesprüht. Rasch wird nun der frische Beutel angebracht.

## Diät

Wenn nicht eigens ärztlich verordnet, besteht kein Grund zur Einhaltung einer besonderen Ernährungsweise. Selbst alkoholische Getränke in Maßen sind nicht verboten. Erfahrungsgemäß verursacht Spargel einen starken Geruch des Urins. Zu beachten ist, daß Flüssigkeit in reichlicher Menge zugeführt wird.

Für die **psychische Betreuung** der Stomaträger gilt vieles von dem, was bereits unter dem Stichwort Inkontinenz (s. Kap. 4.3) behandelt wurde. Vor allem muß erreicht werden,

- daß der Stomaträger seinen künstlichen Ausgang akzeptiert. Dazu kann beitragen, daß die Pflegenden ein sachliches Interesse an der Funktion und Versorgung des Anus bzw. der Fistel aufbauen. Das Zuschauen bei der Versorgung mit Hilfe eines Spiegels und die Erklärungen der Pflegenden können nach und nach manche Abwehr überwinden helfen.
- daß der Stomaträger sich so weit als möglich selbst versorgen lernt
- daß er die Angst verliert, unangenehm aufzufallen und sich wieder unter Menschen traut
- daß er erfährt, daß man ihn als einen vollwertigen Menschen ansieht und behandelt, was durch gelegentliche gemeinsame Unternehmungen (wie z. B. ein gemütliches Kaffeetrinken, ein kleiner »Ausflug«, eine gemeinsame Teilnahme an einer Festlichkeit oder Veranstaltung) unter Beweis gestellt werden sollte. Dadurch kann er konkret erleben, daß Pflegende, Angehörige, frühere Bekannte usw. sich seiner in keiner Weise schämen oder ihn wegen seiner Behinderung ablehnen.

**Deutsche Ileostomie-Kolostomie-Urostomie-Vereinigung e. V.**
Die Deutsche ILKO, wie die Abkürzung des Vereins lautet, hat sich die Betreuung und Beratung von Trägern eines künstlichen Darm- oder Blasenausganges zur Aufgabe gemacht. In ca. 30 deutschen Städten bestehen bereits ILKO-Gruppen und ILKO-Kontaktstellen.
Nähere Auskünfte erteilt: Deutsche ILKO e. V.
Geschäftsstelle: Kesperstraße 50
8050 Freising
Tel. (0 81 61) 8 49 09 und 8 49 11
Weitere Informationen z. B. auch durch aufklärende Rundschreiben der Bayrischen Krebsgesellschaft e. V., Tumblinger Str. 4, 8000 München 2.

»Man kann lernen, mit einem Stoma zu leben, nicht aber mit einem Karzinom.«
(Rupert D. Turnbull, Chirurg, USA)

### 4.15.3 Tracheostoma (Luftröhrenschnitt)

Nach bestimmten Halsoperationen – vor allem solchen mit Entfernung des Kehlkopfes wegen Krebs, aber auch bei Lähmungen der Kehlkopfmuskeln – kann die Anlage eines bleibenden Luftröhrenschnitts zur Luftzufuhr erforderlich sein. Auch bei akuter Erstickungsgefahr wird eine solche Öffnung manchmal angelegt, jedoch meist nur vorübergehend. Die Öffnung selbst wird als Tracheostoma bezeichnet, die operative Anlage eines einfachen Luftröhrenschnitts als Tracheostomie. Mit Hilfe einer sog. Trachealkanüle wird sie offengehalten. Im Notfall kann der Patient über diese Kanüle maschinell beatmet werden. Die Öffnung und die Kanüle erfordern sorgfältige Pflege. Ältere Menschen, ob sie im häuslichen Bereich oder im Altenheim leben, können durchaus schon längere Zeit – manchmal sogar Jahre – Trachealkanülenträger sein.

**Kanülenreinigung**
Es werden benötigt:
- Abfallschale
- kleine Schale zum Einlegen der Kanüle (bzw. des Kanülenstückes)
- Desinfektionslösung
- spezielles Bürstchen
- eine frische Kompresse mit Einschnitt, die unter die Kanüle gelegt wird und somit die Haut schützend abdecken kann
- evtl. frische Befestigungsbändchen.

Erst nach diesen Vorbereitungen wird das Einsatzstück der Kanüle vorsichtig herausgenommen, in Desinfektionslösung gelegt und gut durchgebürstet. Anschließend muß es mit sauberem Wasser ordentlich durchgespült werden. Nun kann dieses Einsatzstück beim Patienten wieder eingeführt werden.
Es gibt Plastikkanülen, vielfach werden auch Silberkanülen verwendet. Für Silberkanülen ist im Fachhandel ein Silber-Tauchbad erhältlich. Nach vollständigem Kanülenwechsel bringt man die Kanüle (in Abständen) zur Sterilisation (s. auch Kap. 21.4).
Manche Kanülenträger benötigen zum Einführen der Kanüle (wenn diese vollständig gewechselt wird) ein Führungsstück, da das richtige Einsetzen sonst zu schwierig ist.
Zur Luftanfeuchtung steht heute eine Anzahl von Geräten zur Verfügung.

## 4.16 Diabetes

Nach dem Report der Weltgesundheitsorganisation von 1980 wurden die Bezeichnungen: kindlicher, jugendlicher, Erwachsenen- und Altersdiabetes aufgegeben. Man nennt den Diabetes, der über dem 60. Lebensjahr auftritt, den Typ II. Nur etwa 3 bis 4% dieser Diabetiker sind insulinpflichtig.
**Ursache** der Zuckerkrankheit (Zuckerharnruhr) ist bekanntlich der Mangel an wirksamem Insulin. Das Insulin ist ein Hormon, das in den kleinen inselartig

verstreuten Zellgruppen der Bauchspeicheldrüse (Pankreas) gebildet wird. Das Insulin hat die Aufgabe, den aus der Verdauung in das Blut gelangenden Zucker in Energie oder aber in Fett umzuwandeln und zu speichern. Im Gegensatz zum Diabetes bei jüngeren Patienten ist die Erkrankung bei alten Menschen weniger akut und gefährlich.

**Krankheitsbild**
Krankheitszeichen können sein: Starkes Durstgefühl, vermehrte Harnausscheidung, Abgeschlagenheit, allgemeine Unlust, Hautjucken.
Zur Feststellung dieser Stoffwechselerkrankung ist unbedingt die ärztliche Untersuchung erforderlich. Erst mit einer Blutzuckerbestimmung (normaler Wert: 80 – 120 mg %) und durch die Harnuntersuchung wird die Diagnose eines Diabetes möglich.

**Medikamentöse Behandlung**
Ein Patient mit Diabetes, auch der Altersdiabetiker, muß gewissenhaft die Anweisungen des Arztes befolgen. Meistens genügt beim Altersdiabetiker eine Behandlung mit **Tabletten**, z. B. Euglucon N, Semi-Euglucon N, Glucophag ret. u. a. Wichtig ist allerdings auch hier die Beschränkung der Kohlenhydrate und des Fettes sowie die Vermeidung aller süßen Speisen. Anstelle des Zuckers kann Süßstoff verwendet werden.
Altersdiabetiker, die mit **Insulin** behandelt werden, müssen sich gleich allen Diabetikern streng an die ärztlich verordneten Insulineinheiten und die dazu vom Arzt berechnete Menge an Kohlenhydraten, Fett und evtl. auch Eiweiß halten.

**Insulin**
Das Insulin wurde erstmals 1921 in therapeutisch verwendbarer Form von den Kanadiern Banting und Best gewonnen.
**Quellen**: Insulin wird überwiegend aus den Bauchspeicheldrüsen von geschlachteten **Rindern** gewonnen. Fünf Gramm Insulin sind die Ausbeute von 250 Rindern. Patienten, bei denen Insulin vom Rind nicht ausreichend wirkt, erhalten oft Insulin vom **Schwein**, welches etwas teurer, dem menschlichen Insulin aber ähnlicher ist. Das neue sog. **Human-Insulin** ist in seiner Struktur mit dem in der menschlichen Bauchspeicheldrüse produzierten Insulin identisch, obwohl es von Bakterien stammt (Gentechnologie).
**Konzentrationsangaben**: Nach internationaler Vereinbarung enthält 1 ml (= 1 ccm einer Injektionsspritze) 40 »internationale Einheiten« (IE). Eine IE Insulin entspricht 0,04082 mg des Hormons. **Achtung**: Es gibt einige auslän-

dische Insulinpräparate, die 80 IE je ml enthalten. In Deutschland bleibt zunächst der Insulinwert von 40 IE pro ml jedoch gültig.

**Insulintypen**: Je nach Eintritt und Dauer der Wirksamkeit unterscheidet man:

- **Altinsulin** mit fast sofortigem Wirkungseintritt und kurzer Wirkungsdauer (gute Steuerbarkeit)
- **Intermediär-Insulin** (= Verzögerungsinsulin) mit meist langsamerem Wirkungseintritt und mittellanger Wirkungsdauer
- **Langzeitinsulin** mit sehr langsamem Wirkungseintritt und sehr langer Wirkungsdauer (schlechte Steuerbarkeit)
- **Kombinationsinsuline**, die einen schnellen Wirkungseintritt durch Mischen von Altinsulin mit einem Intermediär-Insulin erreichen

Tab. 1 soll einen Einblick in einen Teil der im Gebrauch befindlichen Insuline geben. Es ist unbedingt erforderlich, die ausführliche Gebrauchsinformation auf dem Beipackzettel aufmerksam zu lesen.

Tab. 1 Insulinpräparate

| **Verzögerungsinsuline** | **Altinsuline** |
|---|---|
| *von Hoechst:* | *von Hoechst:* |
| Depot-Insulin S | H-Insulin |
| Depot-H-Insulin | |
| Depot H15-Insulin | |
| Komb H-Insulin | |
| Basal H-Insulin | |
| *von Nordisk:* | *von Nordisk:* |
| Insulatard S | Velasulin (S) |
| Initard | Velasulin-Human |
| Mixtard | |
| Insulatard-Human | |
| Initard-Human | |
| Mixtard-Human | |
| *von Novo:* | *von Novo:* |
| Actraphane HM | Actrapid |
| Protaphan HM | |
| Ultratard HM | |

Tab. 2 Wirkungsdauer der verschiedenen Insuline

**Altinsuline**

| Insulin | Injektions-Eß-Abstand (min.) | Wirkungs-eintritt | maximale Wirkung (Std.) | Wirkungs-dauer (Std.) |
|---|---|---|---|---|
| H-Insulin | 15 bis 20 | schnell (20 min.) | 1 – 2 | 5 – 8 |
| Actrapid HM | 15 bis 20 | schnell (20 min.) | 2 – 5 | 6 – 7 |
| Velasulin Human | 15 bis 20 | schnell (30 min.) | 1 – 3 | bis zu 8 |
| Velasulin S | 15 bis 20 | schnell (30 min.) | 3/4 – 1 | 8 |

**Langzeitinsuline**

| Insulin | Wirkungseintritt | maximale Wirkung (Stunden) | Wirkungsdauer (Stunden) |
|---|---|---|---|
| Ultratard | sehr langsam (nach 3 bis 4 Std.) | 8 bis 24 | bis 28 |

**Verzögerungsinsuline**

| Insulin | Injektions-Eß-Abstand (min) | Wirkungseintritt | maximale Wirkung (Std.) | Wirkungs-dauer (Std. |
|---|---|---|---|---|
| Protaphan | 30 bis 45 | mittelschnell (90 min.) | 4 – 12 | bis 24 |
| Insulatard Human | 45 bis 60 | mittelschnell (90 min.) | 4 – 12 | bis 24 |
| Initard Human | 30 | schnell (30 min.) | 4 – 8 | bis 24 |
| Mixtard Human | 30 bis 45 | mittelschnell (30 min.) | 4 – 8 | bis 24 |
| Depot H | 30 bis 45 | mittelschnell (30 bis 45 min) | 3 – 6 | 12 – 18 |
| Depot H 15 | 30 bis 45 | mittelschnell (30 bis 45 min). | 5 – 30 | 11 – 20 |
| Basal H | 30 bis 60 | langsam (60 min.) | 4 – 6 | 11 – 20 |
| Komb H | 20 bis 30 | schnell (30 min.) | 1 – 1,5 | 10 – 16 |
| Actraphane HM | 30 | schnell (30 min.) | 2 – 12 | bis 24 |

**Verabreichung**: Kranke, die mit **Depotinsulin** behandelt werden, müssen diese Verzögerungsinsuline bereits 30 – 45 Minuten vor den Mahlzeiten bekommen. Depotstoffe sorgen für eine verzögerte Aufnahme des Insulins von der Injektionsstelle ins Blut. Würde in diesem Fall dem Kranken nicht rechtzeitig sein Depot-Insulin gespritzt, könnte es bei der Nahrungsaufnahme zu einem unerwünschten Ansteigen des Blutzuckerwertes kommen.
**Die Insulin-Injektion** wird von den Diabetikern selbst oder von deren Angehörigen unter ärztlicher Anleitung, evtl. unter der Anleitung einer erfahrenen Krankenschwester oder eines Krankenpflegers erlernt. Zum Insulinspritzen (subkutan, s. Kap. 16.2) verwendet man eine spezielle Insulinspritze, die in kleinste Teilstriche aufgeteilt ist. Günstig ist auch eine 2-ml-Spritze mit der normalen Teilstrichzahl (s. Abb. 35 in Abschnitt 16.1). Hier sind die in 1 ml enthaltenen zehn Teilstriche besser zu erkennen und weniger verwirrend als die Teilstriche der Insulinspritze. Dies ist für Patienten mit schlechten Augen vorteilhafter. Eine Spritze mit 2 ml Fassungsvermögen ist deshalb erforderlich, weil Diabetiker in vielen Fällen mehr als 40 Einheiten injizieren müssen. Erleichternd für die Insulinverabreichung ist die Tatsache, daß eine ganze Anzahl von Einmal-Insulinspritzen im Handel erhältlich sind, wodurch die Umrechnung entfällt. Ebenso ist es mit den Kanülen. Neben den erwähnten Größen gibt es besonders kurze Insulinnadeln.

**Berechnung der vom Arzt verordneten Insulinmenge:** Normalerweise wird der Arzt immer von Einheiten reden, die durch vier teilbar sind.

**Beispiel**: 16 Einheiten Insulin = 4 Teilstriche von 1 ml in unserer 2-ml-Spritze.
**Grund**: 1 ml hat 40 Internationale Einheiten Insulin, 1 ml oder1 ccm unserer 2-ml-Spritze ist wiederum in 10 Teilstriche unterteilt. Daher die Teilung durch 4.
**Weitere Beispiele**:

32 Einheiten = 8 Teilstriche einer 2-ml Spritze,
24 Einheiten = 6 Teilstriche einer 2-ml Spritze

**Als Dreisatzaufgabe**: Eine Patientin bekommt 28 Einheiten Insulin.

40 Einheiten = 10 Teilstriche oder 10/10
28 Einheiten = ?

$$\frac{10 \times 28}{40} \qquad 10 \times 28 = 280 : 40 = 0{,}7 = 7/10 \text{ oder 7 Teilstriche}$$

### Diabetikerernährung

**Stoffwechseleinstellung** ist der Begriff dafür, die Insulingabe, Kohlenhydrate, Fett- und Eiweißmengen so zu berechnen, daß damit eine bestmögliche Einstellung und Beständigkeit des Blutzuckerwertes erreicht werden kann. Die Stoffwechseleinstellung ist allein Aufgabe des Arztes. Meist ist dazu ein längerer Krankenhausaufenthalt erforderlich. Nach der Einstellung und Entlassung müssen der Diabetiker und seine Angehörigen sowie die Pflegepersonen genau die ärztlichen Anweisungen einhalten.

**Kohlenhydrate** (KH) werden in Broteinheiten (BE) aufgeteilt. Eine BE ist gleich 12 g Kohlenhydrate. Eine Zusammenstellung der Mengen vieler gängiger Nahrungsmittel, die einer Broteinheit entsprechen, zeigt Tab. 3.

Tab. 3 **Nahrungsmittel-Wertigkeitstabelle für Diabetiker** (Wissenschaftliche Abteilung, Hormon-Chemie München)

**A. Einer BE (Broteinheit) = 12 g Kohlenhydrate, entsprechen:**

**Brot**

| | |
|---|---|
| Schwarzbrot, Mischbrot, Vollkornbrot, Grahambrot, Pumpernickel (1 dünne Scheibe) | 25 g |
| Weißbrot (1 dünne Scheibe), 1/2 Semmel | 20 g |
| Keks, Weizenzwieback | 16 g |
| Knäckebrot | 15 g |

**Mehl, Teigwaren**

| | | |
|---|---|---|
| Weizenmehl | ein gestr. Eßlöffel | 17 g |
| Roggenmehl, Weizengrieß, Reis (roh) | ein gestr. Eßlöffel | 16 g |
| Stärkemehle (Weizen, Maizena, Mondamin, Reis, Kartoffeln, Sago) | | 15 g |
| Haferflocken | | 18 g |
| Nudeln (Spaghetti, Makkaroni, Spätzle) trocken | | 16 g |
| Nudeln (gekocht) | | 85 g |
| Reis (gekocht) | | 55 g |

Zum Binden von Suppen und Gemüse Mehl nach Berechnung, eventuell geriebenen Käse, Gewürze mäßig verwenden!

**Milch**

| | |
|---|---|
| Vollmilch, Magermilch (1/4 l) | 250 g |
| Buttermilch, saure Milch, Joghurt (1/3 l) | 300 g |
| Quark | 300 g |

**Kartoffeln, Hülsenfrüchte und Gemüse**

| | |
|---|---|
| Kartoffeln (geschält): 1 hühnereigroße Kartoffel | 60 g |
| Kartoffelbrei, Kartoffelsalat, Röstkartoffeln | 60 g |
| Erbsen (in Büchsen) | 95 g |
| Erbsen (frisch, ohne Schoten) | 70 g |
| Erbsen, Bohnen, Linsen (getrocknet) | 20 g |
| Gelbe Rüben, Meerrettich: 1 Suppenteller voll, roh geputzt | 135 g |
| Schwarzwurzeln: 4-5 Stangen roh geputzt | 135 g |

**Ohne Berechnung erlaubt** (als Gemüse, Rohkostgericht oder Salat) sind Kopfsalat, Endiviensalat, Feldsalat, Gurken, Rhabarber, Sauerkraut, Spargel, Mangold, Spinat, Tomaten, Radieschen und alle Pilze.

**Ohne Berechnung bis 200 g** erlaubt (etwa 1 Suppenteller voll, roh, ohne Abfall): Grüne Bohnen, dicke Bohnen, alle Kohlsorten, Sauerkraut, Kohlrabi, Porree, Paprikaschoten, Rettich, Rote Rüben, Steckrüben, Kürbis und Sellerie

**Obst** (mit Stein und Schale)

| | |
|---|---|
| Wassermelonen | 200 g |
| Apfelsinen, Mandarinen, Orangen, Himbeeren, Brombeeren, Johannisbeeren (rot) | 170 g |
| Pfirsiche (1 mittelgroße Frucht), Aprikosen, Pflaumen, Stachelbeeren (reif), Johannisbeeren (schwarz), Erdbeeren | 120 g |
| Äpfel, Kirschen (sauer) | 110 g |
| Birnen, Quitten, Kirschen (süß), Zwetschgen, Mirabellen, Preißelbeeren, Heidelbeeren | 90 g |
| Bananen (ohne Schale) | 60 g |

**Obstsäfte**

| | |
|---|---|
| Johannisbeersaft (kein Süßmost) | 170 g |
| Orangensaft | 130 g |
| Apfelsaft, Kirschsaft | 100 g |

**Nüsse** (ohne Schale)

| | |
|---|---|
| Paranüsse | 300 g |
| Haselnüsse | 170 g |
| Kokosnuß (frisch) | 150 g |
| Walnüsse, Mandeln | 100 g |
| Erdnüsse | 75 g |

Nüsse bestehen zu 50 – 60 % aus Fett, deswegen ist ihr Fettgehalt unbedingt zu berücksichtigen! (siehe Teil B)

### B. Austausch von Fett in der Diabetikernährung

**10 g Reinfett entsprechen:**

| | |
|---|---|
| Butter, Margarine | 12 g |
| Butterschmalz, Schweineschmalz, Kokosfett, Pflanzenöle, Mayonnaise, Remoulade | 10 g |
| 2 Eigelb | 10 g |
| Joghurt | 270 g |
| Vollmilch (1/4 l) | 250 g |
| Magerer Streichkäse (20 % Fett i. T.), Kondensmilch (ungezuckert) | 100 g |
| Sahnequark (40 % i. T.) | 60 g |
| Parmesankäse, Trockenvollmilch | 40 g |
| Sahne (frisch geschlagen, ohne Zucker) | 30 g |
| Oliven, grün, mariniert | 70 g |
| Durchwachsener Speck | 20 g |
| Fetter Speck | 14 g |
| Schweineherz | 210 g |
| Schweineleber | 175 g |
| Schweinehirn | 110 g |
| Schweinefilet | 100 g |
| Schweinezunge | 55 g |

| | |
|---|---|
| Schweineschinken (gekocht) | 50 g |
| Schweinefleisch (ohne Knochen), Schweineschinken (roh) | 30 g |
| Rinderleber | 325 g |
| Rindfleisch (Filet) | 230 g |
| Rinderherz | 170 g |
| Rindfleisch (Schlegel) | 80 g |
| Rindfleisch (ohne Knochen) | 50 g |
| Kalbsbries | 295 g |
| Kalbszunge | 235 g |
| Kalbsleber, Kalbsniere | 160 g |
| Kalbsherz | 130 g |
| Kalbshirn | 115 g |
| Kalbfleisch (ohne Knochen) | 100 g |
| Kalbfleisch (Keule) | 85 g |
| Huhn (Brathuhn) | 180 g |
| Ente | ca. 60 g |
| Truthahn | ca. 50 g |
| Gans | ca. 30 g |
| Frankfurter, Wiener | 50 g |
| Fleischkäse, Leberkäs, Weißwurst | 45 g |
| Gelbwurst | 30 g |
| Leberwurst | 25 g |
| Salami, Bratwurst | 20 g |
| Forelle | 475 g |
| Goldbarsch | 335 g |
| Heilbutt | 190 g |
| Karpfen | 140 g |
| Lachs in Dosen | 110 g |
| Kokosnuß | 30 g |
| Mandeln (süß), Erdnüsse (geröstet) | 20 g |
| Haselnüsse, Walnüsse, Paranüsse | 15 g |

Im Fettgehalt unberücksichtigt können bleiben:
Rehfleisch, Schellfisch, Kabeljau, Lachs, Hecht, Schleie, Scholle, Zander und Krabben.

Etwa ein Drittel der BE-Menge soll in Form von Obst oder Gemüse verzehrt werden.

**Kohlenhydrate** sind in allen stärke- und zuckerhaltigen (»mehligen«) Nahrungsmitteln enthalten.

**Fett.** Die vom Arzt vorgeschriebene Fettmenge, beispielsweise 60 g am Tag, schließt auch das sogenannte kaschierte (verborgenes Fett in Fleisch, Wurst, Käse) mit ein. Diese Fettmenge wird mit einem Drittel der Tagesmenge bewertet. Es bleiben also als Eßfett (Brotaufstrich) noch etwa 40 g.

**Eiweiß** wird reichlich zugeführt. Da der Diabetiker fettarm leben soll, halten

wir uns an mageres Fleisch, mageren Fisch, Milch, Joghurt, Magerquark und Käse mit niederem Fettgehalt.
**Verboten** für Diabetiker sind: Honig, Koch-, Trauben-, Malzzucker, also alle mit Zucker zubereiteten Speisen und Getränke, ebenso Bier, Coca-Cola, Limonaden, Sekt, süße Weine. An Früchten sind verboten: Feigen, Datteln, Ananas, Weintrauben.
**Nicht verboten** sind als Gemüse, Rohkost und Salate: Kopfsalat, Endivien-, Feldsalat, Gurken, Rhabarber, Sauerkraut, Spargel, Mangold, Spinat, Tomaten, Radieschen und alle Pilzarten.
Bis zu 200 g ohne Berechnung sind erlaubt: Grüne Bohnen, dicke Bohnen, alle Kohlarten, Porree, Paprikaschoten, Rettich, Rote Rüben, Steckrüben, Kürbis und Sellerie.

**Die Einteilung der Mahlzeiten** soll mit besonders gut verteilten KH-Mengen auf sechs bis sieben Mahlzeiten am Tag, also in Abständen von zwei bis drei Stunden, festgelegt werden (Tab. 4).
**Die Ernährung bei Altersdiabetes** (bei dem eine Einstellung auf Insulin oder Tabletten entfällt) erfordert lediglich eine Beschränkung der Kohlenhydratzufuhr und die Meidung von Zucker. Zu reichlicher Fettgebrauch ist in der Altenernährung ohnehin nicht üblich. Reichliche Eiweißzufuhr steht ebenfalls bereits im Programm der richtigen Altenernährung.

Als Kohlenhydrat-Träger (KH) ist besonders Vollkornbrot erwünscht. Auch andere Brotarten (nicht ausschließlich Weißbrot) sowie Mehlfrüchte, Teigwaren, Kartoffeln und Obst sind KH-Träger.

Der Hafertag besteht aus 150 g Kohlenhydrate pro Tag in Form von Haferflokken ohne Fett und ohne tirisches Eiweiß, nur in Wasser gekocht und als Brei gegeben.
Dieser Hafertag wird ärztlich verordnet bei dekompensierten (unausgeglichenen) Diabetikern zur Entlastung des Zuckerhaushaltes und zur Beseitigung einer **Azidose**. Als Azidose bezeichnet man den Zustand einer abnormen Vermehrung sauer reagierender Stoffe im Blut. Beim Diabetes sind die Azetonkörper (B-Oxybuttersäure, Azetessigsäure, Azeton) Produkte unvollkommener Verbrennung von Fett und einigen Aminosäuren.

**Harnkontrolle bei Diabetikern**
Der Urin muß als Sammelurin von 24 Stunden zur Untersuchung gebracht werden. Von der Gesamtmenge werden 100 ml zum Arzt gebracht. **Wichtig!**

Tab. 4: Beispiele zur Zusammenstellung einzelner Mahlzeiten

| | |
|---|---|
| **Gesamtmenge:**<br>15 BE (= 180 g Kohlenhydrate<br>= 738 Kalorien)<br>60 g Fett (= 558 Kalorien)<br>80 g Eiweiß (= 328 Kalorien) | 17 BE (= 204 g Kohlenhydrate<br>= 836 Kalorien)<br>60 g Fett (= 558 Kalorien)<br>105 g Eiweiß (= 431 Kalorien) |
| **1. Frühstück:**<br>75 g Schwarzbrot mit 10 g Butter und etwas Diabetiker-Marmelade,<br>Kaffee oder Tee<br>(3 BE, 10 g Fett) | 75 g Mischbrot mit 10 g Butter,<br>Diabetiker-Marmelade, 1 Ei,<br>Kaffee oder Tee<br>1 mittelgroßer Apfel<br>(4 BE, 18 g Fett) |
| **2. Frühstück:**<br>1 mittelgroßer Apfel, 1/4 l Milch<br>(2 BE, 10 g Fett, 10 g Eiweiß) | 1 Joghurt mit 15 g Knäckebrot,<br>110 g Aprikosen<br>(3 BE, 7 g Fett, 25 g Eiweiß) |
| **Mittagessen:**<br>Klare Fleischbrühe<br>150 g gegrilltes Fleisch,<br>120 g Kartoffeln, Tomaten,<br>grüne Bohnen<br>100 g Quark, 100 g Erdbeeren<br>(3 BE, 25 g Fett, 40 g Eiweiß) | Gemüsesuppe (ohne Mehl)<br>220 g gekochter Fisch mit 10 g Butter,<br>180 g Kartoffeln, Salate nach Wunsch<br>1 Grapefruit mit Sionon<br>(4 BE, 20 g Fett, 40 g Eiweiß) |
| **1. Zwischenmahlzeit:**<br>50 g Brot, Diabetiker-Marmelade,<br>Kaffee oder Tee<br>(2 BE) | 160 g Birnen<br>(2 BE) |
| **2. Zwischenmahlzeit:**<br>170 g Johannisbeersaft<br>(1 BE) | 15 g Knäckebrot, Diabetiker-Marmelade, Kaffee oder Tee<br>(1 BE) |
| **Abendessen:**<br>50 g Brot mit 10 g Butter, Wurst,<br>Käse oder 1 Ei,<br>Tomaten- und Gurkensalat<br>110 g Aprikosen<br>(3 BE, 15 g Fett, 30 g Eiweiß) | 150 g mageres Fleisch,<br>170 g gekochte Nudeln<br>kohlenhydratarme Gemüse, Salate<br>25 g Vollkornbrot mit Käse<br>(3 BE, 15 g Fett, 40 g Eiweiß) |
| **Spätmahlzeit:**<br>1 mittelgroße Orange<br>(1 BE) | 100 g Apfelsaft<br>(1 BE) |

Das Etikett wird mit dem Namen, dem Datum des Sammeltages und der Angabe der Gesamtmenge von 24 Stunden beschriftet. Die Durchführung häuslicher Harnzuckerproben mit Clinistix-Stäbchen und Glukoteststreifen geben keine exakte Bestimmung des Harnzuckers. Eine genaue Bestimmung ist nur mit dem Polarimeter (griech., optisches Gerät) möglich. Die Berechnung der Zuckerausscheidung im Harn wird in Gramm aufgestellt.

$$\text{Zuckerausscheidung in g} = \frac{\text{ml Harn in 24 Stunden x Prozentsatz}}{100}$$

**Beispiel**: Ein Diabetiker bringt 100 ml Harn zur ärztlichen Untersuchung. Die gesammelte Menge über 24 Stunden beträgt 2 800 ml. In den 100 ml untersuchtem Harn wurden zwei Gramm Zucker festgestellt.

$$\text{Die Rechnung lautet: } \frac{\text{2 800 ml Harn in 24 Stunden x 2 \%}}{100}$$

$$\text{Das ergibt: } \frac{\text{2 800 x 2}}{100} = \text{56 g Harnzucker}$$

Zur Neueinstellung eines Diabetikers kann eventuell das Harnsammeln auf drei Portionen über 24 Stunden nötig werden. Dazu erforderlich sind drei große Sammelgläser.

Die Beschriftung lautet:

| | | |
|---|---|---|
| I. Portion | II. Portion | III. Portion |
| 8 – 12 Uhr | 12 – 18 Uhr | 18 — 8 Uhr |
| Name | Name | Name |

Diese drei Portionen müssen extra gemessen und das spezifische Gewicht notiert werden. Anschließend kommen von jeder Portion je 100 ml in das Labor zur Untersuchung.

Der Begleitzettel lautet beispielsweise:

| | |
|---|---|
| Name: | Datum: |
| I. Portion Menge: | spez. Gewicht: |
| II. Portion Menge: | spez. Gewicht: |
| III. Portion Menge: | spez. Gewicht: |

Wie wir wissen, berechnet der Arzt aus der Gesamtmenge jeder Portion oder dem Sammelurin von 24 Stunden die Ausscheidung von Harnzucker. Die Angaben auf dem Begleitzettel oder dem Etikett ermöglichen erst die Berechnung und dürfen deshalb nie vergessen werden.

**Glukose-Belastung** (Staub-Traugott-Versuch) ist ein oraler Standard-Glukose-Toleranz-Test zur Funktionsprüfung der Pankreasinseln.

**Durchführung**: Der Patient muß vor der Untersuchung die Blase entleert haben. 50 g Glukose

werden in 300 ml warmem Tee (ca. 25 °C) aufgelöst – eventuell mit Zitronensaft aromatisiert – vom Patienten innerhalb fünf Minuten getrunken. Die Blutentnahmen sollen in folgenden Zeitabschnitten erfolgen:
- Nüchtern (also noch vor der Teegabe!)
- 1/2 Stunde nach der Glukosezufuhr
- 1 Stunde nach der Glukosezufuhr
- 2 Stunden nach der Glukosezufuhr
- 3 Stunden nach der Glukosezufuhr

**Achtung**! Zwei Stunden Urinsammeln.
Die Urinuntersuchung erfolgt einmalig zwei Stunden nach Teetrunk.

## Akut bedrohliche Komplikationen

Die an Diabetes Erkrankten sind zwei großen Gefahren ausgesetzt:
- Dem diabetischen Koma (Bewußtlosigkeit aufgrund stark erhöhten Blutzuckers, es können Werte bis zu 1000 mg % Blutzucker entstehen).
- Dem hypoglykämischen Schock (das ist eine Unterzuckerung infolge zu niederen Blutzuckergehaltes und der daduruch entstehenden Bewußtlosigkeit, Herabsetzung des Blutzuckers unter 70 mg %).

Betreuer und Pflegepersonen müssen in der Lage sein, diese Gefahren zu erkennen und richtig zu handeln.

**Diabetisches Koma**. Die Anzeichen sind: Benommenheit, zunehmende Bewußtlosigkeit, tiefe Bewußtlosigkeit mit der typischen Kußmaulschen Atmung, benannt nach dem Heidelberger Internisten Kußmaul. Diese Atmung ist besonders tief und langsam ohne Atempause (s. Abb. 14 in Kap. 7.3). Sie wird durch die erhebliche Übersäuerung im Blut hervorgerufen.
Weitere Anzeichen sind: Trockene Haut, schlaffer Körper und Mundgeruch nach saurem Obst (Azeton).
Die **pflegerischen Maßnahmen** bestehen in der **sofortigen Verständigung des Arztes**. Sie ist lebensnotwendig.

Der **hypoglykämische Schock** zeigt sich durch starke Unruhe, Schweißausbrüche, Krämpfe, zunehmende Bewußtseinstrübung und Bewußtlosigkeit.
**Pflegerische Maßnahmen**: Solange der Kranke noch ansprechbar ist, wird ihm Zuckerwasser gereicht. Am besten Traubenzucker (einen bis zwei Teelöffel auf ein Glas Wasser). Wenn der Patient noch fähig ist, wird er von sich aus ein Stück Zucker oder Zwieback essen, denn die Unterzuckerung verursacht ihm ein Gefühl des Heißhungers.
Läßt sich der hypoglykämische Schock durch Zufuhr von Kohlenhydraten in der beschriebenen Form nicht mehr beeinflussen, ist ebenfalls so rasch wie möglich der Arzt zu verständigen. Es besteht Lebensgefahr.

## 4.17 Ohrspeicheldrüsenentzündung (Parotitis)

Schwerkranke Menschen nehmen kaum Nahrung zu sich, die gekaut werden muß. Da die Kautätigkeit den Speichelfluß anregt und dieser das Eindringen krankhafter Keime in die Ohrspeicheldrüse verhindert, kann durch das Fehlen der Kautätigkeit eine Entzündung der Ohrspeicheldrüse begünstigt werden.

**Anzeichen**
Schwellung einer oder beider Ohrspeicheldrüsen (das Ohrläppchen steht etwas ab), Fieber und Schmerzen. Die Pflegeperson muß unbedingt den Arzt verständigen. Es besteht Lebensgefahr durch Sepsis oder allgemeine Entkräftung.
**Ärztliche Behandlung:** Watteverband mit Ichthyol-pur (nicht Ichthyolsalbe), Antibiotika; evtl. muß eine Abszeßeröffnung durchgeführt werden.

**Anlegen des Watteverbandes**
Ein Dreiecktuch (Krawatte anfertigen), eine große Lage Watte vorbereiten. Ichthyol-pur wird mit einem Holzspatel auf die Haut *dick* aufgetragen, die Watte wird direkt darüber gelegt und mit dem Dreiecktuch um Kinn und Kopf befestigt.

**Wichtig**: Eine schlecht durchgeführte Mundpflege begünstigt die Entstehung einer Parotitis.

## 4.18 Multiple Sklerose (MS)

Die eingeschränkte Bewegungsfähigkeit macht diese Kranken oft schon in jungen Jahren zu Pflegebedürftigen. Deshalb wird diese Krankheit in der Altenpflege mitbesprochen.
Bezüglich der Betreuung müssen alle Pflegepersonen wissen, daß bereits die kleinste Aufregung, ja selbst die Hast einer Pflegerin den Zustand eines an MS-Erkrankten nachteilig beeinträchtigen, ja sogar verschlimmern kann. Viel Hingabe und Verständnis sind nötig, um den Kranken anzuleiten und zu unterstützen, wobei man darauf achten muß, daß er Handgriffe, die ihm noch möglich sind, immer wieder selbst ausführt und übt.
Wenn vom Arzt kein Verbot besteht, kann der Kranke wöchentlich mindestens zwei- bis dreimal in ein Bad gebracht werden. Dies erleichtert ihm weitgehend die Ausführung von Bewegungen.

**Pflege**

Um die lange Zeit der Bettlägerigkeit zu erleichtern, soll der MS-Kranke, so lange es irgendwie zu erreichen ist, wenigstens einmal am Tag aus dem Bett kommen. Man sollte sich in seine Lage versetzen, um zu verstehen, daß er ein großes Verlangen hat, so oft wie möglich aus dem Bett zu dürfen. Er merkt sehr wohl, daß mit zunehmender Bettlägerigkeit sein Bewegungsvermögen immer mehr abnimmt. Die tägliche Körperpflege, vor allem die Intimpflege, wird infolge der Verkrampfung der Beine immer schwieriger, aber gerade deshalb auch immer wichtiger.

**Ernährung**

Die Verordnung einer besonderen Diät obliegt dem Arzt. Die Evers-Diät ist eine auf Rohkost basierende Ernährungsweise.

**Erlaubt sind:** Rohes Obst, Trockenfrüchte, Nüsse, Tomaten, junge grüne Erbsen, Wurzelgemüse, Mohn, Sonnenblumenkerne, Bucheckern, Leinsamen, Getreideflocken, Vollkornbrot, Schrotgerichte, Bienenhonig, gekeimte Getreidekörner, rohe Eier, rohe Milch, »Bauernbutter«, roher Schinken, Schinkenspeck und rohes Schabefleisch.

**Verboten sind**: Alkohol, Tabak, Kaffee, Tee, Weißmehl, Zucker, Kochsalz, Essig, Pfeffer sowie alle anderen Überseegewürze, Kartoffeln, rohe Blatt- und Stengelgemüse (Salate, Blumenkohl, Rhabarber, Spargel).

**Auskunft und Rat** erteilt das »Sozialwerk der deutschen Multiplen Sklerose-Gesellschaft« Landesgruppe Bayern e. V., München, Makartstr. 25, Telefon 79 80 40.

# 5 Betreuung und Pflege von Patienten mit besonderen Behinderungen

## 5.1 Gehbehinderte Patienten

**Psychische Betreuung Bewegungsbehinderter**

Für die psychische Betreuung von Bewegungsbehinderten gilt, seien sie nun Rollstuhlfahrer, Prothesenträger oder Querschnittsgelähmte, vieles von dem, was wir im Zusammenhang mit der Halbseitenlähmung beim Schlaganfall (s. Kap. 4.4) und beim Stomaträger (s. Kap. 4.15) schon gesagt haben. Einiges Wichtige sei hier nochmals wiederholt:

Jede stärkere Bewegungsbehinderung, vor allem aber die Amputation, beeinträchtigt das Selbstwertgefühl des Betroffenen erheblich und kann zu vielfältigen Abwehrreaktionen führen (vgl. Kap. 3 Umgang mit schwierigen alten Menschen). Daher sollte besonderer Wert gelegt werden auf:

- einen achtungsvollen Umgangston und deutliche »Beweise« dafür, daß der Behinderte als vollwertiger Mensch anerkannt wird. Er soll möglichst normal behandelt werden und immer wieder erfahren, daß er noch am Leben teilnehmen kann.
- sinnvolle und erfolgbringende Beschäftigung, die so ausgewählt sein soll, daß seine Behinderung dabei möglichst wenig ins Gewicht fällt, dafür aber seine körperlichen, geistigen und seelischen Kräfte und Fähigkeiten genutzt und ggf. erweitert werden.
- genügend menschlichen Kontakt, wobei die Begegnung mit positiv eingestellten, in ähnlicher Weise Behinderten oft sehr hilfreich sein kann, aber auch der Umgang mit Gesunden wichtig bleibt.
- Hilfe zur Selbsthilfe, so daß alle gegebenen Möglichkeiten für eine weitgehend selbständige Lebensbewältigung genutzt bzw. langsam eingeübt werden.

### 5.1.1 Rollstuhlpatienten

**Rollstühle**

Sie können heute jedem Wunsch entsprechend und für jede Situation hergestellt werden. Körpermaße und Rollstuhlgröße werden am besten vom Fachberater bemessen.

Auch die Größe der Räume und Türöffnungen sind zu beachten.
**Räder mit Vollgummireifen** eignen sich für harte glatte Böden, sie sind jedoch für die Außenbenutzung (Straße) nicht zu empfehlen.
**Räder mit Luftreifen** ermöglichen ein angenehmes und schonendes Fahren.

**Große Räder hinten angebracht**: bei gleichzeitigem guten Kontakt zur Rükkenlehne sind

- die Greifreifen besser erreichbar,
- der seitliche Ausstieg leichter und
- ein näheres Heranfahren an das Bett, die Badewanne, das Auto usw. gut möglich.

**Große Räder vorn angebracht:**

- der dadurch besonders kleine Wendekreis ist wichtig für sehr enge Räume.
- sind geeignet, falls die Art der Behinderung einen günstigen Kraftansatz bei großen Hinterrädern nicht zuläßt.
- Dagegen ist der seitliche Ausstieg schwierig und man kann auch nirgends dicht heranfahren. Ebenfalls ist das Befahren von Treppenstufen und Kunststeinböden erschwert. Die Fußstützen lassen sich nicht seitlich abschwenken.

**Rollstühle für Beinamputierte (beide Beine)** unterscheiden sich von den Universalmodellen dadurch, daß die großen Räder weiter nach hinten versetzt sind. Dabei wird ein Ausgleich durch den Verlust der Beingewichte und damit eine günstige Schwerpunktlage erreicht.
Diese Rollstühle mit vergrößertem Achsenabstand eignen sich sehr gut auch für ältere Personen, die unsicher sind und befürchten, in einem normalen Rollstuhl nach hinten zu kippen.
**Rollstühle mit Einarmbetrieb** sind für Personen mit nur einem funktionsfähigen Arm (oder Halbseitenlähmung) so konstruiert, daß an einer Seite des Stuhles je ein kleiner und großer Greifreifen angebracht ist.
Hier wirkt der kleinere Reifen auf das gegenüberliegende Rad mittels einer scherenförmigen Achse. – Werden beide Greifreifen mit einer Hand bedient, fährt der Rollstuhl geradeaus, werden die Greifreifen einzeln betätigt, fährt der Stuhl nach rechts oder links, je nachdem, welcher Reifen vom Fahrer bedient wird.
Nach Art der Behinderung ist dann bei der Bestellung anzugeben, ob der Rollstuhl für Rechts- oder Linksantrieb angefertigt werden soll.
**Richtiges Sitzen im Rollstuhl**: Die Sitz- und Rückenkissen werden in mehreren Varianten hergestellt. Patienten mit einer Querschnittslähmung erleiden

mit der Zeit durch stundenlanges Sitzen im Rollstuhl Verbildungen der Wirbelsäule. Durch Wärme- und Feuchtigkeitsstau und ungünstige Druckverteilung können Dekubital-Geschwüre entstehen.
Bei Benutzung der doppelt konisch gestalteten Sitz- und Rückenkissen für Rollstuhlfahrer wird die berüchtigte »Sitzkuhle« im Faltfahrstuhl ausgeglichen und durch die Schaumstoffpolsterung sowohl eine Unterkühlung als auch Wärme- oder Feuchtigkeitsstau verhindert.

## Umgang mit Rollstuhlpatienten

Das **Umsteigen vom Bett in den Fahrstuhl** kann auf verschiedene Art geschehen. Die Beinstützen werden zur Seite geschwenkt, der Rollstuhl wird frontal an die Längsseite des Bettes herangefahren und mit den Feststellbremsen gesichert. Der Behinderte wird nun so im Bett gedreht, daß er mit dem Rücken zum Rollstuhl gewandt sitzt. Die Beine liegen quer über das Bett, und der Patient kann sich evtl. selbst, mit den Armen an den Rollstuhllehnen festhaltend, in den Rollstuhl ziehen (Abb. 5a). Ist der Behinderte dazu nicht in der Lage, so faßt ihm die Pflegeperson von hinten unter die Arme und zieht ihn in den Rollstuhl (Abb. 5b).

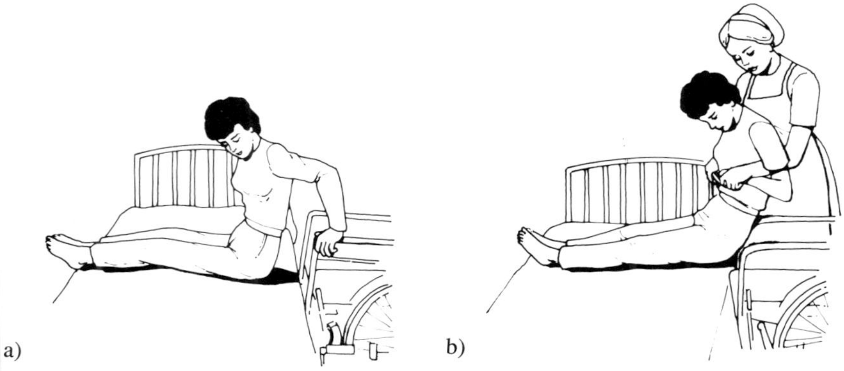


Abb. 5 Umsteigen vom Bett in den Fahrstuhl a) ohne und b) mit Hilfe einer Pflegeperson.

Hat der Fahrstuhl feste Armlehnen und Beinstützen, läßt er sich nicht so dicht an das Bett heranfahren. Man benötigt dann ein Rutschbrett. Der Zwischenraum von Fahrstuhl und Bett wird mit dem Rutschbrett wie mit einer Brücke überdeckt und Bett und Stuhl so miteinander verbunden (Abb. 6a–c). Besitzt der Rollstuhl jedoch abnehmbare Armlehnen, so kann er ganz an das Bett herangeschoben werden. Hat das Bett die gleiche Höhe wie der Rollstuhl, gelingt ein Umsteigen meist ohne große Schwierigkeiten.

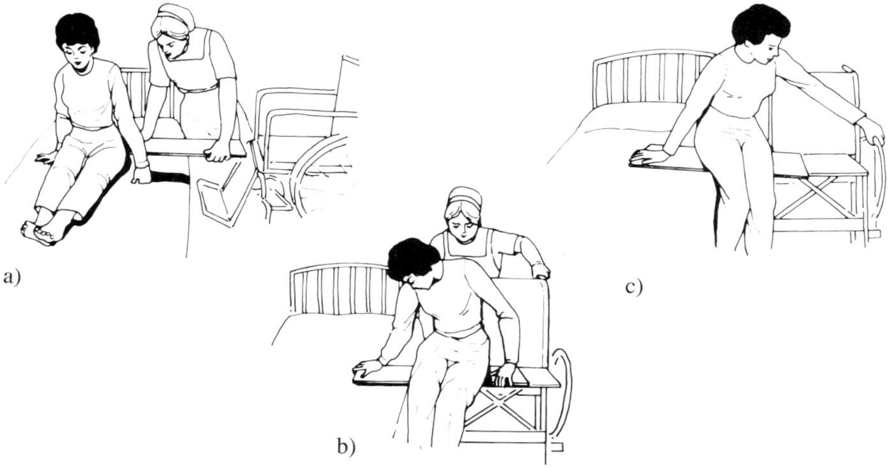


Abb. 6 Umsteigen vom Bett in den Fahrstuhl unter Benutzung eines Rutschbretts zur Überbrükkung des Zwischenraums.
a) und b) mit Hilfe, c) ohne Hilfe

Kann der Behinderte seine Arme gut gebrauchen, ist nicht immer ein Rutschbrett erforderlich. Eine der Möglichkeiten, den Patienten aus dem Bett in den Rollstuhl zu heben, ist folgende: Der Fahrstuhl mit den abnehmbaren Armlehnen wird ganz nah parallel zum Bett gestellt. Man achte darauf, daß die Sitzfläche des Fahrstuhls sich genau in Gesäßhöhe des Behinderten befindet. Der Rollstuhl wird festgestellt. Nun lassen wir den Behinderten mit einem Arm die entferntere Rollstuhllehne ergreifen, während die Pflegeperson beide Beine in Gesäßnähe unterfaßt und ihn aus dem Bett in den Rollstuhl hinüberhebt. Das **Umsteigen vom Rollstuhl in das Bett** kann in der gleichen Weise erfolgen. Die zweite Möglichkeit, den Patienten vom Rollstuhl ins Bett zu heben, ist folgende (immer erst den Rollstuhl feststellen!): Der Rollstuhl steht parallel zum Bett, und zwar so, daß der Behinderte mit dem Rücken zu den Kopfkissen gewandt ist. Jetzt kann die Pflegerin die Beine gut unterfassen und ins Bett hinüberlegen. Dann geht sie hinter den Fahrstuhl, greift unter die Arme des Behinderten und hebt dessen Oberkörper in das Bett hinüber. Diese Methode ist besonders bei Tetraplegikern (Lähmung der Arme und Beine) günstig. Die Pflegerin faßt ähnlich wie beim Rautek-Griff zu (s. auch Kap. 19.15.4). Dabei werden beide Unterarme in den Griff genommen (Abb. 5b).

**Richtiges Fahren mit dem Rollstuhl**

Bei dem Fahrstuhl, der für außerhalb des Zimmers benutzt wird, sind die großen Räder hinten und die kleinen vorn angebracht. Der sonst selbstfahrende Patient muß seine Hände von den Reifen entfernen, bevor die Pflegerin die Führung des Wagens übernimmt. Muß ein Hindernis – wie der Gehsteig – überrollt werden, tritt die Pflegerin mit ihrem Fuß auf eines der dazu bestimmten Tretrohre (rückwärtig unten) und kippt gleichzeitig den Rollstuhl durch einen auf die Schiebegriffe ausgeübten Druck auf die Hinterräder (Abb. 7).

Weitere Informationen z.B.: Handbuch für Orthopedia-Rollstühle.- Zu erhalten bei Orthopedia-GmbH, Salzredder 30, Postfach 6409, 2300 Kiel 14

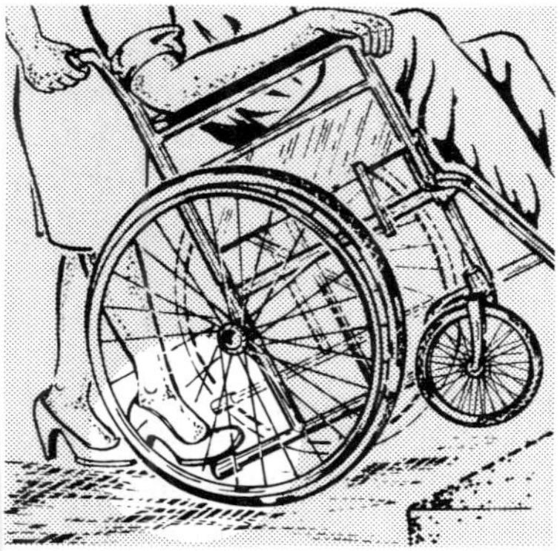

Abb. 7 Überwindung eines Hindernisses mit dem Rollstuhl: Die Pflegerin tritt mit ihrem Fuß auf eines der dazu bestimmten Tretrohre (rückwärtig unten) und kippt gleichzeitig den Rollstuhl durch einen auf die Schiebegriffe ausgeübten Druck auf die Hinterräder.

### 5.1.2 Amputierte und Prothesenträger

Der Beinamputierte war jahrhundertelang auf die aus der Astgabel entwickelte Stelze angewiesen. Sie diente ihm als Ersatzgliedmaße. Erst um die Mitte des vergangenen Jahrhunderts begann man mit der Entwicklung des Kunstbeines.

Von der Technik her kann heute jeder ältere Mensch zufriedenstellend mit einem Kunstbein versorgt werden. Die Schwierigkeit, mit der Prothese zurechtzukommen, liegt vielmehr in der Anpassung, die für ein gutes Gehvermögen erforderlich ist. Die Vorbereitung beginnt heute bereits wenige Tage nach der Amputation mit gymnastischen Übungen im Bett und je nach Möglichkeit auch bald außerhalb des Bettes.

**Erstversorgung**

Gerade beim älteren Amputierten zeigt sich der Erfolg durch eine möglichst frühe Versorgung mit einer Prothese. Wenn der Amputierte bis kurz vor der Beinabnahme gehfähig war, bleibt er in seinem Denken noch für eine gewisse Zeit ein »Zweibeiner«. Beim älteren Patienten hält dieses Empfinden noch Monate an. Dieser Vorteil kommt ihm bei Beginn der Gehschule sehr zugute. Es erleichtert die Gewöhnung an das Kunstbein.

**Einbeinergang mit Unterarmstützen**

Durch die heute mögliche Erstversorgung (entstanden aus Erfahrungen von Ärzten, Orthopädie-Mechanikern und Beinamputierten über Generationen reichend) kann dem älteren Menschen das Gehen mit Krücken oder Unterarmstützen in den meisten Fällen erspart bleiben. Die Unfallgefahr ist zu groß. Günstiger ist es, für den Gang zur Toilette oder in das Bad einen Rollstuhl zu beschaffen. Der Fachhandel hat eine große Auswahl. Das Angebot reicht vom praktischen Badezimmer-Rollstuhl bis zum Toilettenstuhl, die sich auch gut über dicke Teppiche und durch schmale Türen bewegen lassen.

**Aufgaben der Altenpflegerin oder des Altenpflegers**

Nach Rückkehr des Amputierten in seine gewohnte Umgebung (Altenwohnanlage, Altenheim oder in den häuslichen Bereich) ist evtl. eine Betreuung des Patienten notwendig oder nur die Hilfeleistung beim Anlegen der Prothese erforderlich. Auch wird der Beinamputierte oft Beratung bei auftretenden Beschwerden oder eine Begleitung zum Orthopäden, unter Umständen sogar die Anleitung zu den erlernten gymnastischen Übungen oder Gehübungen, benötigen.

**Gliedmaßenprothesen**

**Bei oberschenkelamputierten Patienten:** Ältere oberschenkelamputierte Menschen erhalten, wenn sie das Gehen mit einem freibeweglichen Gelenk nicht mehr erlernen können, eine Kniegelenksprothese mit Feststellung.

Das **Anziehen der Prothese** kann von älteren Amputierten oder auch körperlich Geschwächten oft nicht allein bewältigt werden. Hier muß man Hilfestellung leisten.

So wird es gehandhabt: Über den Stumpf wird eine etwa 15 cm breite

Trikotschlauchbinde (Strumpf) gezogen. Die Länge der Schlauchbinde soll doppelt so lang wie der Stumpf sein. Die Prothese steht nun vor dem Amputierten. Im Oberschenkel des Kunstbeines befindet sich ein Loch. Durch dieses Loch wird das lose hängende Ende des Strumpfes oder der Schlauchbinde durchgezogen. Nun wird der Stumpf in den Trichter »gepumpt«, d.h., durch Anspannen und Entspannen der Muskulatur gleitet der Amputationsstumpf in den Trichter. Das Bindenstück, das aus dem Loch am Kunstbein hängt, wird nun vom Helfer (mit einigem Kraftaufwand) vollkommen herausgezogen. Die Weichteile werden dadurch in den Köcher gezogen. Der Stumpf soll am besten ohne eine Bekleidung im Schaft sitzen. Es wird damit eine bessere Kontaktfähigkeit zur Prothese erreicht.
Auf fachgerechtes Anziehen der Prothese muß größte Sorgfalt gelegt werden. Druckstellen oder schlechtes Gehen können die Folgen sein. Nach dem Anziehen der Prothese wird eine kleine Sitzpause eingelegt.
**Bei unterschenkelamputierten Patienten:** Der Unterschenkelamputierte hat durch die noch erhaltene Kniefunktion ein besseres Gehvermögen. Auch alte Menschen mit einer Unterschenkelamputation lernen leichter mit einer Prothese zurechtzukommen. Als häufige Komplikation kann die Entstehung von Druckstellen genannt werden. Diese bilden sich durch das geringere Weichpolster und durch schlechtere Durchblutungsverhältnisse am Unterschenkelamputationsstumpf. Als Bekleidung für den Unterschenkelstumpf können wir einen Nylonstrumpf und einen Wollstrumpf nehmen. Der Nylonstrumpf kann als zweite Haut bezeichnet werden. Über den Nylonstrumpf wird der Wollstrumpf gezogen, an dessen Ende ein kräftiger Bindfaden angenäht wird. Dieser starke Bindfaden erleichtert das Herausziehen des Strumpfes durch das Loch am Kunstbein.

### Stumpf- und Prothesenpflege

**Prothesenpflege:** Auch das Kunstbein erfordert einige Pflege. Bei Oberschenkelköchern ist tägliches Auswaschen notwendig. Die Ansammlung von Feuchtigkeit im Trichter ist nicht zu vermeiden. Bei schlechter Prothesenpflege können Entzündungen am Stumpf begünstigt werden. Alle anderen Abänderungen an der Prothese, Schmieren der Gelenke oder Reparaturen, sind dem Fachmann zu überlassen. Aufgabe der Pflegeperson ist hier die Begleitung des Amputierten zum Arzt oder Orthopäden bei auftretenden Beschwerden.
**Stumpfpflege:** Nach dem Ablegen der Prothese soll der Stumpf mit kaltem Wasser abgewaschen werden. Anschließend an die Waschung die Haut gut frottieren. Diese Anwendung fördert die Abhärtung und begünstigt die Blut-

zirkulation. Neben Kaltwasseranwendungen, die jeden Morgen gemacht werden sollen, können ärztlich verordnete Mittel zum Einreiben des Stumpfes den Effekt noch verbessern. Bei Hautreizungen sind Stumpfpflegemittel auch im Fachhandel erhältlich.

**Wichtig**! Keine Fettcreme verwenden! Die Haut wird dadurch zu weich. Keinen Puder anwenden! Puder verstopft die Poren und begünstigt die Entwicklung von Ekzemen und Akne. Ebenso kann durch die Schweißabsonderung der Puder verklumpen, was ebenfalls zu Hautreizungen und Haarbalgentzündungen führen kann. Erfahrungsgemäß sind auch Dekubital-Salben nicht geeignet; durch diese wird die Haut oft trocken und spröde.

**Technik des Stumpfwickelns:** Das Stumpfwickeln kann erforderlich werden, wenn der Stumpf sich zum Ende hin verdickt hat und ein Anziehen der Prothese unmöglich macht. Erforderliche Bindenbreite: 10–15 cm für Ober- und Unterschenkelbandage, 6–8 cm für Armstümpfe.
Es werden elastische Binden verwendet.
**Anlegen des Verbandes**: Man beginnt mit einigen Touren über dem Stumpfende – ähnlich einem Kopfverband (s. Kap. 20.2.9). Diese ersten Bindetouren die etwa ein Drittel des Stumpfes umfassen sollen, müssen etwas fester angezogen werden. Achtung: nicht stauen! Nun wird die Binde zum oberen Ende des Stumpfes geführt und verbindet die freien zwei Drittel Teile des Stumpfes möglichst locker. Wichtig ist, daß tatsächlich der ganze Stumpf in den Verband mit einbezogen ist.
**Stumpflagerung:** Ist der ältere amputierte Mensch bettlägerig geworden, achten wir auf die zweckmäßige Stumpflage. Der Stumpf darf nicht durch ein Kissen o.ä. unterlegt und hochgelagert werden. Diese Lagerung würde beim Oberschenkelamputierten eine Beugekontraktur im Hüftgelenk begünstigen, bei Unterschenkelamputierten im Kniegelenk.
Wenn es der Zustand des Kranken wieder erlaubt, kann mit **Stumpfgymnastik** im Bett begonnen werden. Der Stumpf wird gebeugt und gestreckt und nach beiden Seiten bewegt.

**Steh- und Gehübungen Amputierter**
**Steh- und Gehübungen** sollen einem Amputierten nach längerer Bettlägerigkeit wieder zum Gehen verhelfen.
Gleichgewichtsübungen im Stand werden mit leicht auseinandergestellten Beinen durchgeführt. Nun soll der Amputierte seinen Oberkörper in leichten Bewegungen nach rechts, links, vorne und hinten verlagern. – Nach Möglichkeit soll auch das Abspreizen und Überkreuzen der Beine probiert werden. Die

Hüftbeugung ermöglicht das Anheben der Prothese, die Hüftstreckung dient zur Rückwärtsführung der Prothese. Ein- und Auswärtsdrehung der Prothese soll ebenfalls geübt werden.

**Belastungsübungen**: Der gesunde Fuß wird vorgesetzt und ebenso wieder zurückgesetzt. Während dieser Übung soll die Prothese allein die Belastung tragen.

Nunmehr lassen wir das Bein mit der Prothese vorschwingen und nach etwa 20 bis 30 cm auf den Boden aufsetzen. Der Knieanschlag muß dabei gleichzeitig mit dem Aufsetzen des Fußes erfolgen; der Knieanschlag darf nicht hart sein. Bei dem aufgesetzten Fuß muß der Druck auf die Ferse verlagert werden. Das Kniegelenk wird dadurch eingeknickt.

Die Hüftstreckbewegung zur Sicherung des Knies unter Verlagerung des Druckes erfordert Übung.

Wie bei den Stehübungen, muß auch bei Schrittübungen die Hüfte zur Kunstbeinseite hin verlagert und das Kunstbein belastet werden. Dabei wird die Muskulatur angespannt.

Der Stumpf wird nunmehr leicht angehoben und sofort wieder gestreckt. Das Kunstbein pendelt nun gebeugt und ohne den Boden zu berühren nach.

Mit dem gesunden Bein geht der Amputierte einen Schritt vor und wieder zurück zum Stand.

Erst nach einer mehr oder weniger geraumen Phase der Übung wird der Amputierte wieder gehen können.

### 5.1.3 Querschnittsgelähmte Patienten

#### Betreuung und Pflege Querschnittsgelähmter

Die Querschnittslähmung ist die Folge einer Schädigung des Rückenmarks. Je nach Höhe und Ausdehnung des Schadens können beide Beine und evtl. auch Teile des Rumpfes gelähmt sein. In diesen Fällen spricht man von einer Paraplegie. Liegt die Rückenmarksschädigung im Halsmarkbereich, sind beide Arme und Beine sowie der gesamte Rumpf gelähmt. Es handelt sich dann um Halsmarklähmung oder die sogenannte Tetraplegie.

#### Pflege der ableitenden Harnwege

Aufsteigende Entzündungen im Bereich der Harnwege gehören nach wie vor zu den ernstesten Komplikationen einer Querschnittslähmung.

Der Querschnittsgelähmte muß regelmäßig ausreichend Flüssigkeit (täglich zwei bis drei Liter) in Form von Kaffee, Tee, Mineralwasser, Säften oder

Suppen zu sich nehmen. Steinbildung und Infektion werden infolge einer guten Durchspülung der ableitenden Harnwege weitgehend verhütet. Der Harn muß regelmäßig auf seinen pH-Wert geprüft werden, er sollte immer leicht sauer sein. In Zeitabständen von ein bis zwei Monaten – im Zweifelsfall viel häufiger – wird der Hausarzt Urinuntersuchungen durchführen.

**Blasentraining**

Wenn auch die anfänglich gelähmte Blase ihre Entleerungsfunktion wieder aufgenommen hat, so ist dieses Organ nicht mehr dem eigenen Willen unterworfen. Die im Rückenmark verlaufenden Nervenbahnen sind unterbrochen. Der Querschnittsgelähmte spürt keinen Harndrang; die Entleerungen der Blase verlaufen automatisch. Jetzt setzt der Querschnittsgelähmte sein erlerntes Blasentraining ein. Durch Hautreize an bestimmten Körperzonen kann der reflektorische Entleerungsvorgang der Blase zu einem gewünschten Zeitpunkt erreicht werden.

**Durchführung:** Die Bauchwand wird oberhalb des Schambeines mit der Hand beklopft. Durch Bestreichen der Innenseite des Oberschenkels, des Darmes oder auch der äußeren Geschlechtsteile sind weitere Möglichkeiten gegeben. Vielen Querschnittsgelähmten gelingt es bereits durch Anwendung einer der genannten Möglichkeiten und durch einen zeitlich konsequent eingehaltenen Rhythmus eine vollkommene Blasenentleerung zu erreichen, so daß sie für zwei bis drei Stunden völlig kontinent sind.

Bei schlaffen Querschnittslähmungen funktioniert der Reflexmechanismus der Blase allerdings nicht; hier müssen die erhalten gebliebene Bauchmuskulatur und zusätzliches Anpressen der Hand zur Blasenentleerung verhelfen.

Kondom-Einmalurinale sind für männliche Patienten mit einer Querschnittslähmung konstruiert.

Für die weiblichen Patientinnen gibt es ein gutes Angebot an Schutzhosen und Wegwerfeinlagen (s. Kap. 4.3 Inkontinenz).

Dauerkatheter sollten bei Querschnittsgelähmten nur in Ausnahmefällen und nur über kurze Zeiträume angelegt werden.

**Darmpflege**

Die geregelte Stuhlentleerung ist ein zentrales Problem. Abends ein leichtes Abführmittel (Arzt befragen) gegeben, kann am nächsten Morgen durch zusätzliches Einführen eines milden Abführzäpfchens die Darmentleerung einleiten. Wenigstens jeden zweiten Tag muß der Querschnittsgelähmte eine richtige Stuhlentleerung haben.

Weitere Anregungen zur Darmentleerung sind: Ein Glas warmes Wasser auf nüchternen Magen, also noch vor dem Frühstück trinken. Die Darmentleerung nach dem Frühstück einleiten, da die Nahrungsaufnahme in den Magen normalerweise reflektorisch zu Kontraktionen der unteren Darmabschnitte führt und dadurch eine Darmentleerung ausgelöst wird.

**Wichtig!** Bei Halsmarkgelähmten kann eine überfüllte Blase ebenso wie eine hartnäckige Verstopfung reflektorisch vegetative Krisen auslösen. Der Querschnittsgelähmte kann dadurch Kopfschmerzen, Schweißausbrüche und Blutdruckerhöhung erleiden.

### Gehübungen

Bereits während der Behandlung im Rehabilitationszentrum werden Gehübungen mit dem Gelähmten erarbeitet, falls das Ausmaß der Rückenmarksschädigung dies möglich macht.
Die Gangarten sind: Zuschwunggang, Durchschwunggang und Vierpunktegang. Jüngere Patienten mit einer Querschnittslähmung können sich oftmals mit einem Stützapparat und Unterarmstützen geschickt und rasch fortbewegen. Paraplegiker erlernen z. T. (je nach Höhe der Läsion) mit Unterarmstützen den Vierpunktegang. Dieser bietet auch mehr Sicherheit.
Nachuntersuchungen zeigten jedoch, daß viele Querschnittsgelähmte zu Hause die Gehübungen einstellen, weil sie ihnen auf die Dauer zu anstrengend sind. Die täglichen Gehübungen sollten trotzdem unbedingt eingehalten werden.

### Stehübungen

Mindestens eine halbe Stunde pro Tag sollten Stehübungen durchgeführt werden, sie sind von großem therapeutischem Wert.
Schienen, Gehapparate, eine Sprossenwand, ein Barren oder ein Türreck werden dem Paraplegiker ärztlich verordnet.
Tetraplegiker benötigen für ihre Stehübungen ein »Stehbrett« und für die wichtige Stehübung selbst auch eine Hilfsperson.
Durch die regelmäßige Stehübungen-Belastung wird einer Entkalkung der Knochen entgegengewirkt. Auch auf die ableitenden Harnwege wirken diese Stehübungen entlastend. Harnstauungen und Steinbildung mit entzündlichen Komplikationen können dadurch eher vermieden werden. Spastik und Gelenkkontraktionen werden günstig beeinflußt, und ebenfalls als Kreislauftraining sind diese Stehübungen zu werten.

### Pflege der Gelenke

**Kontrakturen** sind die Folge von Schrumpfungen der Weichteile, Gelenkkapseln, Muskeln und Sehnen, die die Gelenke umgeben. Mangelnde Bewe-

gung und falsche Lagerung sowie die bei Querschnittsgelähmten vorhandene **Spastik** (Vermehrung des Muskeltonus) können zu Versteifungen und Fehlstellungen der Gelenke führen.
Täglich müssen die großen Gelenke vier- bis fünfmal behutsam und ohne jegliche Gewaltanwendung voll durchbewegt werden. Denn Spitzfußstellung, Versteifung der Hüften und Knie in Beugestellung erschweren dem Querschnittsgelähmten das tägliche Leben noch zusätzlich. Steh- und Gehübungen werden dadurch unmöglich. Beugekontrakturen der Zehen erschweren das Tragen von Schuhen.
Bei Tetraplegikern führen Beugekontrakturen der Ellenbogen und Handgelenke zur völligen Hilflosigkeit.
Die Spastik erfordert eine krankengymnastische Behandlung und läßt sich zusätzlich durch Medikamente beeinflussen.
**Pflegerische Maßnahmen gegen die Spastik**: Fachgerechte Lagerungen, Gelenkpflege, geregelte Entleerung der Blase und des Mastdarms, Dekubitalgeschwüre vermeiden oder zum Abheilen bringen. Besonders Tetraplegiker (Halsmarkgelähmte) benötigen infolge ihrer teils gelähmten Hände und Finger eine Anzahl von Alltagshilfen wie Besteckhalter, Halter für die Zahnbürste, Blattwendestäbchen, Schreibmaschinenhämmerchen usw. Diese Artikel sind im Fachhandel erhältlich. Für den Rollstuhl bekommt der Tetraplegiker Noppenräder und entsprechende Lederhandschuhe als Schutz.
An Hebegeräten steht heute eine gute und große Auswahl zur Verfügung. Behindertenverbände, Arbeitsgemeinschaften und Vereinigungen geben Rat und Hilfe (Anschriften im Tab. 5 auf S. 83).

### Dekubitus-Prophylaxe

Der Querschnittsgelähmte ist Zeit seines Lebens der Gefahr von Druckgeschwüren ausgesetzt. Sorgfältige Beobachtung und gewissenhafte Hautpflege helfen die Entstehung von Druckschäden zu vermeiden.
Temperatureinflüsse, beispielsweise eine zu heiße Wärmflasche, können zu Verbrennungen führen.
Bei großer Kälte sind Erfrierungen, besonders der Füße, möglich. Es ist darauf zu achten, daß die Füße mit dicken, warmen Socken geschützt und die Schuhe groß genug sind.
Zu Druckschädigungen kann es auch kommen, wenn harte Gegenstände wie Feuerzeug, Kugelschreiber, Pfeife usw. unbemerkt aus der Tasche gleiten und der Querschnittsgelähmte darauf sitzt oder liegt. Trotz der vorhandenen Gefühllosigkeit der gelähmten Körperteile kann es in manchen Fällen zu anhaltenden Schmerzen kommen. Paraplegiker klagen oft über schmerzhafte Emp-

findungen im Bereich der Gürtellinie. Tetraplegiker leiden unter brennenden Schmerzen in den Händen. Auch ischiasartige Beschwerden können den Gelähmten peinigen. Bei inkompletten Lähmungen klagen Patienten häufig über gesteigerte Berührungsschmerzen. Auch die Spastik macht vielen Gelähmten sehr zu schaffen.
Ärztliche Betreuung und medikamentöse Verordnungen sind hier unbedingt erforderlich.
Für den Rollstuhl sind Schaumstoffkissen (Sitzkissen), Sitzfell (Anti-Dekubitus-Fellauflage) unbedingt notwendig (s.a. Kap. 9.1 Dekubitus-Prophylaxe).
Paraplegiker müssen sich, wenn sie im Rollstuhl sitzen, alle zehn bis fünfzehn Minuten mit ihren Armen für etwa fünfzehn Sekunden auf den Lehnen des Rollstuhles abstützen und das Gesäß anheben, dadurch wird es vom Druck entlastet. Es kommt zur normalen Durchblutung der entsprechenden Hautgebiete.
Der Tetraplegiker kann sich nicht selbst abstützen. Es muß ihm eine Pflegeperson helfen.
**Durchführung durch eine Pflegeperson**: In regelmäßigen Abständen von etwa einer halben Stunde wird der Patient im Rollstuhl so weit hochgehoben, daß das Gesäß frei wird. Die Hilfsperson stellt sich dazu hinter den Rollstuhl und greift dem Patienten zum Hochheben unter beide Arme.
Das Bett des Querschnittsgelähmten soll mit einer 10 cm hohen durchgehenden Schaumstoffmatratze ausgestattet sein.
(Weitere Möglichkeiten der Dekubitus-Prophylaxe s. Kap. 9.1).

**Lagerungen**

**Lagewechsel**: Der Lagewechsel sollte bei Bettlägerigen alle vier bis sechs Stunden durchgeführt werden. Ganz besonders zu beachten ist, daß vorspringende Knochenpartien gepolstert oder so unterlegt werden, daß die gefährdeten Stellen stets druckfrei liegen.
**Rückenlage**: Hier können je nach Lähmung das Kreuzbein, die Fersen, die Schulterblätter und Ellenbogen gefährdete Stellen sein.
**Seitenlage**: Hier muß vor allem auf den großen Rollhügel am Oberschenkel und Beckenkamm geachtet werden. Gefährdet sind auch die Innenseiten der Kniegelenke sowie die Fußknöchel.
**Bauchlage**: Die Bauchlage erfordert eine Unterpolsterung der vorderen Darmbeinstachel und die Entlastung der Schienbeinkanten.

Querschnittsgelähmt zu sein ist ein schweres Schicksal. Die normalen täglichen Verrichtungen wie beispielsweise das Waschen und Anziehen sind für den Patienten schon Schwerarbeit. Ist der Querschnittsgelähmte noch voll berufstätig, hat er ein gutes Stück Mehrarbeit zu leisten als ein Gesunder. Dies sollten alle Nichtbehinderten verständnisvoll anerkennen.

Tab. 5: Anschriften von Behinderten-Verbänden, Arbeitsgemeinschaften und Vereinigungen

**VdK** Verband der Kriegs- und Wehrdienstopfer, Behinderten und Sozialrentner Deutschlands e. V.
Hauptgeschäftsstelle: Wurzerstr. 2 – 4, 5300 Bonn-Bad Godesberg
Fachzeitschrift: VdK-Mitteilungen, Zeitschrift für Sozialpolitik, monatl. für Mitarbeiter;
2 Verbandszeitschriften: »Die Fackel«, »Wille und Weg«

**Reichsbund der Kriegsopfer, Behinderten, Sozialrentner und Hinterbliebenen e. V.**
Bundesvorstand: Beethovenstr. 56 – 58 Reichsbundhaus
5300 Bonn-Bad Godesberg
Fachzeitschrift für Mitarbeiter: »Die Praxis«, sozialpolitische Monatsschrift

**Sozialhilfe – Selbsthilfe Körperbehinderter e. V.**
7109 Krautheim/Jagst
Zeitschrift: »Leben und Weg – Der Körperbehinderte«

**Bundesverband für spastisch Gelähmte und andere Körperbehinderte e. V.**
Geschäftsstelle: Kölner Landstr. 375, 4000 Düsseldorf 1
Zeitschrift: »Das Band«

**Bundesarbeitsgemeinschaft des Clubs der Behinderten und ihrer Freunde e. V. (BAGCBF)**
Im Münchfeld 27, 6500 Mainz 1, Postfach 15 21
CBF-Club der Behinderten und ihrer Freunde;
Zeitschrift: »CBF-Magazin«

**Bundesarbeitsgemeinschaft »Hilfe für Behinderte e. V.«**
Kirchfeldstr. 149, 4000 Düsseldorf

**Deutsche Vereinigung für die Rehabilitation Behinderter e. V.**
Geschäftsstelle: Friedrich-Ebert-Anlage 9, 6900 Heidelberg 1
Zeitschrift: »Rehabilitation«, Georg Thieme Verlag, Stuttgart, vierteljährlich
**Arbeitsausschuß »Querschnittlähmungen«**
der Deutschen Vereinigung für die Rehabilitation Behinderter e. V., Heidelberg

**Bundesarbeitsgemeinschaft für Rehabilitation (BAR)**
Eysseneckstr. 55, 6000 Frankfurt/Main 1

## 5.2 Hörbehinderte Patienten

### 5.2.1 Allgemeines

In der Bundesrepublik leben ca. 3,5 Millionen Hörbehinderte. Der alte Mensch merkt anfangs oft nicht, daß sein Gehör nachläßt. Meistens macht ihn erst seine Umgebung darauf aufmerksam. Mit 20 Jahren hat der Mensch sein bestes Hörvermögen; dann kann es langsam nachlassen, und im fortgeschrittenen Alter spricht man dann von einer Altersschwerhörigkeit. Die Betreuung und Pflege alter Menschen mit einem schlechten Hörvermögen erfordert Takt und Verständnis für deren Lage.
Hörschäden führen nicht nur zu Unsicherheiten im Umgang mit anderen Menschen, zu Gefahren im Straßenverkehr und zu Hilflosigkeit in allen Situationen, in denen man auf akustische Informationen und Orientierungshilfen angewiesen ist, sie können auch die Persönlichkeit des Betroffenen verändern. Viele alte Menschen werden aufgrund ihrer Schwerhörigkeit kontaktscheu, mißtrauisch, evtl. auch überempfindlich und reizbar. Sie brauchen daher Menschen, denen sie vertrauen können und die gewissermaßen als »Dolmetscher« zwischen ihnen und der weiteren Umwelt fungieren, vor allem dann, wenn sie sich in Gruppen aufhalten. Einen einzelnen Menschen, der ihn anspricht, kann er – unbeirrt von Nebengeräuschen – leichter verstehen, als einem Gespräch von mehreren Menschen oder einem weit entfernten bzw. nicht sichtbaren Sprecher folgen. Eine Hilfe ist es ihm auch, wenn der Sprechende ihm das Gesicht zuwendet, nicht nur, weil er dann evtl. vom Mund ablesen kann (was bei schlechtem Allgemeinzustand nicht immer ohne weiteres gelingt), sondern auch, weil Blick und Gesichtsausdruck das Verstehen unterstützen können.

- Schreien Sie einen Schwerhörigen nicht an, denn er kann sie nicht verstehen, sondern hört nur einen hallenden Laut, wie wir ihn von Räumen mit schlechter Akustik kennen.
- Gehen Sie nahe an sein Ohr und versuchen Sie, in ganz normaler Lautstärke in sein Ohr zu sprechen. Sprechen sie langsam und deutlich. Nehmen Sie manchmal auch Bleistift und Papier zu Hilfe.
- Versuchen Sie immer wieder, mit ihm Kontakt aufzunehmen und sich mit einfachen Sätzen mit ihm zu unterhalten.
- Raten Sie älteren Menschen dazu, möglichst frühzeitig einen Facharzt aufzusuchen. Nur der Hals-Nasen-Ohrenarzt kann feststellen, welche Ursachen für die Hörbehinderung vorliegen.

Der Facharzt wird auch die Überweisung an ein Fachinstitut für Hörberatung veranlassen. Bei rechtzeitiger Versorgung mit einem **Hörgerät** kann auch der ältere Mensch einen guten Hörerfolg erzielen. Wer lange Jahre nichts unternimmt, muß mit einem Mißerfolg rechnen, da das Gehirn auch verlernt, das Gehörte umzusetzen.

### 5.2.2 Hörgerät

Die vier gebräuchlichsten Formen sollen hier genannt werden:
- das Hinter-dem-Ohr-Gerät
- die Hörbrille
- das Gerät im Ohr
- das Taschengerät

Allerdings haben viele alte Menschen zunächst eine starke Abwehr gegen Hörgeräte.
- Sie wollen nicht als Hörbehinderte auffallen und schämen sich, ein Hörgerät zu tragen, obwohl man dieses heutzutage kaum mehr sieht.
- Sie scheuen die Belastungen der Eingewöhnungszeit, da das Gerät alle ankommenden Laute verstärkt und der Mensch aus der Menge akustischer Reize nicht mehr das »heraushören« kann, worauf seine Aufmerksamkeit gerichtet ist. Zudem braucht es (vergleichbar dem Anpassen einer Zahnprothese) viel Geduld, bis das Gerät wirklich paßt und die richtige Einstellung gefunden ist.
- Weil sie diese Ängste vielleicht nicht zugeben wollen, argumentieren manche auch damit, daß die Anschaffung und der Betrieb des Gerätes (Batterie) zu teuer seien.

**Zur Finanzierungsfrage** sei gesagt: Jeder alte Mensch erhält über die Krankenkasse oder durch das Bundessozialhilfegesetz sein Hörgerät voll bezahlt.
**Pflegeanleitung**: Das Hörgerät soll nicht auf den Boden fallen; es ist stoßempfindlich. Das Ohrpaßstück muß von Zeit zu Zeit gereinigt werden. Nur die dafür erhältlichen Reinigungsmittel (Fachinstitut) sollen verwendet werden. Die Batterien müssen auslaufgeschützt sein. Bei längerer Nichtbenützung des Hörapparates wird die Batterie aus dem Gerät entfernt.
Das Hörgerät soll vor Feuchtigkeit und zu starker Sonneneinwirkung geschützt werden.

Bei allen auftretenden Unklarheiten nicht am Gerät herumbasteln, sondern dieses in das Fachgeschäft bringen.
**Gewöhnung an das Gehörgerät**: Aus den schon erwähnten Gründen gewöhnen sich manche Patienten nur schwer daran, ein Hörgerät zu tragen. Helfen Sie als Pflegeperson mit, denn »aller Anfang ist schwer«. Je länger die Hörbehinderung schon bestand, um so größer kann die Umgewöhnung an das neue Hören sein.
Wenn Sie als Betreuungsperson Pieps- und Pfeifgeräusche wahrnehmen, so bedeutet das, daß das Ohrpaßstück nicht mehr richtig sitzt; es muß dann unbedingt vom Fachinstitut am Patienten neu eingepaßt werden.
In der ersten Zeit nach Erhalt des Hörapparates sollten die Gespräche und Unterhaltungen nicht zu lange ausgedehnt werden. Bei Ermüdung oder Kopfschmerz wird eine Pause eingelegt. Anfangs das Gerät auch nicht zu laut einstellen! Ersatzbatterien sollten immer im Hause sein. Es gibt auch Ladegeräte.

### 5.2.3 Betreuung gehörloser Patienten

Nur etwa 15 % der Gehörlosen haben ihre Taubheit ererbt. In allen anderen Fällen ist sie erworben, d. h., sie gilt als Folge von Schäden vor der Geburt (z. B. Röteln-Erkrankung der Mutter), während der Geburt (z. B. Sauerstoffmangel) oder als Folge von Schäden im frühen Kindesalter (z. B. Hirnhautentzündung).
Die Taubheit oder Gehörlosigkeit ist ein Schicksal, das in seiner Tragweite von vielen Mitmenschen nicht erkannt wird. Die Gehörlosen leiden oft unter Vereinsamung. Hier können Sie helfen, es nicht dazu kommen zu lassen.

**Hinweise für den Umgang mit Gehörlosen**
Der Gehörlose hört zwar nicht, hat aber gelernt, das Gesagte vom Mund abzulesen. **Sprechen Sie langsam, in einfachen Sätzen in normaler Lautstärke** und ohne Verzerrung des Mundbildes (Beispiel: nicht: »Wir wollen mal sehen, ob Ihnen das Kleid nun wohl noch paßt«, sondern »Wir wollen sehen, ob das Kleid paßt«).
Der Gehörlose nimmt das Umweltgeschehen über das Auge auf. Er liest Erklärungen, Anweisungen und Fragen vom **Mundbild** ab. Stellen Sie sich immer so, daß das Licht auf Ihren Mund fällt. Der Abstand zwischen Ihnen und dem Gehörlosen soll etwa 1 m betragen.
Wenn der Gehörlose Sie nicht verstehen kann, **schreiben Sie** das Notwendige

in einfachen kleinen Sätzen auf, denn er hat lesen und schreiben gelernt. Der Gehörlose kann nicht gleichzeitig etwas ansehen und dazu die Erklärung vom Mund ablesen. Warten Sie also ab, bis er sich wieder Ihrem Gesicht zuwendet, um die Informationen ablesen zu können. Die Sprache des Gehörlosen klingt monoton und manchmal schlecht verständlich. Dies und die Spracharmut dürfen nicht als Intelligenzmangel gewertet werden. Der Gehörlose hat sprechen gelernt, kann sich selbst aber nicht hören und seine Aussprache kontrollieren. Wollen Sie zu ihm sprechen, legen Sie ihm leicht die Hand auf den Arm oder auf die Schultern, und er wird Ihnen ein erwartungsvolles Gesicht zuwenden.
Manche Gehörlose tragen ein Hörgerät. Hieraus darf nicht gefolgert werden, daß sie nun in der Lage sind, die Sprache der Mitmenschen über das Ohr aufzunehmen. Mit dem Hörgerät können sie lediglich Umweltgeräusche begrenzt hören. Halten Sie sich daher auch bei diesen Gehörlosen an die obigen Anweisungen.
Der **Bundestag des deutschen Gehörlosenbundes** faßte im Jahre 1973 in Hanau folgende Resolution:
»In der Erkenntnis, daß der Gehörlose nicht nur für ein Leben unter den Hörenden, sondern auch für das Leben in seiner Schicksalsgemeinschaft vorbereitet werden muß, fordert der Bundestag die Einführung der Gebärde zur Unterstützung des Lautspracheunterrichts an den Gehörlosenschulen«.
Es folgen dann 50 aktuelle Stellungnahmen zu diesem Thema. – Einige der nachstehend aufgeführten Aussagen sollen den in der Altenpflege Tätigen zum besseren Einfühlungsvermögen im Umgang mit Hörgeschädigten verhelfen.

### Aussagen Gehörloser

- »Die gewaltsame Unterdrückung und Ächtung der Gebärde kommt einer Vergewaltigung der Seele des Gehörlosen gleich. – Gehörlose werden durch Wegnahme der Gebärde nicht hörend, sowenig Blinde durch Wegnahme des Blindenstockes sehend werden«.
- »Die Gebärde integriert Gehörlose und Hörende zu Partnern. In dieser Partnerschaft ergänzen sich Lautsprache und Gebärde zur lebendigen Einheit und erweisen sich letztlich als Schlüssel zu unserem Partner und Freund.«
- »Den Gehörlosen akzeptieren, heißt: ihn als Gehörlosen akzeptieren! Gebärdensprache ist auch eine Sprache, und nicht die schlechteste! Ein Blinder sieht mit den Fingern; warum soll ein Gehörloser nicht mit den Fingern sprechen dürfen?«

- »Die Gebärde ist in der Seelsorge und Beratung gehörloser Menschen unerläßlich. Sie schließt ihn auf, weil sich hier Gehörloser und Hörender auf gleicher Ebene begegnen.«

Der Betreuer oder die Betreuerin in der Altenpflege muß anfangs Geduld haben, denn durch unsere Geduld können wir einen gehörlosen Mitmenschen glücklich machen.

### 5.2.4 Zeichensprache für Gehörlose

Bei der Verständigung mit »Hörenden« bleibt den Gehörlosen nur das Lippenlesen, obwohl dies zu Mißverständnissen auf beiden Seiten führen kann. Untereinander gebrauchen sie lieber Zeichen, mit denen sie sich leichter, sicherer und entspannter verständigen können. Jede **Gebärde** (= Zeichen) steht für ein Wort oder für einen Begriff und wird erst zusammen mit Mundbild und »Körpersprache« verständlich.
Mit der **Gebärde** allein kann man allerdings nicht zeigen, wie ein Wort geschrieben wird; z.B. für Namen gibt es die **Fingersprache** (Abb. 8). Versuchen Sie gleich einmal, Ihren Namen zu buchstabieren!

**Nähere Informationen:**
- Deutsche Gesellschaft für Hör- und Sprachgeschädigte e. V., Fellnerstr. 12, 6000 Frankfurt am Main
- Deutsche Gesellschaft zur Förderung der Hör- und Sprachgeschädigten e. V. – Geschäftsstelle: Bernadottestr. 126, 2000 Hamburg 52, Tel. 8 80 68 41.
- Vereinigung der Eltern hör- und sprachgeschädigter Kinder und Jugendlicher in Bayern e. V., Veit-Stoßstr. 14, 8000 München 21. Tel. 0 89/5 80 47 78.
- Verein und Freunde der Gehörlosen Hildesheim e. V., Annenstr. 34, 3200 Hildesheim

## 5.3 Blinde Patienten

### 5.3.1 Allgemeiner Umgang mit Blinden

Die erste Begegnung mit dem Blinden sollte selbstverständlich, ungezwungen und ganz natürlich sein. Sprechen Sie den Menschen nicht auf seine Blindheit an, sondern beginnen Sie ganz zwanglos, sich nach seinem Befinden zu erkundigen. Benützen Sie nie den Vergleich: »Wir Sehende«, vermeiden Sie, falls Ihnen ein Gegenstand oder sonst etwas in seiner Wohnung oder Umgebung gefällt, den Ausspruch »Schade, daß Sie das nicht sehen können!«. Wenn

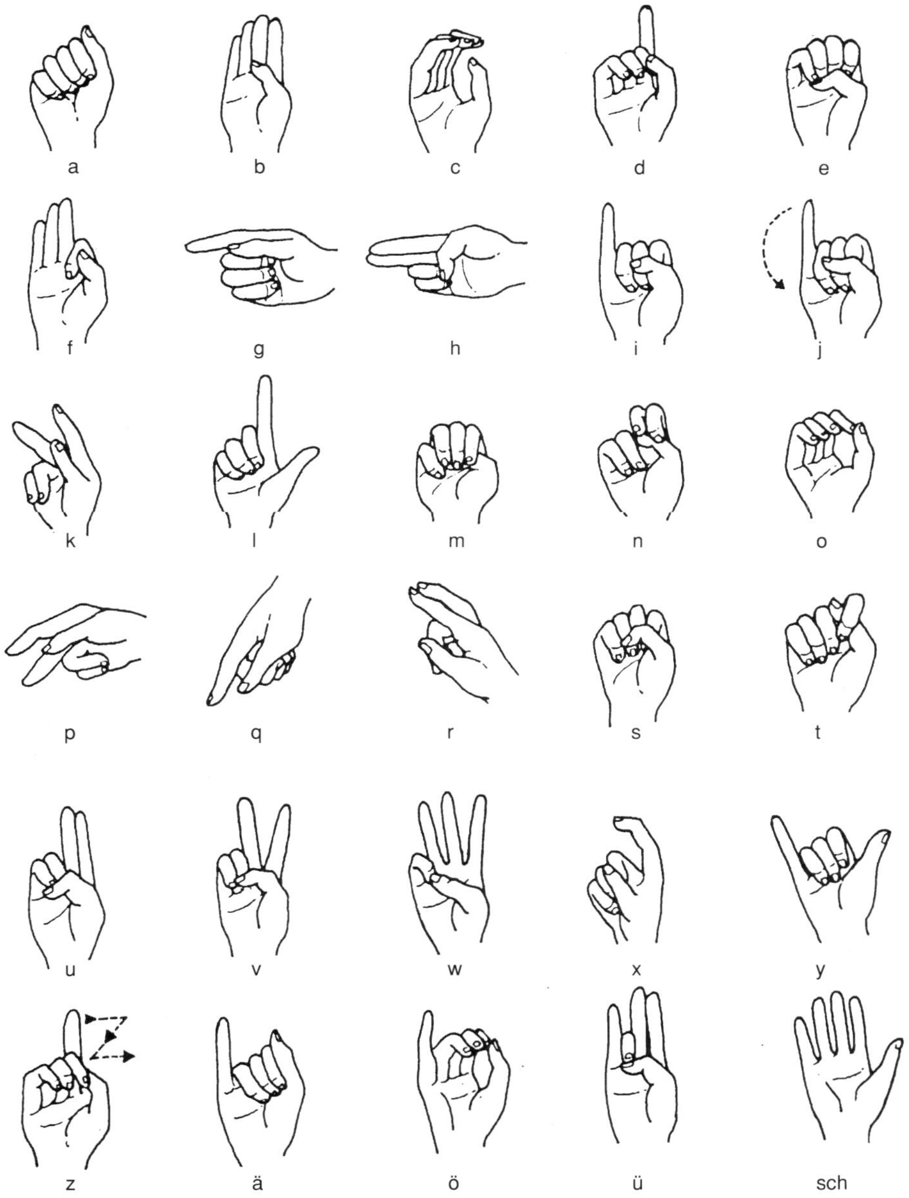


Abb. 8 Internationales Fingeralphabet.

Sie in seiner Nähe sind und eine Tätigkeit oder Arbeit ausführen, sprechen Sie ganz einfach mit ihm darüber so, daß er auch weiß, was Sie tun.
Bei bettlägerigen Blinden ist besonders darauf zu achten, daß man mit freundlichen Worten erklärt, wenn das Bett gerichtet werden soll oder andere Dinge zu tun nötig sind. Auf keinen Fall den Blinden plötzlich nur anfassen!
Zum besonderen Takt gehört auch, falls dritte sehende Personen hinzukommen, sich nicht durch Zeichen oder verstehende Blicke mit ihnen aus falschem Mitleid zu verständigen. Der Blinde hat dafür ein feines Gespür und fühlt sich durch dieses Verhalten übergangen oder sogar hintergangen. Peinlich ist es dem Sehgeschädigten auch, wenn ein Mitmensch zur Begleitperson sagt: »Seit wann ist er denn blind?« – der Blinde kann ja selbst reden.
Im Wohnbereich des Sehgeschädigten muß die Pflegeperson besonders auf die Gewohnheiten ihres Pflegebefohlenen achten. Gegenstände müssen dort liegen, wo der Blinde sie gewöhnlich zu finden glaubt. Die Türen müssen entweder geschlossen sein oder ganz offenstehen. Eine halbgeöffnete Tür kann zu schweren Verletzungen führen. Ebenso gefährlich können für den Blinden auf dem Boden liegende Gegenstände werden, gleichfalls mitten im Weg stehende Stühle. Tische sollen nicht unnötigerweise mit Dingen belegt werden. Zerbrechliche Gegenstände sind aus einem für den Blinden ungünstigen Bereich ebenfalls zu entfernen. Der Blinde muß aber darüber informiert werden, damit er nichts vermißt.
**Spät erblindete alte Menschen** glauben oft, sie könnten nun gar nichts mehr alleine tun und fühlen sich dabei vollkommen abhängig von ihrer Umgebung. Versuchen Sie demgegenüber die **Selbständigkeit** des Blinden zu fördern, wo immer es möglich ist.
Eine Voraussetzung dafür ist die schon erwähnte genaue Einhaltung der gewohnten Ordnung, eine zweite liegt im Anbringen hör- oder tastbarer Orientierungshilfen (z. B. eine Quaste an seiner Zimmertür gibt ihm die Gewißheit, wirklich sein eigenes Zimmer zu betreten, oder ein Merkzeichen an einer bestimmten Stelle seiner Kleidungsstücke ermöglicht ihm zu fühlen, ob er sie richtig herum anzieht). Die Orientierung kann natürlich auch durch Erklärungen unterstützt werden, z. B. beim **Essen und Trinken** wird der Blinde darüber informiert, was ihn erwartet und wo es steht. Dann kann er selbständig essen und trinken. Führen Sie dem Blinden die Hand an den Tisch zum Besteck und Teller und lassen Sie ihn mit ihrer Unterstützung auch die Stelle, an der das Glas mit dem Getränk steht, ertasten. Machen Sie auch Angaben darüber, was alles auf dem Teller liegt. In vielen Fällen ist es angezeigt, das Fleisch vorzuschneiden.
Wenn Sie mit dem Blinden **spazierengehen**, beschreiben Sie ihm nicht nur die

Beschaffenheit des Weges und mögliche Gefahren (z. B. Stufen, Randsteine), sondern malen Sie ihm mit ihren Worten ein Bild von all dem, was auf dem Spaziergang zu sehen ist. Die ihm verbliebenen Sinne können die Schilderung oft noch unterstützen (Horchen auf den Gesang der Vögel, Riechen an einer Blume, Ertasten schwellender Knospen usw.). Er will ja nicht in einem dunklen Tunnel spazierengehen und soll auch nicht plötzlich überrascht werden, wenn ihn ein Hund anbellt oder ein Bekannter begrüßt. Ähnlich sollte auch jede andere Tätigkeit mit Worten begleitet und dadurch anschaulich gemacht werden.

Der Blinde braucht wie jeder andere Mensch **eine Beschäftigung und eine Aufgabe**. Da er – vor allem als im Alter Erblindeter – sehr viel Hilfe in Anspruch nehmen muß, ist es wichtig, auch von ihm kleine Dienste zu erbitten, die sein Selbstwertgefühl stabilisieren können. So könnte ein Blinder z. B. täglich die Nachrichten hören, um den Pflegenden oder Mitbewohnern dann das Wichtigste mitzuteilen. Alle Tätigkeiten, die mit den Ohren, den Händen, mit Sprechen und Nachdenken, evtl. auch mit kleinen Gängen verbunden sind, können geeignet sein. Manchmal gelingen noch kleine Handarbeiten wie Knüpfen, Flechten, Stricken glatter Stücke usw., die Bedienung eines Kassettenrekorders zum »Briefe«-Sprechen und -Hören; vielfach können Blinde noch musizieren, oder sie hören gerne Musik; Rätsel, Knobelaufgaben und Gebet regen auch den Geist des Blinden an, und Gespräche erhalten ihn interessiert für seine Umgebung.

Aus der Hörbibliothek für Blinde kann man kostenlos **auf Band gesprochene Bücher und Hörspiele** anfordern. Bücher in Blindenschrift zu lesen wird dem Blinden, der bei seiner Erblindung das siebzigste Lebensjahr schon überschritten hat, selten gelingen, da der Tastsinn die feinen Unterschiede der Punktschrift meistens nicht mehr deutlich genug erfaßt. Immerhin kann ein Versuch nicht schaden, wenigstens kurze Nachrichten in **Blindenschrift** ertasten zu lernen.

### 5.3.2 Grundform der Blindenschrift

Die Blindenschrift ist aus einem mit den Fingerspitzen zu tastenden Punktsystem zusammengesetzt.

Grundform: sechs Punkte in einer Doppelbreite (s. Abb. 9).

Eine Tabelle ist z. B. über den »Verein zur Förderung der Blindenbildung e. V., Hannover-Kirchrode« – Zentrale für die Beschaffung von Lehr- und Lernmittel für den Blindenunterricht (gegr. 1876) zu beschaffen.

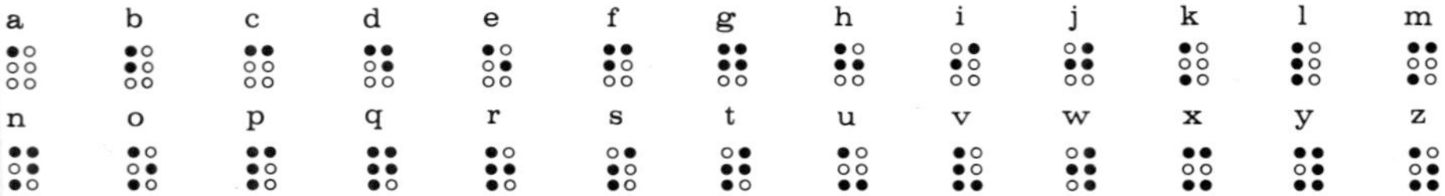


Abb. 9 Muster der Blindenpunktschrift (Braille-System). Die im Muster ausgefüllten Punkte sind in der Blindenschrift selbst erhaben und damit tastbar. (Das Muster wurde vom Deutschen Blindenverband e.V., Bismarckallee 30, 5300 Bonn 2, zur Verfügung gestellt).

**Anregungen für die Altenpflege**

Um auch den erst in höherem Alter Erblindeten mit dem Punktsystem für das Alphabet vertraut zu machen, können am Anfang kleine gleichgroße Knöpfe oder auch kleine gleichgroße Holzplättchen den Blindenbuchstaben entsprechend gelegt werden. Am besten klebt man die Knöpfe oder Holzplättchen auf eine feste Unterlage, damit beim Greifen bzw. Tasten nichts verrutschen kann. Hat nun der Erblindete das Punktsystem erfaßt, kann jetzt die Blindenschrifttabelle in Originalgröße mit einbezogen werden. Wichtig ist, daß der alte Mensch dabei nicht überfordert wird, sonst verliert er schnell die Lust und wird mutlos.

Sie können nun mit leichten kurzen Wörtern in der Blindenschrift beginnen. Für Blinde, die sich auch selbst mit dem Erlernen der Blindenschrift beschäftigen wollen, ist die Beschaffung einer Tabelle mit plastischen, also erhabenen Druckbuchstaben günstig. Diese Tabelle wird neben die Blindenschriftzeichen geklebt (s. Abb. 9), damit der blinde Lernende die Gelegenheit zum Vergleichen und Kontrollieren hat.

Wenn es Ihnen gelungen ist, einem alten erblindeten Menschen zu helfen, mit seinem harten Los ein wenig besser fertig zu werden (weil er sich wenigstens mit den Buchstaben beschäftigt), hat sich der Versuch bereits gelohnt.

### 5.3.3 Spezielle Probleme blinder alter Menschen

Auch charakterlich kann der blinde alte Mensch verändert sein. Die Orientierungsprobleme erhöhen seine Anfälligkeit für Angst und damit die Bereitschaft für die verschiedenen Formen der Abwehr (vgl. Kap. 3). Häufig erscheint er auch als mißtrauisch und fühlt sich leicht hintergangen. Dem läßt sich abhelfen, wenn die Pflegenden ihn in alles einbeziehen, was in seiner Umgebung abläuft, ihm alles beschreiben, was er hört und spürt, und z. B. auch bereit sind zu akzeptieren, daß er sich einen Brief von verschiedenen Personen mehrmals vorlesen läßt, nicht nur als Kontrolle, sondern auch, um sich mit dem Inhalt intensiver auseinandersetzen zu können. Eine vertrauensvolle Atmosphäre, die solche Wünsche für selbstverständlich nimmt, kann am ehesten dazu beitragen, daß die Unsicherheit sich nicht steigert und die Abwehr gegen die Krankheit sich allmählich legt. Wegen der erhöhten Angstbereitschaft braucht der schwerkranke und sterbende Blinde noch mehr als der Sehende die helfende Nähe eines vertrauten Menschen, dessen Anwesenheit er auch spüren soll (Hautkontakt wichtig!). Wie der Verwirrte ist er zudem besonders sensibel für Stimmungen, Gefühle und Gedanken und nimmt nonverbale Signale (z. B. aus dem Tonfall der Stimme, dem Gang oder Zugriff des Helfers) besonders deutlich wahr. Somit sind manche abwehrende Reaktionen von Blinden als ein Hinweis dafür zu werten, daß die Signale der Umwelt als Angriff oder Anklage, Abwertung oder Nichtbeachtung verstanden wurden und einer Korrektur bedürfen.

## 5.4 Taubblinde Patienten

Noch schwieriger ist die Lebensbewältigung für den Taubblinden, dem die optischen und die akustischen Wahrnehmungsreize entgehen, wenn sie ihm nicht ein Helfer »übersetzt«. Dazu gibt es das Tastalphabet für Taubblinde nach Hieronymus Lorm (herausgegeben vom Deutschen Blindenverband; Abb. 10). Bitte beachten Sie: Am besten bespricht man die Innenseite der rechten Hand des Taubblinden, die er etwas gespreizt hält. Ein Abstrich, ob kurz oder lang, läuft immer in der Richtung »Fingerspitze zur Handwurzel«, ein Aufstrich »von der Handwurzel zur Fingerspitze«. Als Wortschlußzeichen gibt man einen leichten Schlag auf die besprochene Hand.
Für Anfänger: Der Taubblinde besitzt auch einen Handschuh mit dem Tastalphabet. Dieser erleichtert anfangs das Schreiben der Wörter in die Hand. Es ist jedoch unerläßlich, durch fleißiges Üben das »Lormen«, wie die Taubblinden ihre einzige Verbindung zur Außenwelt nennen, fließend zu erlernen.

**Betreuung Taubblinder**
Der Taubblinde kann in den meisten Fällen (nämlich, wenn er erst in späteren Jahren taubblind wurde) ganz normal sprechen. Damit er diese Fähigkeit nicht einbüßt, darf man ihn nicht in der Tastsprache antworten lassen. Er soll normal mit seinen Worten Ihre Tastbuchstabensprache beantworten.
Bei der Betreuung sucht man immer wieder Kontakt zu den Taubblinden durch

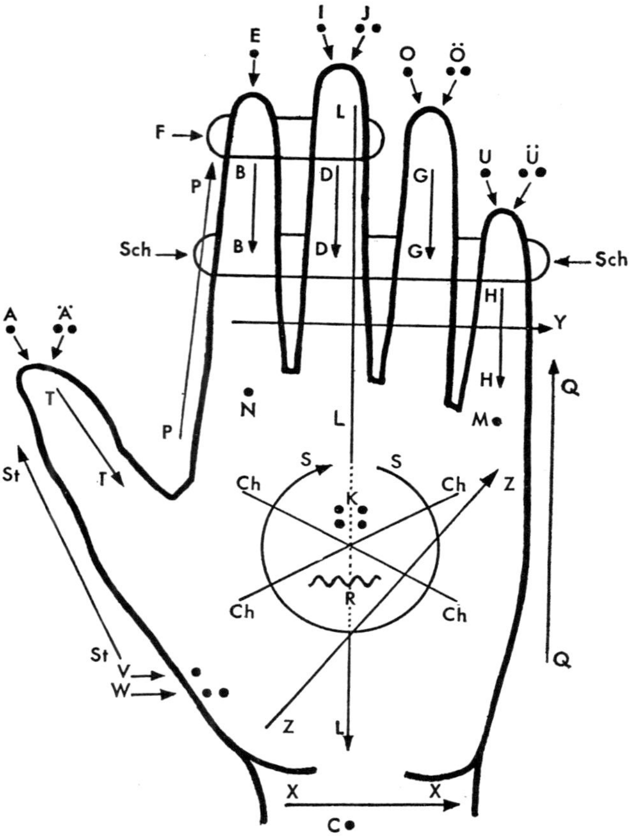


Abb. 10 Tastalphabet für Taubblinde.

A = Punkt auf die Daumenspitze
E = Punkt auf die Zeigefingerspitze
I = Punkt auf die Mittelfingerspitze
O = Punkt auf die Ringfingerspitze
U = Punkt auf die Kleinfingerspitze

Ä = zwei Punkte auf die Daumenspitze
Ö = zwei Punkte auf die Ringfingerspitze
Ü = zwei Punkte auf die Kleinfingerspitze
= zwei Punkte auf die Mittelfingerspitze

B = kurzer Abstrich auf der Mitte des Zeigefingers
D = das gleiche am Mittelfinger
G = das gleiche am Ringfinger
H = das gleiche am Kleinfinger
T = das gleiche am Daumen
F = leichtes Zusammendrücken der Spitzen von Zeige- und Mittelfinger
P = langer Aufstrich an der Außenseite des Zeigefingers
K = Punkt mit vier Fingerspitzen auf den Handteller

L = langer Abstrich von den Fingerspitzen zum Handgelenk
M = Punkt auf die Kleinfingerwurzel
N = Punkt auf die Zeigefingerwurzel
R = leichtes Trommeln der Finger auf den Handteller
S = Kreis auf den Handteller
Z = Schrägstrich vom Daumenballen zur Kleinfingerwurzel
V = Punkt auf den Daumenballen, etwas von außen
W = zwei Punkte auf den Daumenballen, etwas von außen
CH = schräges Kreuz auf den Handteller
SCH = leichtes Umfassen der vier langen Finger
ST = langer Aufstrich an der Außenseite des Daumens

C = Punkt auf das Handgelenk
X = Querstrich über das Handgelenk
Q = langer Aufstrich am Außenrand der Hand (Kleinfingerseite)
Y = Querstrich über die Finger in der Mitte

Berührung, z. B. durch liebevolles An-der-Hand-nehmen. Der Taubblinde ist für jedes mitgeteilte Wort von Herzen dankbar. Überwinden Sie die Scheu und lernen Sie gleich in der Praxis das »Lormen«.

**Der Taubblinde findet Rat und Hilfe** beim Deutschen Blindenverband und seinen Mitgliederorganisationen: Deutscher Blindenverband, 5300 Bonn-Bad Godesberg, Bismarckstr. 30, Tel. 6 20 58.

## 5.5 Sprachbehinderte Patienten

Die Sprache gehört wesentlich zum Menschsein. Daher wird eine Behinderung im sprachlichen Bereich als sehr belastend empfunden. Sie erschwert nicht nur den Kontakt mit anderen Menschen, sondern beeinträchtigt auch das Selbstwertgefühl des Betroffenen.
Deshalb ist es notwendig, einem Sprachbehinderten besondere Zuwendung zukommen zu lassen.
Wir müssen zunächst unterscheiden zwischen Sprechstörungen und Sprachstörungen.

### Sprechstörungen

Unter Sprechstörungen (**Dysarthrien**) werden Störungen in der Artikulation also in der Aussprache bestimmter Laute oder im Sprachrhythmus verstanden die auf eine Störung der Funktion der Sprechwerkzeuge oder deren Gebrauch zurückzuführen sind. Somit bewirkt bereits das Fehlen der vorderen Zähne eine »Sprechstörung«, die den Sprechenden unsicher und seine Sprache schwer verständlich machen kann. Veränderungen im Bereich der Lippen, der Wangen, des Gaumens, der Zunge, aber auch im Nasen- oder Rachenraum, wären als mögliche Ursachen für Sprechstörungen zu nennen, aber auch Erkrankungen im Bereich des Kehlkopfes, der Stimmbänder und der Luftröhre oder der Parkinsonismus. So ist z. B. das Stottern eine Störung, bei der der Luftstrom durch Verkrampfungen nicht mit der Stimmgebung koordiniert werden kann. Die Ursache ist oft eine emotionale Verkrampfung, die beim Singen aufgehoben ist.
Da bereits solche Sprechstörungen die Lebensqualität des Menschen stark einschränken können, ist es notwendig, sie so bald als möglich zu behandeln. Bei Erkrankungen im Bereich der Sprechwerkzeuge sollten daher der Hals-Nasen-Ohrenarzt bzw. der Zahnarzt aufgesucht werden; die Sprechstörungen selbst behandelt der Logopäde. Selbst Trachealkanülenträger (s. auch Kap. 4.15.3) können mit Hilfe einer logopädischen Behandlung eine Art »Bauch-

rednersprache« erlernen. Auch hochbetagte Menschen haben ein Recht darauf, entsprechende Behandlungen und Hilfsmittel (wie z. B. Zahnersatz) zu erhalten.

**Beispiel:** Die 86jährige, stark desorientierte Bewohnerin einer Pflegestation fragt täglich viele Male: »Wo sind meine Zähne?« und erhält jeweils die Antwort: »Dort im Glas liegen sie.« Da die Zahnprothese nicht mehr gut sitzt, wird sie ihr nicht mehr eingesetzt. Die Pflegenden haben nicht verstanden, daß die immer wiederholte Frage der Bewohnerin eine flehentliche Bitte ausdrückt: »Bringt doch endlich meine Zähne in Ordnung, ich kann ja sonst nicht richtig sprechen!«

## Sprachstörungen

Im Unterschied zu den Sprechstörungen ist die Sprachstörung (**Aphasie**) eine durch Hirnschädigung hervorgerufene Störung der Umsetzung von Denkinhalten in Begriffe, die durch Laute (oder bei Taubstummen durch Zeichen) ausgedrückt werden. Die Störung im Sprachzentrum (beim Rechtshänder in der linken Hirnhälfte gelegen) bzw. in den für die Aufnahme oder Wiedergabe von Sprache verantwortlichen Nervenbahnen geschieht am häufigsten durch Schlaganfall oder Zerebralsklerose, aber auch durch Hirnverletzungen, Hirntumore sowie Entzündungs- oder Schrumpfungsprozesse oder andere neurologische Erkrankungen wie z.B. die multiple Sklerose im Gehirn. Alle Sprechwerkzeuge können dabei völlig intakt sein.
Je nachdem, welcher Bereich im Sprachzentrum gestört ist, unterscheiden wir verschiedene Aphasien, die aber alle gewisse Einschränkungen im Sprachverständnis und im sprachlichen Ausdruck aufweisen.
**Die motorische Aphasie (Broca-Aphasie)** hat folgende typischen Symptome: Der Kranke spricht kaum spontan, die Artikulation fällt ihm schwer. Er bringt höchstens Phrasen von ein bis zwei Wörtern in abgehackter Sprache und mit großer Anstrengung heraus. Sprachrhythmus und Sprachmelodie sind gestört, ebenso die Artikulation bestimmter Laute, aber auch der Satzbau und die Grammatik. Der Kranke spricht mühsam im »Telegrammstil« und kann manche Wörter nur annähernd aussprechen (statt »Tasse« sagt er z.B. »Tusse« oder »Pasche«). Demgegenüber ist das Sprachverständnis viel weniger gestört. Der Sprachgestörte bemerkt seine Fehler, verliert daher bei Sprechübungen leicht die Geduld und braucht viel Ermutigung. Besonders, wer ihn näher kennt und daher seine Gedankengänge, Wünsche und Bedürfnisse leichter erahnen kann, kann sich mit diesem Aphasiker relativ gut verständigen:

- Er kann ihm Fragen stellen, die er mit Kopfnicken oder -schütteln bzw. mit Mimik oder Gestik beantworten kann.
- Der Broca-Aphasiker soll, so oft es geht, zum Sprechen ermuntert werden, wobei der Zuhörer sich Zeit nehmen muß zu warten, bis der Aphasiker die entsprechenden Worte herausgebracht hat.

- Er kann einfache kurze Sätze aufnehmen und darauf in irgendeiner Weise reagieren.
- Das Sprechen fällt ihm leichter ohne (kritische) Zuhörer in einer gelockerten Atmosphäre, da unter Zeitdruck oder Leistungszwang auftretende Ängste die Sprechhemmung noch verstärken.
- Der Broca-Aphasiker soll (möglichst nach Anweisung des Logopäden) mehrmals täglich für einige Minuten zu Sprachübungen motiviert werden und zwar nicht nur zum mechanischen Nachsprechen vorgesagter Wörter (wobei ein Spiegel die Kontrolle der Mundstellung erleichtern kann), sondern auch zum spontanen Benennen von (immer wieder verwendeten und von der Umgebung benannten) Gegenständen oder Tätigkeiten oder zum Singen, was ihm oft besser gelingt als das Sprechen.
- Wortübungen sollen möglichst an praktischen Beispielen geschehen.
- Mit Sprache begleitetes Sortieren von Gegenständen oder Bildkarten (die Mitbewohner leicht für den Kranken herstellen können, indem sie geeignete Bilder aus Prospekten und Zeitschriften ausschneiden und aufkleben).
- Lesen und Zuordnen bestimmter Begriffe (z. B. beim Quartettspiel, Wochentage auf dem Kalender).
- Benennen von Zahlen, Farben, Geldstücken usw.
- Spiele und Tätigkeiten, die immer die gleichen Aussagen erfordern (z.B. Mensch-ärgere-dich-nicht).
- Erklären von Ereignissen oder Bildgeschichten und kleine Rollenspiele.

**Sensorische Aphasie (Wernicke-Aphasie)**: Der Kranke spricht spontan, viel, flüssig, mit guter Artikulation und normaler Sprachmelodie in ungestörtem Rhythmus. Die Wörter, die er verwendet, entsprechen häufig nicht dem gemeinten Inhalt (z. B. statt »Tasse« sagt er »Brille«), wobei er selbst den Fehler nicht bemerkt. Außerdem sind wie beim Broca-Aphasiker auch Lautverwechslungen, Auslassungen und Wiederholungen typisch, die das Verständnis des Gemeinten sehr erschweren. Gewissermaßen um Zeit zu gewinnen, benutzt der Wernicke-Aphasiker ungeheure Mengen von nichtssagenden Füllwörtern (also, nämlich, überhaupt, vielleicht, eben usw.), oder er wiederholt Wörter oder Silben am Ende eines Wortes. In krassen Fällen sind die Produktion neuer Begriffe (z. B. »Kampiküle« statt »Zahnbürste«) und die falsche Begriffszuordnung so stark ausgeprägt, daß die Gesprächspartner den Eindruck bekommen, in verschiedenen Sprachen zu reden. Der Umgang mit dem Wernicke-Aphasiker ist vor allem dadurch erschwert, daß er seine Sprache für richtig und verständlich hält, oftmals den anderen ein Nicht-Verstehenwollen unterstellt, selbst aber zu keiner Korrektur bereit ist. Sein

Sprachverständnis ist bei der fehlenden Koordination von Wort und Begriff natürlich sehr stark gestört, und er erlebt sich gewissermaßen in einer fremdsprachigen Umgebung.
Durch Übung kann das Sprachverständnis aber eher rehabilitiert werden als die aktive Sprachkontrolle. Mit dem Wernicke-Aphasiker müssen wir reden wie mit einem Ausländer, dessen Sprache uns unverständlich ist, d. h.:

- Zur Unterstützung des Verständnisses benützen wir Mimik, Gesten, Bilder und Gegenstände.
- Wir achten genau auf die Satzmelodie des Aphasikers, auf seine Blicke und Gesten, um den Inhalt seiner Rede (Frage, Vorwurf, Behauptung, Bitte usw.) zu erahnen.
- Wir korrigieren ihn nicht, sprechen aber selbst in einfachen, richtigen Sätzen.
- Sein ausgeprägter Rededrang soll nicht ständig unterdrückt werden; es sollen ihm aber auch nichtsprachliche Ausdrucksformen angeboten werden, damit er seine Gefühle und Gedanken ausdrücken kann (z. B. Zeichnen und Malen, einfache – vielleicht selbsthergestellte – Musik- und Rhythmusinstrumente, Bewegungsformen).
- Bei Sprachübungen soll er Gegenstände, Bilder und Zusammenhänge knapp und richtig benennen (nicht mit einem kaum verständlichen »Wortsalat«, sondern mit einem Wort oder kurzen Satz).
- Er soll auch falsche Aussagen erkennen und korrigieren lernen (z. B. »Die Tomate ist blau«; »Das Fahrrad hat drei Räder«) oder fehlende Wörter ergänzen (»Der Tag ist hell, die Nacht ist (?). Die Fensterscheibe ist aus (?)«
- Er braucht besonders viel »spürbare« Zuwendung (Blick- und Hautkontakt, Zeichen des Angenommenseins), damit der Mangel an sprachlichem Kontakt mit anderen Menschen einigermaßen ausgeglichen wird.

**Wortfindungsstörung (Amnestische Aphasie)**: Der Patient spricht ganz normal, kann aber bestimmte Wörter (meist Hauptwörter) nicht finden und versucht sie daher zu umschreiben oder durch schablonenhafte Redewendungen (»Ich habe die Dings vergessen«) zu ersetzen. Dadurch wird die Sprache ungenau und der informative Gehalt ist im Vergleich zur Menge des Gesprochenen gering. Oft werden Gegenstände durch eine Tätigkeit oder Eigenschaft umschrieben (statt »Zahnbürste«: »das zum Zähneputzen«; statt »Tisch«: »ist aus Holz«). Bei der Benennung trifft er häufig haarscharf daneben (z. B. »Tasse« wird zu »Becher« oder »Glas«). Das Sprachverständnis ist kaum beeinträchtigt.

Helfen können diesem Aphasiker:
- Sprachspiele (Stadt-Land-Fluß; Ich sehe was, was du nicht siehst; Kofferpacken usw.),
- Sprachketten (z. B. Tiere mit B, Reimwörter, Ketten von zusammengesetzten Wörtern wie: Hofhund, Hundehütte, Hüttenkäse),
- gesellige Spiele mit Sprache, Bewegung und Gesang,
- immer wiederholte Benennungsaufgaben im konkreten Alltag (z. B. beim Anziehen).

**Globale oder gemischte Aphasie**: Diese schwerste Form der Aphasie ist gekennzeichnet durch grobe Verständnisstörungen und eine schlechte Sprachkontrolle, durch schlechte Artikulation und große Sprechanstrengung bei gestörtem Sprachrhythmus und beeinträchtigter Sprachmelodie, durch Agrammatismus (gestörter grammatikalischer Aufbau der Sätze) und durch sprachliche Automatismen (sinnlose Silben wie ta-ta-ta, bi-bo-pe oder gangi-gangi oder auch Wörter wie nein-nein-nein bzw. ganze Satzfetzen wie »laß-sie-doch«), die ständig ohne Sinnzusammenhang verwendet werden. Der globale Aphasiker scheint manchmal zu glauben, der Gesprächspartner könnte diese in verschiedenem Tonfall vorgebrachten Automatismen verstehen und wiederholt sie ungeduldig in steigender Erregung. Oft ist ein solcher Automatismus die einzige sprachliche Äußerung, die ihm noch verblieben ist. Allerdings kann auch ein solcher Patient früh gelernte und durch häufige Wiederholungen mechanisierte Wortketten, z. B. Gebete oder Lieder (wobei die Melodie die Verknüpfung der Silben noch unterstützt) fehlerfrei mitsprechen bzw. mitsingen, da dies offenbar ohne die Vermittlung des Sprachzentrums mechanisch abläuft, wenn die Texte genau in der bekannten Form und Reihenfolge gesagt oder gesungen werden.
Daß die Sprachfähigkeit beim globalen Aphasiker, zumal in höherem Alter, selten wesentlich gebessert werden kann, darf uns nicht entmutigen. Auch wenn er durch unsere gemeinsamen Bemühungen nur einige wenige Worte wiedererlernt (z. B. danke, bitte, guten Morgen), so kann das sein Selbstwertgefühl schon wesentlich verbessern. Die intensive Bemühung um sprachlichen Kontakt wird ihn motivieren, vielfältige, auch nichtsprachliche Formen der Mitteilung zu finden und vor allem die Sicherheit wiederzugewinnen, daß er als Mensch gesehen und behandelt wird, daß man sich für seine Gedanken und Gefühle interessiert und sie ernstzunehmen bemüht ist, und daß er in der Gemeinschaft der Familie oder des Heimes noch als dazugehörig empfunden wird. Da hier eine Mischung von motorischen und sensorischen Ausfällen vorliegt, können einige der unter den Punkten »die motorische Aphasie« und

»sensorische Aphasie« genannten Hinweise auch für den einen oder anderen globalen Aphasiker dienen.
Darüber hinaus kann man versuchen, seine Sprache zu fördern, ohne daß er sprechen muß, z. B.:

- durch Zuordnen von Bildern und Wortkarten,
- durch Zusammenfügen in der Mitte zerschnittener Wörter oder Sätze,
- durch Aussortieren nicht passender Bilder, Gegenstände oder Wortkarten (z. B. Bett, Schrank, Tisch, *Fahrrad*, Stuhl oder Messer, Gabel, Löffel, *Schere*) auf die Frage: »Was gehört nicht dazu?«,
- durch Ordnen von Bildern oder Wörtern nach Überbegriffen (wie beim Quartettspiel, z. B. alle Musikinstrumente, alle Sportarten, alle Eßwaren),
- durch das Heraussuchen und Mitnehmen genannter Gegenstände (z. B. »Wir brauchen zum Haarewaschen: einen Kamm, ein Handtuch, die Lokkenwickler, die Flasche mit dem Shampoo« oder »Haben Sie Ihre Jacke, Ihren Schirm, Ihre Tasche?«).

Zur Verständigung müssen hier wiederum Mimik, Gesten, Zeichen, Bilder, aber auch der Tonfall unserer Sprache herangezogen werden.
Ein globaler Aphasiker versteht, ähnlich wie das Baby, die Gefühlsqualität der Sprache auch dann, wenn ihm die verwendeten Begriffe unverständlich bleiben. Daraus folgt, daß es sinnvoll und in Anbetracht seiner sprachlichen Isolation sogar besonders wichtig ist, mit ihm immer wieder in normalem Tonfall zu sprechen und dabei vor allem positive Gefühle (Fröhlichkeit, Anerkennung, Ermutigung, Beruhigung usw.) zu vermitteln. Es gehört schon eine Menge liebevoller Phantasie dazu, die Erfordernisse der alltäglichen Verständigung auf diese Weise zu erfüllen (wobei es hilfreich wäre, in diesem Fall immer dieselben zwei bis drei Pflegepersonen für bestimmte Patienten einzusetzen); noch schwieriger aber ist es, die globalen Aphasiker auch mit weitreichenderen geistigen Anregungen zu versorgen und auf ihre tieferen Probleme (die bei einem so schwer geschädigten alten Menschen oft zahlreich und sehr bedrängend sein können) einzugehen.
Hier helfen manchmal Symbole und Erinnerungen wie z. B. ein Kalenderblatt mit dem Bild eines Sonnenaufgangs, ein Kruzifix, ein Tannenzweig mit einer Kerze, ein vierblättriges Kleeblatt oder einige Gänseblümchen, schöne Musik, passend zu bestimmten Anlässen, das Photo der Eltern oder Kinder, des Heimatortes oder heimatlichen Hofes, das Hochzeitsbild des Aphasikers. Durch solche Anregungen zum Nachdenken oder Meditieren, begleitet von einem freundlichen Blick, einem Händedruck oder einigen Minuten stillen Dabeiseins, kann ein tiefer innerer Kontakt entstehen, bei dem der Kranke sich

geliebt und verstanden fühlt und ermuntert wird, diese Verbundenheit durch Äußerungen von seiner Seite zu erhalten und fortzuführen.

**Für alle Aphasiker gilt:**

- Wegen der erschwerten Umweltkontakte brauchen sie vermehrte Zuwendung, wobei ihre Behinderung möglichst wenig beachtet werden soll.
- Mit allen Aphasikern soll normal gesprochen werden, bei Verständnisschwierigkeiten in kurzen, einfachen Sätzen, unterstützt von Mimik, Gesten, Zeichen und Bildern oder anderen Verständnishilfen.
- Eine logopädische Behandlung soll angestrebt und eingeleitet werden, wobei die Übungen in Absprache mit dem Logopäden durch Pflegende und andere Helfer geführt werden sollten. Die Kosten übernimmt die Krankenkasse.
- Als Ablenkung, Aufmunterung und Selbstbestätigung brauchen Aphasiker eine möglichst regelmäßig wiederkehrende nichtsprachliche Beschäftigung, die ihnen Erfolge bzw. Anerkennung einbringt.
- Besucher, Mitbewohner usw. sollen über die Möglichkeiten des Kontaktes (z. B. den Grad des Sprachverständnisses und geeignete Hilfen zur Verständigung) informiert und zur Kontaktaufnahme ermutigt werden.
- Die Selbständigkeit soll so weit als möglich erhalten oder wieder aufgebaut werden, wobei entsprechende Hilfsmittel (z. B. ein geschriebener Text, mit dem der Aphasiker um bestimmte Auskünfte oder Hilfen bitten kann) eingesetzt werden können.
- Er soll genügend geistig-seelische Anregungen erhalten und am Leben seiner Umgebung teilnehmen dürfen, z. B. Gesellschaftsspiele (Schach, Mühle, Rommé, Halma usw.), gemeinsames Singen, kleine Ballspiele, aber auch kleine Ausflüge (in den Garten, ins Café, in den Tierpark usw.) können das Dazugehörigkeitsgefühl des Aphasikers wesentlich verbessern, ohne ihn sprachlich zu sehr zu fordern.
- Der Aphasiker soll immer mit Achtung behandelt und in seiner Würde als vollwertiger Mensch mit bestimmten Fähigkeiten, Rechten und Pflichten ernstgenommen werden.

**Logopädische Übungsbehandlung**

Der wünschenswerte Umgang mit Aphasikern erfordert (besonders wegen des oft sehr verlangsamten psychischen Tempos) sehr viel Geduld und Zeit, die die Pflegenden oft beim besten Willen nicht aufbringen können. Zwar ist schon viel getan, wenn die zur Verfügung stehenden Minuten (z. B. während der Pflege) intensiv genutzt werden; aber für regelmäßige Sprachübungen sind sicher zusätzliche Helfer notwendig. Der Logopäde wird bei alten Menschen oft zur Therapieplanung zur Verfügung stehen. Es sollten aber auch Angehörige, geduldige Mitbewohner (evtl. mit geeigneten Berufserfahrungen, z. B. Lehrer, Kindergärtnerinnen usw.) und freiwillige Helfer von außen herangezogen und entsprechend eingeführt werden, damit der Aphasiker möglichst viele sprachliche Fähigkeiten wiedergewinnt, solange dies noch möglich ist, und damit er einen Ausgleich an menschlicher Zuwendung hat, weil ihm so viele geistige Anregungen entgehen und er so viele soziale Beziehungen entbehren muß.

**Weitere Informationen** und praktische Hinweise gibt die Broschüre:

Kommunikation zwischen Partnern, Heft 40, Aphasie.
(zu beziehen bei der Bundesarbeitsgemeinschaft für Behinderte e. V., Kirchfeldstr. 149, 4000 Düsseldorf (Tel.: 0211 / 34 00 85).

# 6 Pflege des kranken alten Menschen

## 6.1 Grundpflege

Die Pflege des chronisch kranken alten Menschen umfaßt die tägliche Grundpflege, die Behandlung nach der jeweiligen ärztlichen Anordnung, die psychische und die seelsorgliche Betreuung.
Wenn im folgenden die Aufgaben der Grundpflege näher erläutert werden, so wird vorausgesetzt, daß auch sie im Rahmen des Möglichen eine »aktivierende Pflege« sein soll, d. h. die noch verbliebenen Fähigkeiten des Patienten einzusetzen und zu erweitern bemüht sein wird. Dabei ist zu beachten, daß diese Fähigkeiten im konkreten Fall allerhand Schwankungen unterliegen können, die von körperlichen oder seelischen Belastungen, aber auch von der Umweltsituation (z. B. Witterung, Hektik, sozialen Spannungen) herrühren können. Daher ist es wichtig, auch bei der Grundpflege den betroffenen Menschen im Blick zu haben, um richtig abschätzen zu können, was man ihm hier und heute an Selbständigkeit oder Mithilfe zumuten und wieviel Anstrengung man von ihm erwarten kann. Die Reaktivierung zum »Pflegefall« gewordener alter Menschen erfordert nicht nur viel Zeit und Geduld, sondern vor allem Phantasie und eine gute Zeiteinteilung, um immer wieder Freiräume für eigene Handlungsversuche des Kranken (trotz erhöhtem Zeitaufwand) zu schaffen, ohne den Gesamtablauf des Pflegeprogramms wesentlich zu stören. So könnte z. B. die Pflegekraft das Bett oder Zimmer richten, während der alte Mensch sich das Gesicht wäscht, die Strümpfe anzieht oder die Jacke zuknöpft.

## 6.2 Das Zimmer des alten Menschen

Für jeden alten Menschen wird es eine Hilfe sein, wenn er eine ihm vertraute Umwelt vorfindet, die angenehme Erinnerungen weckt (was z. B. durch ein paar eigene Möbel oder Gebrauchsgegenstände, durch persönlich gehaltenen Zimmerschmuck, Aufstellen von alten Photos oder Erinnerungsstücken erreicht werden kann). Bilder und Gegenstände im Zimmer oder der Ausblick aus dem Fenster sollten ihm geistige Anregung bieten. Auch freundliche Farben (Vorhänge, Tischdecken, Bettbezüge, Sofakissen etc.), Musik, Blumen oder etwas Lebendiges könnten ihm helfen, sich wohlzufühlen.

Aber auch die Pflegenden und Betreuer tun sich leichter, einen tieferen Kontakt mit dem alten Menschen herzustellen, wenn seine Umgebung etwas über seine Interessen, seine Denkwelt, seine religiöse Einstellung, seinen kulturellen Stand und seine sozialen Beziehungen aussagt und Anknüpfungspunkte für Gespräche bietet, als wenn eine sterile Atmosphäre ihn aus dem Kontext seines bisherigen Lebens herauslöst.
Beim pflegebedürftigen alten Menschen ist darüber hinaus zu beachten:
- Das **Zimmer** sollte wenigstens 12 qm groß sein.
- **Lage:** sonnig, freundlich, mit möglichst wenig Lärmbelästigung.
- **Innenausstattung:** moderner, aufwaschbarer Fußbodenbelag; ruhiger, evtl. waschfester Wandanstrich; fließend Kalt- und Warmwasser; angenehme Deckenbeleuchtung; Leselampe und Klingelanschluß. Zur Verschönerung des Zimmers gehören farbige, aber nicht zu grelle Vorhänge, Stores, ein bis zwei ansprechende Bilder (Landschaft, Blumengemälde).
- **Mobiliar:** ein Bett, ein Nachtkästchen, ein Nachtstuhl, ein Lehnstuhl, ein Tisch, ein normaler Stuhl, evtl. ein Krankenheber, ein Bettischchen. Das Bett muß von beiden Seiten zugänglich sein. Besonders angenehm für den Kranken ist der seitliche Lichteinfall.

Gut wäre es, wenn der alte Mensch außer seinem Zimmer noch weitere Räume benutzen könnte (z. B. Wohnzimmer oder Aufenthaltsraum, Arbeitsräume der Familie, Gänge, Garten, evtl. Kapelle) und so auch mehr Begegnungsmöglichkeiten fände.

## 6.3 Das Bett

### 6.3.1 Vorbemerkungen

In der Altenpflege müssen für die Zweckmäßigkeit des Bettes einige Punkte beachtet werden. Die Industrie kam mit ihren verstellbaren Hoch- und Tiefbetten diesen besonderen Anforderungen entgegen. Alte Menschen oder auch sonst körperlich Behinderte können in diese Betten, die auf verschiedene Höhen gebracht werden können, selbsttätig ein- und aussteigen. Für pflegerische Maßnahmen können diese Betten höher gestellt werden. In jedem Fall soll für alte Menschen, besonders für Pflegefälle, ein richtiges Bett und nicht nur eine Liege vorhanden sein. Wenigstens der Kopfteil soll verstellbar sein. Vorteilhaft sind dreiteilige Schlaraffiamatratzen. Sie können beim Betten immer wieder ausgetauscht werden und tragen mit zum guten Liegen bei.

Wichtig ist hierbei, daß die Matratzen auch in das zur Verfügung stehende Bett passen. Sie dürfen nicht zu klein sein, da sonst die Lagerung des Kranken durch Verrutschen der Matratzen beeinträchtigt wird.

### 6.3.2 Das Bett wird vorbereitet

Auf die mittlere Matratze wird zur Schonung eine Moltondecke gelegt. Sie soll so groß sein, daß am oberen und unteren Teil der mittleren Matratze ein Stück eingesteckt und dadurch befestigt werden kann. Sind die heute schon üblichen Matratzen mit Schonbezügen vorhanden, erübrigt sich natürlich das Einlegen der Decke.

Als **Bettuch** kann ein Straffa (ein nur zum Einschieben angefertigtes Bettuch) eingespannt werden. Bei Pflegefällen wird vorsichtshalber auf das Bettuch ein Gummituch gebreitet und mit einem Durchzug fixiert. Der Durchzug besteht aus einem doppelt zusammengelegten Bettuch. Dieser Durchzug wird so in das Bett eingespannt, daß er auf beiden Seiten unter die Matratze geschoben und damit genügend befestigt werden kann. Man kann einen Durchzug auch schneller wechseln als ein Bettlaken (s. hierzu Abb. 11 in Abschnitt 6.3.4.).

In den meisten Fällen ist es angebracht, nunmehr auf den Durchzug ein **Gummituch** (Größe 80 zu 100, vorteilhafter 80 zu 120 cm) und darüber nochmals ein Einlagedeckchen zu legen.

**Material für Einlagedeckchen**: Ungebleichter Köper (links verarbeitet), auch Drell hat eine glatte Oberfläche und ist saugfähig. Weniger geeignet sind die so verbreiteten Moltontücher für Dauerlieger. Ihre anfangs weiche und wollige Qualität wird durch das häufige Waschen rauh und reizt die Haut. Sie können aber bei Patienten, die nicht inkontinent sind, verwendet werden, da sie durch ihre Beschaffenheit eine wohlige Wärme erhalten.

Die Verwendung von Wegwerfunterlagen erübrigt eventuell das sonst nötige Gummituch und Einlagedeckchen auf dem Durchzug.

Für das **Oberbett** gibt es heute viele geeignete Qualitäten. Während im Privathaushalt alte Leute ihr Federbett haben, werden in Heimen Schafwolldecken, Rheumadecken usw. bevorzugt. Soll eine Decke nach altem Brauch am Fußende eingesteckt werden, so muß die Decke lang genug sein, damit der Kranke sich auch bis zum Hals zudecken kann.

### 6.3.3 Einrichtungen um das Bett

**Nachtkästchen:** Folgende Anforderungen müssen an ein zweckmäßiges Nachtkästchen gestellt werden:

- Es muß geräumig sein,
- die Türen und Schubladen müssen leicht zu öffnen sein,
- es soll nach Möglichkeit leicht verschiebbar sein,
- das Material muß gut zu reinigen sein,
- ein gut verstellbares Eßtischchen daran ersetzt einen eigenen Bettisch.

**Lehnstuhl:** Er gehört unbedingt in ein Zimmer für Pflegebedürftige, soll nicht zu niedrig, d. h. wenigstens 1,30 m hoch und auf jeden Fall mit weichen Armlehnen versehen sein. Ein abwaschbarer Bezugstoff des Lehnstuhls hat sich als vorteilhaft erwiesen.

**Nachtstuhl:** Es gibt heute schon Lehnstühle, die zugleich als Nachtstühle dienen. In der Altenpflege muß ein Nachtstuhl vor allem feststellbar sein. Man kann sich in jedem Fachgeschäft beraten lassen.

### 6.3.4 Planmäßiges Betten von Langliegefällen und Schwerkranken

> Jede pflegerische Arbeit, auch das Betten, kann durch richtige Handgriffe und gute Zusammenarbeit so gestaltet werden, daß dem Schwerkranken oder langliegenden Pflegebedürftigen Erleichterung gebracht wird.

Wir stellen bereit:

- 1 Stuhl zum Ablegen der Kissen und Deckbetten (»Zudecken«)
- 1 Bettuch, 1 Durchzug
- 1 Einlagedeckchen
- 1 Nachthemd
- Franzbranntwein
- Puder
- Creme

Der Kranke bekommt vor dem Betten am besten die Schüssel.
Nun beginnen wir mit dem Betten (mit zwei Krankenschwestern bzw. Pflege-

rinnen). Die Bettdecke wird zurückgeschlagen oder auf den Stuhl gelegt. Eine Schwester kann das Einlagedeckchen auf ihrer Seite leicht unter das Gesäß des Kranken schieben und den Patienten zu sich drehen. Die Hände der Pflegeperson fassen dabei den Kranken nur an der Schulter und am Hüftgelenk. Die Schwester steht derart am Bett, daß der Patient nicht fürchtet, hinauszufallen. Sie lehnt sich mit dem Oberkörper gegen den Körper des Liegenden. Nun kann die Pflegerin von einer Seite alle nötigen Handgriffe verrichten (Abb. 11).

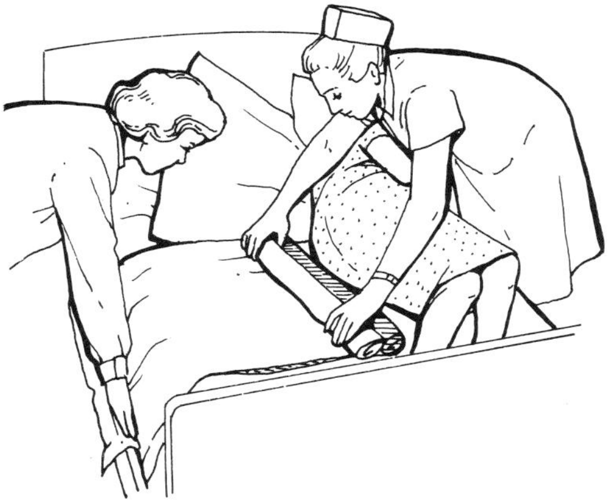

Abb. 11 Durchzugwechsel. Gummituch und Durchzug werden zusammen in das Bett eingelegt.

Sie kann ohne Mühe die Einlage herausnehmen und erneuern. Der Kranke liegt immer noch seitlich. Die Kissen sind noch im Bett geblieben, weil dadurch der Kranke, falls er schlecht atmen kann, besser liegt. Nun wird das frisch eingelegte und leicht eingerollte Deckchen am Gesäß des Patienten angesetzt. Der Rücken wird mit Franzbranntwein eingerieben und leicht abgeklatscht, wobei der Kranke zum Tiefatmen ermuntert wird. Wenn das Gesäß leicht gerötet ist, wird Penatencreme oder ähnliches dünn aufgetragen. Keinen dicken Salbenbatzen! Die Creme gut einmassieren. Jetzt erst wird der Kranke langsam in Rückenlage gebracht. Während die eine Schwester auf ihrer Seite das Einlagedeckchen und den eventuell ebenfalls gewechselten Durchzug bereitlegt, verwendet die andere Pflegerin die Zeit für die Körperpflege. Alle Hautfalten, die Leistenbeuge, bei Frauen vor allem die Hautstellen unter der Brust müssen sorgfältig gewaschen und anschließend mit Penatenöl eingeölt werden, dann wird Mull eingelegt. Durch Feuchtigkeit mazerierte (aufgeweichte) Haut ist besonders anfällig für Geschwürbildung. Nun wird der Patient von beiden Schwestern **gestützt und aufgesetzt**. (Man greift unter der Achsel durch, ohne den Patienten zu drücken.) Eine Pflegeperson stützt den Kranken, die zweite nimmt nun die Kissen weg und schüttelt diese locker durch. Achtung! Ecken schütteln hat Nachteile:

- Die Federn werden nicht locker,
- die Ecken werden schadhaft.

Die Kissen werden leicht aufgestützt und mit beiden Händen locker durchgeschüttelt. Man kann ruhig bei beiden Kissen die Federn nach oben schütteln, denn die Erfahrung lehrt, daß das schlechte Liegen nicht durch eine nur dünne Schicht von Federn bedingte Unterlage des Lenden- und Kreuzbereichs entsteht, sondern dadurch, daß die Kissen zu wenig in die Lendengegend gezogen werden. Bei der altherkömmlichen Methode »vom unteren Kissen die Federn nach unten, vom oberen Kissen die Federn nach oben« hängt der Kranke letzten Endes nur mit dem Kopf nach hinten abwärts. Selbstverständlich werden die Kissen auch nicht, wie so üblich, wieder durch unnötiges Daraufklopfen hart- und niedergedrückt. Wenn die Kissen in der richtigen Lage sind, wird der Kranke mit seinem Einlagedeckchen hochgehoben.
Mit Wegwerfunterlagen ist diese Methode des Hebens nicht durchführbar.
**So wird es gemacht**: Mit den Schultern der Pflegerinnen werden die Schultern des Patienten gestützt. Je eine Hand muß Gummituch und Einlagedeckchen zusammen in Gesäßhöhe fixieren. Die zweite Hand hält auf jeder Seite das Deckchen und Gummituch möglichst oberhalb der Knie, also am Oberschenkel, richtig fest. Nun wird auf Kommando gehoben. Selbst sehr schwere Patienten werden auf diese Art immer noch am leichtesten gebettet. Im Notfall müssen auch einmal drei bis vier Helfer zusammenwirken. Dann würde noch auf jeder Seite eine Helferin mit ihren beiden Händen Gummituch und Deckchen in Oberschenkelhöhe mitheben. Das **Heben mit der Einlage** hat den Vorteil, daß der Kranke, der evtl. unter Glieder- und Gelenkschmerzen leidet, nirgends angefaßt werden muß. Außerdem gleitet der Körper weniger ab.

**Ein wichtiger Hinweis**: Bei Kranken, die derart gehoben werden müssen, ist es wichtig, daß das Deckchen und die Gummieinlage direkt am Gesäß angesetzt werden, nicht höher! Sonst liegt die Einlage zu hoch und unter dem Rücken. Weiter unten kann das Bett verunreinigt werden! Außerdem ist es für den Patienten nicht angenehm, wenn er ein Gummituch im Rücken spürt. Ferner ist es bei inkontinenten Patienten ratsam, das Gummituch mit der Einlage eine Handbreit über die Kopfkissen zu ziehen.

**Heben ohne Deckchen**. Bewährt hat sich ein hinter dem Rücken durchgeschobenes Handtuch, das von zwei Pflegepersonen gut auf beiden Seiten zu fassen ist. Unter den Kniekehlen werden gegenseitig die Hände gefaßt und nun wird gleichzeitig hochgehoben. Man kann unter die Oberschenkel ebenfalls ein Handtuch oder Bettuch schieben und den Kranken heben.
**Heben von einer Seite**. Läßt sich das Bett aus räumlichen Gründen nicht von beiden Seiten zugänglich machen, so müssen zwei Pflegekräfte von der einen Seite heben. Eine Helferin faßt den Kranken unter beide Arme, die zweite Helferin faßt mit beiden Unterarmen unter die Kniekehlen des Patienten.

**Pflegehilfe (Das gleitende Hebekissen)**
Das gleitende Hebekissen tut vor allem bei schweren Patienten gute Dienste, zumal, wenn man zum Betten allein ist oder einen nach unten gerutschten Patienten wieder in normale Lage bringen will.
**Anleitung zum Anheben mit einem Hebekissen**: Das Hebekissen wird zunächst in Kreuzbeinhöhe schräg angestellt und dann mit dem dazugehörigen Stock, den man zum Durchschieben am Kissenfalz ansetzt, einige Zentimeter unter dem Kreuzbein durchgeschoben. Nun kann ohne Mühe die Bettschüssel (Steckbecken) untergesetzt oder eine Windelhose frisch gerichtet werden.
**Anleitung zum Hochrollen des Kranken im Bett**: Zwei Hebekissen sind erforderlich. Ein Hebekissen wird, wie oben beschrieben, in Kreuzbeinhöhe, das zweite Hebekissen ungefähr in Achselhöhe angestellt und, wie vorher erwähnt, mit Hilfe des Stockes durchgeschoben. Nun geht die Pflegekraft an das Kopfende des Bettes, faßt den Kranken unter beide Arme und wird überrascht sein, wie leicht sich nun auch ein schwergewichtiger Patient von ihr hochziehen läßt. Besteht keine Möglichkeit, vom Kopfende aus den Patienten hochzuziehen, etwa weil das Bett eingebaut ist, kann das Hochrollen auch von der Seite aus durchgeführt werden. Die Pflegeperson läßt sich vom Patienten von vorn um ihren Hals fassen, während sie ihm unter beide Arme greift und den Kranken nach oben auf die Kissen zieht. In schwierigen Fällen werden die Kopfkissen erst nach dem Hochrollen eingebettet.
**Wichtig**: Bei Beschaffung der gleitenden Hebekissen soll die Herstellerfirma um Einführung in die Techniken gebeten werden.
**Krankenheber**. Es gibt Geräte, die das Heben des Patienten vollständig übernehmen. Gewisse Entlastungen gefährdeter Körperstellen bei Bettlägerigen kann man mit Knierollen, Fersenringen, Fersenrollen, Fußstützen erreichen.
Gutes Betten ist in der Altenpflege sehr wichtig. Viele dieser uns anvertrauten Menschen sind darauf angewiesen, liegen zu bleiben, wie sie der Pfleger oder

die Pflegerin gebettet hat, weil ihnen ihre Krankheit oder ihr Alter jegliche Bewegungsmöglichkeit genommen hat.

> Um ein Aufliegen (Dekubitus) zu verhindern, ist neben der bestmöglichen Körperpflege ein drei- bis viermaliges Betten und Umbetten täglich erforderlich.

### 6.3.5 Heraussetzen des Kranken während des Bettens

Wenn die Kranken kein Fieber haben und auch von ärztlicher Seite kein Verbot besteht, sollten sie während des Bettens auf einen Stuhl, am besten auf einen Nachtstuhl gesetzt werden. Dies kann von *einer* Betreuerin allein ausgeführt werden, wenn sie die folgenden praktischen Hinweise beachtet:
Der Stuhl wird an das Bett herangestellt, der Kranke auf den Bettrand gesetzt. Nun zieht man dem Kranken Schuhe an. Die Betreuerin umfaßt den Patienten, indem sie ihm unter die Arme greift, und setzt ihn auf den danebenstehenden Stuhl. Nachdem das Bett fertig gerichtet ist, wird der Kranke mit dem Stuhl soweit an das Bett gerückt, daß er gleich in Höhe des Kopfkissens gesetzt werden kann. Wird der Patient dadurch hoch genug auf den Bettrand gesetzt, bleibt der Pflegerin das Hinaufheben erspart. Auf diese Weise können fast alle Kranken, Gebrechlichen und sogar halbseitig Gelähmten – selbst der halbseitig Gelähmte kann oft ganz kurze Zeit auf dem gesunden Fuß stehen – auf einen Stuhl (Lehnstuhl, Nachtstuhl) gebracht werden.
Wenn im folgenden die pflegerischen Tätigkeiten im Rahmen der Körperpflege dargestellt werden, so soll darüber nicht vergessen werden, daß sich hier eine oft zu wenig genutzte Gelegenheit bietet, im Gespräch auf den alten Menschen einzugehen und seine geistigen und seelischen Fähigkeiten anzusprechen, damit diese nicht verkümmern. Die Wahl der Gesprächsthemen soll also nicht nur auf die Fassungskraft und die Interessen des betreffenden Menschen abgestimmt sein, sondern die Gespräche sollen auch als Anregung zum Nachdenken, zur Teilnahme am Umweltgeschehen und zur Ermunterung dienen. Oft können freundliche Bemerkungen oder hilfreiche Denkanstöße während der pflegerischen Verrichtungen einem kranken alten Menschen mehr geben als lange Gespräche, zu denen die Pflegenden im allgemeinen auch nur selten Zeit finden.

## 6.4 Körperpflege

Für die Körperpflege werden bereitgestellt:

- gute Toilettenseife
- 2 Waschlappen (besser 2 Einmalwaschlappen, zumindest für die Intimpflege ein Einmalwaschlappen)
- 2 Handtücher
- Zahnbürste, Zahnpaste, Zahnbecher mit lauwarmem Wasser
- eventuell Mundwasser
- 1 kleine Schüssel oder Nierenschale zum Zähneputzen und Mundspülen
- 1 Waschschüssel mit nicht zu heißem Wasser Hautcreme.
- Körperpuder
- Kamm
- Bürste
- 1 Badetuch oder Bettuch und Gummiunterlage (ersatzweise Plastikfolie oder ähnliches).

### 6.4.1 Das Waschen Bettlägeriger

Der Raum muß gut temperiert sein. Fenster bleiben während der Waschung geschlossen. Das Gummituch und die Auflage (also das Bettuch oder das Badetuch) werden über die Kissen gebreitet, der Kranke liegt mit entblößtem Oberkörper darauf. Ein Handtuch liegt auf dem Oberbett bereit. Gesicht und Hals werden zunächst gewaschen und abgetrocknet. Nun wird die Brust in Achtertouren gewaschen, dann der Rumpf. Gerötete Hautbezirke unter der Brust werden nach vorsichtigem Abwaschen und Trocknen gepudert. In schweren Fällen können gepuderte Lagen von Verbandmull unterlegt werden. Die Nabelpflege wird, wenn nötig, mit einem Wattestäbchen und etwas Öl durchgeführt. Arme und Hände werden gewaschen. Können die Hände des Kranken nicht in die Schüssel gehalten werden, wird das Handtuch über die Bettdecke gebreitet und darauf die Hände zum Waschen gelegt. Der Rücken wird in Seitenlage oder wenn möglich im Sitzen gewaschen. Sobald der Oberkörper fertig gewaschen ist, wird das Hemd angezogen.

### 6.4.2 Intimpflege

Sie läßt sich am besten durchführen, wenn der Patient auf die Bettschüssel gesetzt wird. Nun kann mit dem Einmalwaschlappen und Seife, am besten alkalifreie, die notwendige Reinigung beginnen. Das Wasser soll lauwarm sein, zu warmes Wasser reizt die meist leicht gerötete Haut noch mehr. Die Waschung auf der Schüssel ermöglicht eine gute Durchspülung mit lauwarmem Wasser, ohne das Bett anzufeuchten. Nachdem die Bettschüssel herausgenommen wurde, werden in Seitenlage das Gesäß und besonders der After gereinigt.

> **Wichtig:** Bei diesen Waschungen wird immer von vorne nach hinten, also zum After hin, gewaschen, nie vom After nach vorn (Keimverschleppung in die Harnröhre!)

### 6.4.3 Fuß- und Nagelpflege

Das Fußbad kann, wenn es anders nicht möglich ist, ohne weiteres beim liegenden Kranken im Bett durchgeführt werden. Der Patient wird von oben her bis zum Knie zugedeckt. Unter die Beine breitet man ein Gummituch und eine Auflage. Eine hohe Waschschüssel wird in das Bett gestellt, die angewinkelten Beine des Kranken können gut in diese Schüssel gestellt werden. Sollte dies nicht durchführbar sein, z. B. bei versteiftem Knie, werden die Beine ganz einfach auf das untergelegte Tuch gelegt und gewaschen.

**Hornhautentfernung**
Die nach der gründlichen Reinigung immer noch vorhandenen Hautrückstände lassen sich durch Abreiben mit Franzbranntwein meist entfernen. Dicke Hornhautkrusten werden mit Salicylsalbe oder Borsalbe gut eingefettet und zugebunden. Am nächsten Tag läßt sich die Hornhaut abziehen. Diese Behandlung muß evtl. wiederholt werden.

**Nägelschneiden**
Eine gute Fußnagelzange und Feile sind die notwendigen Utensilien für eine möglichst gefahr- und schmerzlose Beschneidung der Nägel. Das Schneiden der Zehennägel geschieht individuell. Nicht immer kommt man ohne leichtes Ausschneiden der Ecken aus. Die Nägel werden anschließend mit der Nagel-

feile bearbeitet. Das Nagelbett wird nicht mit spitzen Gegenständen ausgeputzt. Bei gut aufgeweichter Haut läßt sich die Nagelhaut mit dem Handtuch durch Abreiben der Nagelbetten entfernen. Verletzungen sind unbedingt zu vermeiden, vor allem bei bekanntem Diabetes. Entsteht eine blutende Stelle, wird diese sofort mit Hansaplast versorgt.

**Der eingewachsene Nagel**

Bei einem Mißverhältnis zwischen Nagel und Nagelbett, wie es sich bei Schuhdruck ergeben kann, drückt der Nagel in den Nagelfalz, kann sich in das Gewebe einbohren und hartnäckige Entzündungen und Eiterungen hervorrufen, die unbehandelt sehr lange anhalten können. Leichte Formen vermag der erfahrene Fußpfleger zu versorgen, ausgeprägte Formen gehören in die Hand des Chirurgen. Zur Vorbeugung und auch zur weiteren Betreuung ist passendes Schuhwerk angezeigt, evtl. durch ärztlich verordnete Einlagen ergänzt. Bei der regelmäßigen Fußpflege muß ein übermäßiges Ausschneiden der Nagelecken vermieden werden, der Nagelrand sollte möglichst quer und nicht zu kurz abgeschnitten werden.

**Das Hühnerauge (Clavus)**

Es handelt sich um eine Wucherung der Hornzellen der Haut, in deren Mitte sich ein sogenannter Sporn befindet. Die Ursache ist ein anhaltender Druck auf ein knochennahes Hautgebiet. Bei der Behandlung steht die Beseitigung der Ursachen an erster Stelle (passendes Schuhwerk). Eine fachgerechte Fußpflege ist anzuschließen.

**Fingernägel**

Sie werden nicht zu kurz geschnitten, denn sie sollen unsere Fingerkuppen schützen! Für die Altenpflege ist jedoch darauf hinzuweisen, daß die Räume unter den Fingernägeln oft zu Bakterienträgern besonderer Art werden können.

**Pilzerkrankungen der Haut und der Nägel**

Bestimmte kleine Fadenpilze können zu Veränderungen an Händen und Füßen, vor allem zwischen den Fingern und zwischen den Zehen sowie an den Nägeln führen. Da Feuchtigkeit und Wärme die Keimübertragung begünstigen, ist der Fuß bevorzugt befallen. Vornehmlich zwischen den Zehen entwickeln sich Bläschen und nässende Veränderungen der Haut. An den Nägeln ist die gelbbraune Verfärbung zu bemerken, der Nagel wird brüchig und verdickt sich.

Die Behandlung sollte in der Hand eines Arztes liegen. Bei der Pflege derartiger Patienten ist auf folgendes besonderer Wert zu legen: Die verordneten Medikamente sind genügend lange anzuwenden, Bäder und Umschläge mit peinlicher Sorgfalt durchzuführen. Dabei ist besonders darauf zu achten, daß Schuhe und Strümpfe des Patienten, benutzte Badematten regelmäßig desinfiziert werden. Der Pflegende sollte sich außerdem durch peinliche Sauberkeit vor einer Übertragung der Pilze schützen. Der Heilerfolg hängt weitgehend davon ab, daß alle Maßnahmen mit größter Konsequenz und Sorgfalt sowie genügend lange durchgeführt werden. Es sollte zu denken geben, daß nach Schätzungen der Fachleute etwa 30 bis 50 % der Bevölkerung von Fußpilzen befallen sind.

### 6.4.4 Haarwäsche

Nach Möglichkeit am Waschbecken sitzend oder beim Baden in der Wanne.
**Haarwäsche im Bett**. Wir stellen bereit:

- 1 Gummituch (ersatzweise Plastikfolie o. ä.)
- 2 große Waschschüsseln
- Waschlappen
- Handtücher
- 1 Shampoon, Spülgefäß (kleine Schüssel, Kanne usw.)
- Watte für empfindliche Ohren, Fön.

Zur Haarwäsche im Bett sind unbedingt **zwei** Pflegepersonen erforderlich. So wird es gemacht: Ein oder zwei Kopfkissen werden dem Bettlägerigen unter den Rücken, bis in Schulterhöhe zusammengerollt, geschoben. Auch die gleitenden Hebekissen (s. S. 109) könnten anstelle der Kopfkissen verwendet werden. Das Gummituch mit Auflage (Badetuch, Bettuch etc.) wird über die Kopfkissen gebreitet. Eine der beiden Waschschüsseln wird leer in das Bett gestellt, so daß der freischwebende, von einer Pflegeperson gut im Nacken gestützte Kopf des Kranken über die Schüssel gehalten werden kann. Nun kann die Haarwäsche beginnen. Wichtig ist, daß alles, auch das richtig temperierte Wasser, in der zweiten Schüssel bereit gestellt wurde, bevor man den Kranken in diese Lage bringt. Zum Trocknen und Bürsten der Haare wird der Kranke bequem durch Kissen gestützt.
Im Fachhandel sind Haarwaschbecken für Bettlägerige erhältlich.

### 6.4.5 Baden

Ein **Halbbad** – das Wasser geht nur bis zum Rumpf – wird gut vertragen. Die Temperatur des Wassers muß auf ca. 30 ° gehalten werden. Ist kein Badethermometer vorhanden, kann die richtige Temperatur des Badewassers erfahrungsgemäß ohne weiteres durch Eintauchen des eigenen Ellenbogens überprüft werden. Wird das warme Wasser mit dem Ellenbogen als angenehm empfunden, so ist es für das Bad richtig temperiert.
Wir bereiten vor:

- 1 Badetuch oder 2 Handtücher
- 2 Waschlappen
- Seife
- frisches Hemd
- Hautcreme etc.

Eine nützliche Badehilfe ist ein **Gleitschutz**, der in die Wanne gelegt, durch Saugnäpfe festgehalten wird und ein Ausgleiten beim Einsteigen verhindert. Als Kopfstütze sind heute sehr praktische Schaumgummikißchen mit Saugnäpfen im Handel. Ein günstig angebrachter **Handgriff** kann das Aufstehen sehr erleichtern. Auch Sitze zum Einhängen in die Badewanne können in vielen Fällen behinderten Menschen das Baden ermöglichen.
**Baden von hilflosen Patienten**: Eine freistehende Wanne erleichtert vieles Der Pflegebefohlene wird mit dem Rollstuhl an die freistehende Wanne (Kopfteil) herangefahren. Die beiden Pflegekräfte stehen zu beiden Seiten des Rollstuhles und legen die Beine des Patienten über den Badewannenrand in die Wanne. Nun fassen sie den entkleideten Patienten unter den Armen und unter den Schenkeln und lassen ihn langsam in das Wasser gleiten. Herausgehoben wird der Patient in der gleichen Weise. Das Badetuch liegt bereits über den Rollstuhl gebreitet, der Kranke kann aus der Wanne zunächst auf den Wannenrand gehoben und dann in den Rollstuhl gesetzt werden. Wenn keine Hebegeräte zur Verfügung stehen, kann das Herausheben des schwer Beweglichen oder Bewegungsunfähigen drei oder vier Personen erfordern.
»Badelifter« sind in guter und vielfältiger Ausstattung, auch individuell konstruiert, über den Fachhandel zu beschaffen.
**Baden in der häuslichen Pflege**: Die in kleinen Baderäumen eingebaute, oft wandständige Wanne erschwert das Baden hilfloser oder alter Menschen. Wir versuchen es trotzdem: Ein Stuhl, besser ein Hocker wird neben die Wanne gestellt, die Beine des Betreffenden hebt man über den Badewannenrand in die Wanne. Nun greift die Pflegeperson von hinten unter dessen Arme und läßt

ihn langsam in die Wanne gleiten. Zum Herausheben sind auch in diesem Fall unbedingt zwei Personen nötig. Auch hier wird der Kranke durch Unterfassen der Arme und der Oberschenkel aus der Wanne gehoben und auf den Hocker gesetzt, den wir vorher mit dem Badetuch überdeckt haben.
Nach dem Baden wird der Kranke in sein Bett zurückgebracht. Erst hier nehmen wir das Nägelschneiden usw. vor.

| Dauer eines Krankenbades: 10 Minuten |
| --- |

**Dusche**: Je nach Vorrichtung kann der Patient auch im Sitzen geduscht werden.

### 6.4.6 Mundpflege

**Normale Mundpflege**
Zur täglichen Mundpflege gehören Zähneputzen und Mundspülen. Prothesen werden über Nacht herausgenommen und am Morgen nach dem Mundspülen wieder eingesetzt.
**Spezielle Mundpflege bei trockener Zunge und trockenen Lippen**
Ist ärztlich keine Flüssigkeitsbeschränkung verordnet, dann läßt man den Kranken öfter Tee oder auch frisches Wasser trinken. – Auch ist **Borglyzerin** mit einem Wattestäbchen auf Zunge und Lippen aufzutragen. Vorsicht! Keinen Brechreiz erzeugen. Für die Nacht können die Lippen mit Vaseline eingefettet werden.
**Zungenbelag** wird vorsichtig (keine Gewalt anwenden) mit einem Zungenspatel, Holzspatel, noch besser mit Wasser und einer weichen Zahnbürste zu entfernen versucht. Die Gabe von frischen Früchten in Form ausgepreßter Orangen läßt den Belag bereits nach zwei Tagen ohne weiteres verschwinden. Auch das Abreiben der selbstverständlich unverletzten Zunge mit Zitronenscheiben hat seine Wirkung. Hexorallösung wird unverdünnt mit Mulltupfer verwendet.
**Zahnfleischbeschwerden** können durch leichtes Einpinseln mit in Myrrhentinktur getränkten Wattestäbchen gelindert werden.
Zäh haftender Schleim in der Mundhöhle, besonders am Gaumen, kann oft nur mit Mulltupfern entfernt werden. Dazu brauchen wir (Abb. 12):
- Schale, mehrere Mulltupfer
- Pinzette (vorteilhafter dafür ist 1 Kornzange)
- 1 Handtuch

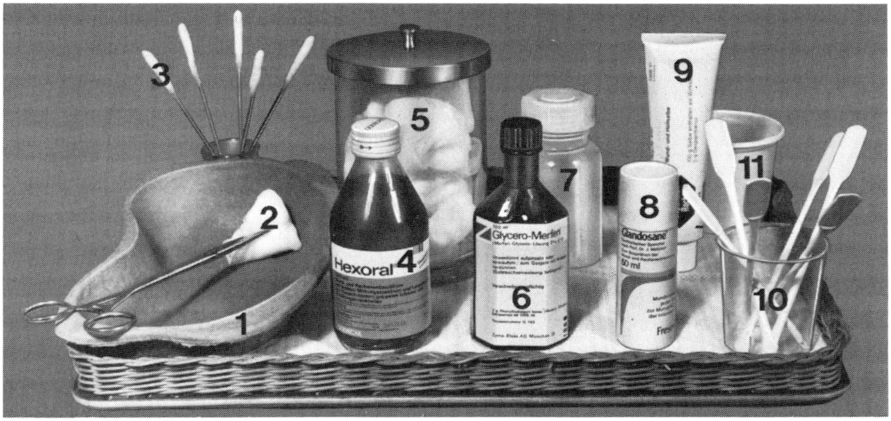


Abb. 12 Mundpflege-Set.

| | | |
|---|---|---|
| 1 = Nierenschale | 5 = Mulltupfer | 9 = Bepanthensalb |
| 2 = Klemme mit Tupfer | 6 = Glycero-Merfen | 10 = Zungenspatel |
| 3 = Watteträger | 7 = Kamillosan | 11 = Einwegabwurfbecher |
| 4 = Hexorallösung | 8 = synthetischer Speichel | |

- kleine Schale mit Wassser, dem etwa 1 Eßlöffel Wasserstoffsuperoxyd 3%ig (1 Eßlöffel auf 1 Glas Wasser) beigegeben wird. Mit einer Kornzange gefaßte Tupfer werden mit dieser Flüssigkeit durchtränkt und lassen sich so für eine sorgfältige Mundreinigung verwenden.

Mundpflegesets, zusammengestellt und steril verpackt, können vom Fachhandel geliefert werden.

## Absaugen des Mund- und Rachenraumes

Für die Altenpflege außerhalb der Klinik kann die Saluta-Aspirette (Absaugpumpe), welche handlich und leicht transportabel ist, verwendet werden.

**Technische Merkmale der Saluta-Aspirette 31:**

| | |
|---|---|
| Saugleistung | 11,5 l/min |
| Vakuum | max. 80 % stufenlos einstellbar |
| Absaugglas | 250 ml |
| Abmessungen in cm | |
| Höhe/Breite/Tiefe | 21/12/18 |
| Gewicht | 2,4 kg |
| Spannung | 220 Volt |
| Leistung | 110 Watt |

Ausführung entsprechend den VDE-Vorschriften.
Die Aspirette hat ein abschraubbares Überlauf-Sicherheitsgefäß.

**Durchführung**: Zu Beginn wird in die Absaugflasche bodenbedeckend Wasser gefüllt. Auf den Absaugschlauch wird ein Einmalkatheter gesetzt, neben das Absauggerät eine Schale mit Wasser gestellt. Das Gerät wird eingeschaltet, der Katheter vorsichtig in den Mund des Patienten bis zum Zungengrund geführt und leicht hin und her bewegt, da es sonst durch die Sogwirkung zum Ansaugen der Mund- beziehungsweise Rachenschleimhaut kommt. Dazwischen muß der Absaugkatheter immer wieder in die bereitgestellte Schale mit Wasser getaucht werden, damit der abgesaugte Schleim den Katheter nicht verstopft und in die Absaugflasche gelangen kann. Die Überlauf-Sicherheitsflasche soll leer bleiben. Das heißt, man muß den Absaugvorgang beenden, wenn die Absaugflasche 100 ml, höchstens 150 ml Füllung anzeigt. Läuft der Inhalt einmal bei Nichtbeachtung in die Sicherheitsflasche über, wird die kleine Flasche abgeschraubt und entleert. Nach Beendigung der Absaugung wird das Gerät (Glasbehälter und Schläuche) gründlich gereinigt und sterilisiert.

## Synthetischer Speichel

Der synthetische Speichel kann bei jeder Art von Mundtrockenheit zur Mundpflege ergänzend verwendet werden.

**100 mm wäßrige Lösung enthalten:**

| | |
|---|---|
| Na-Carboxymethylcellulose | 1,000 g |
| Sorbit | 3,000 g |
| Elektrolyte: | |
| Kaliumchlorid | 0,120 g |
| Natriumchlorid | 0,084 g |
| Magnesiumchlorid (6 $H_2O$) | 0,005 g |
| Calciumchlorid ($2H_2O$) | 0,015 g |
| Kaliummonohydrogenphosphat | 0,034 g |
| (Zitrusaroma | q.s) |

Der synthetische Speichel ahmt in der Zusammensetzung den natürlichen Speichel optimal nach. Geschmacklich angenehm und erfrischend, gewährleistet der synthetische Speichel einen ausreichenden Feuchthalteeffekt. Die praktische Spraydose ermöglicht eine individuelle Applikation in einfacher Weise. Der Mund- und Rachenraum kann je nach Bedarf und, falls ärztlicherseits keine andere Anordnung gegeben wurde, mehrmals am Tag besprüht werden. Der synthetische Speichel ist auch ohne Zitrusaroma erhältlich.

Eine gute Schwester erkennt man daran, wie sorgfältig sie den Mund des Kranken reinigt! Dieser Ausspruch gilt auch für die Altenpflegerin.

Ein Zungenbelag kann in vielen Fällen ein Hinweis für den Arzt sein, der ihn manchmal auf eine organische Erkrankung schließen läßt.

# 7 Krankenbeobachtung

Die Krankenbeobachtung ist beim alten Menschen und vor allem beim verwirrten alten Menschen ganz besonders wichtig, da gestörte Körperfunktionen seine Gesamtverfassung auch im psychischen Bereich stark beeinflussen können (s. Kap. 4.2 Verwirrtheitszustände).

## 7.1 Temperatur

Die Körpertemperatur kann von 36,5 bis 37,4°C als normal bezeichnet werden. Die **erhöhte Körpertemperatur** reicht von 37,5 bis 38°C. Als **Fieber** gilt eine Erhöhung über 38°C (immer rektal gemessen).

**Fiebermessen**
Wir können die Temperatur am sichersten im After, also rektal bestimmen.

| Dauer der Messung: drei bis fünf Minuten. |
|---|

Unter der Achsel, d. h. **axillar**, erhalten wir nicht immer zuverlässige Werte. Die Schweißbildung unter dem Arm kann die Temperatur senken. Dauer der Messung: zehn Minuten.
Die **orale Messung** (sublingual) wird bei geschlossenem Mund vorgenommen und muß mit einem dazu bestimmten Mundthermometer durchgeführt werden. Für die Altenpflege ist die orale Messung ohne große praktische Bedeutung.
**Thermometer** (griech.): Das gebräuchliche Maximalthermometer hat in seinem zugeschmolzenen, luftleeren Glasröhrchen Quecksilber (Hg = Hydrargyrum). Die durch die Erwärmung gleichmäßige Ausdehnung des Quecksilbers ermöglicht die Temperaturablesung durch Ansteigen der Quecksilbersäule an der Skala.
**Anleitung zum rektalen Fiebermessen**: Die Quecksilbersäule wird durch Schütteln auf unter 35°C + heruntergeschlagen. Der Kranke liegt mit angezogenen Beinen in Seitenlage. Nun wird das Fieberthermometer vorsichtig mit der Spitze in den After eingeschoben. Manche Patienten haben Hämorrhoiden, das heißt variköse (krampfaderartige) Erweiterungen des Venengeflechts am unteren Mastdarm. Durch Unvorsichtigkeit könnte man mit dem

Thermometer eine Blutung aus diesen Hämorrhoiden hervorrufen. Um möglichst wenig Schmerzen zu verursachen, kann das Thermometer leicht eingecremt eingeführt werden. Bei unruhigen und alten Patienten wird das Fieberthermometer ca. drei Minuten festgehalten. Zum Herausnehmen hält man Zellstoff bereit.

Die Aufbewahrung des Fieberthermometers geschieht in einem Glas mit Desinfektionslösung. Am Boden des Behälters muß etwas Watte oder Mull liegen.

**Spaltet sich die Quecksilbersäule**, d. h. es ist trotz Herunterschlagens ein Teil des Hg auf 38,5°C hängengeblieben, so wird das Thermometer mit seiner Spitze unter warmes Wasser gehalten. Nun steigt das Quecksilber infolge der Erwärmung und trifft mit dem abgetrennten Stück zusammen, das sich nun mühelos herunterschütteln läßt.

**Wichtige Punkte für die stationäre Fiebermessung und Aufbewahrung der Thermometer**

- Aufbewahrung der Thermometer z. B. in Merfen-Tinktur, 70%igem Alkohol oder 1%iger Zephirol-Lösung (Erneuerung der Lösung einmal wöchentlich).
- Thermometer vor dem Austeilen mit Mull abtrocknen, Lagerung auf Zellstoff in einer Nierenschale.
- Ausgabe der Thermometer an Patienten. Bei rektaler Messung dabeibleiben.
- Die benutzten Thermometer zunächst mit Zellstoff abwischen, anschließend mechanische Reinigung mit Bürste unter fließendem Wasser im Abgußbecken.
- Thermometer ca. eine Stunde in frischer 3%iger Formalin-Lösung (z. B. Lysoform) aufbewahren.
- Abtrocknen mit Mull, zurück in 1%ige Zephirol-Lösung legen.
- Aufbewahrung im Instrumentenschrank.

**Thermometerschutzhüllen zum Einmalgebrauch**: Hygienisch und arbeitserleichternd ist das Fiebermessen mit Thermometerschutzhüllen. Das Thermometer steckt in einer doppelten Hülle. Zum Fiebermessen entnimmt die Schwester oder der Kranke das Thermometer mit der inneren Schutzhülle, die ein Gleitmittel enthält. Man führt das Thermometer zur rektalen Messung ein. Die äußere Hülle liegt auf dem Nachtkästchen bereit. Nach der Temperaturmessung wird das umhüllte Thermometer zurück in die äußere Hülle gesteckt und kann durch das Fenster der Umhüllung abgelesen werden (Näheres siehe Gebrauchsanweisung).

**Schüttelfrost**
Schüttelfrost ist ein für den Patienten unangenehmer Zustand mit starkem Kältegefühl vor Anstieg der Körpertemperatur zum Fieber. Im sogenannten Froststadium wird der Wärmeverlust durch die blasse, mangelhaft durchblutete Haut deutlich gedrosselt. Auf der anderen Seite ist die Wärmebildung im Körper vermehrt, womit sich der schnelle Fieberanstieg erklären läßt.
**Pflegerische Maßnahmen**: Der Patient muß sofort warm ins Bett eingepackt werden. Eine Wärmflasche (mit Schutzhülle) wird an die Beine gelegt. Wenn ein Lichtbogen vorhanden ist, kann dieser über die Füße gestellt und auf volle Lichtstärke geschaltet werden. **Wichtig**: Der Lichtbogen muß überwacht werden! Das bedeutet, daß die Pflegerin unbedingt bleiben muß, solange der Lichtbogen benutzt wird. Sobald der Schüttelfrost vorbei ist, wird rektal die Temperatur gemessen und dem Arzt mitgeteilt.

## 7.2 Puls

**Definitionen**
Wir unterscheiden einen peripheren und einen zentralen Puls. Der **periphere Puls** ist der Anschlag der Blutwelle, wie wir ihn am Handgelenk, an den Schläfen, an der Halsschlagader oder auch am Fußrücken tasten können. Frequenz bedeutet die Häufigkeit eines Vorganges in einer Zeiteinheit. Die Pulsfrequenz, also die Häufigkeit der Pulsschläge, wird in einer Minute festgestellt.
Der **zentrale Puls** entspricht der Herzfrequenz, also der Häufigkeit der Herzschläge in der Minute. Nicht immer stimmt die Herzfrequenz mit der Pulsfrequenz am peripheren Gefäßrohr überein. Wir sprechen dann von einem Pulsdefizit.
Das **Pulsdefizit** kann durch eine Arrhythmie (unregelmäßige Herzschlagfolge) verursacht werden. Bei Vorhofflimmern und absoluter Arrhythmie laufen nicht alle Pulswellen bis in die Peripherie durch.

**Pulsfühlen**
Der Puls wird mittels leichten Druckes unserer Finger (Zeige-, Mittel- und Ringfinger) ermittelt. So wird es gemacht: Der rechte (oder linke) Arm des Patienten liegt locker auf der Bettdecke. Die Finger werden mit leichtem

Druck auf die auf der Beugeseite des Handgelenkes dicht oberhalb dieses Gelenkes fühlbare Speichenschlagader (Radialarterie) gelegt. Die Pulskontrolle gibt uns Aufschluß über den Rhythmus, den Druckablauf und die Größe des Pulses (Abb. 13).

> Normale Pulswerte beim Erwachsenen: 60 bis 80 Schläge pro Minute.
> Alte Menschen haben oft eine Pulsfrequenz unter 60 in der Minute.

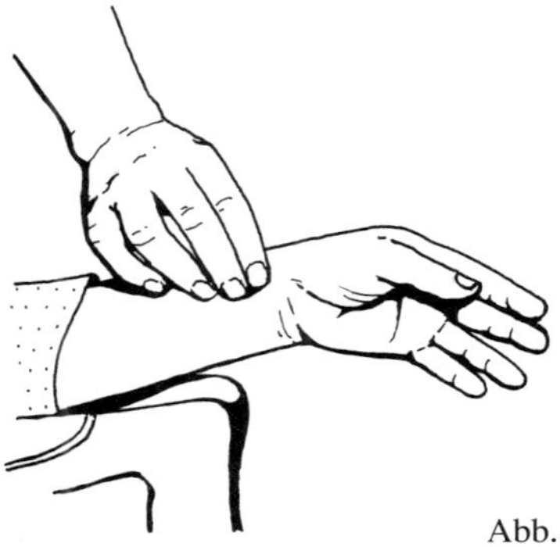

Abb. 13 Tasten des Pulses am Handgelenk.

Die Pulsuhr oder der Sekundenzeiger einer Armbanduhr wird zum Zählen benutzt. Bei der Verwendung von Pulsuhren mit dem Wert einer Viertelminute muß der gewonnene Wert mit 4 multipliziert werden. Bei Pulsunregelmäßigkeiten soll jedoch immer eine ganze Minute ausgezählt werden.
Der **harte Puls** kann bei hohem Blutdruck u. a. zu fühlen sein. Die Härte bedeutet den Widerstand, den der Puls unserem Fingerdruck entgegensetzt.
Ein **weicher Puls** besteht bei Herzschwäche, bei Fieber, bei verschiedenen Infektionskrankheiten u. a.
Als **fadenförmiger Puls** wird ein kleiner, schneller, leicht unterdrückbarer Puls bezeichnet. Diesen Puls finden wir bei Kreislaufversagen, Schock und starkem Blutverlust (Lebensgefahr!).
**Pulskontrolle bei ärztlicher Behandlung mit Herzmitteln:** Bestimmte Medikamente, z. B. Digitalis-Präparate und die sog. Beta-Blocker verlangsamen den Herzschlag und damit die Pulsfolge. **Häufige Pulskontrolle ist wichtig**! Schlägt das Herz plötzlich langsamer oder schneller, muß sofort der Arzt verständigt werden. Durch überdosierte Herzmittel drohen Gefahren.
**Pulsanstieg bei Fieber**: Bei Fieber erhöht sich normalerweise auch die Pulsfrequenz. Eine Temperatursteigerung um 1° C entspricht einer Pulserhöhung von ca. sechs bis sieben Schlägen in der Minute.

## 7.3 Atmung

Wir beobachten das Heben und Senken des Brustkorbes beim liegenden Menschen. Einatmen, Ausatmen, Atempause sind als ein Atemzug zu bewerten. Auch die Atmung wird mit einer Pulsuhr oder dem Sekundenzeiger einer Armbanduhr ausgezählt. Um den Kranken abzulenken, hält die Pflegerin locker dessen Handgelenk wie zum Pulsfühlen. Dabei beobachtet sie die Atmung. Nicht immer kann mit »Hand auf die Brust legen« die Atmung gezählt werden, weil manche Patienten sofort unregelmäßig oder schneller zu atmen beginnen.

**Normale Atmung:** Der Erwachsene macht in der Minute 16 bis 20 Atemzüge (Abb. 14).

**Abnorme Atmung** (Abb. 14): Von den verschiedenen abnormen Formen der Atmung ist z. B. die **Kußmaulsche Atmung** (Adolf Kußmaul, Internist Heidelberg 1822 – 1902), die sogenannte große Atmung, für die Altenpflege besonders bedeutsam, die beim schweren diabetischen Koma auftritt und mit einer fortschreitenden Trübung des Bewußtseins verbunden ist .

Weitere abnorme Formen können auch bei verschiedenen Vergiftungen, Gehirn- und Herzerkrankungen beobachtet werden.

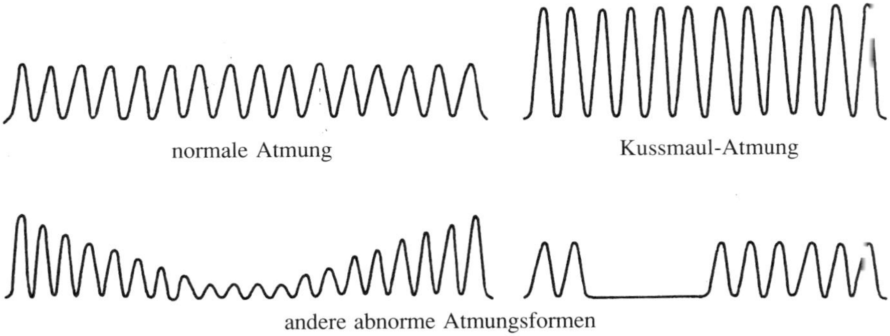


Abb. 14 Atmungsmuster.

## 7.4 Beobachtung von Ausscheidungen

Nachdem wir auf Schlafen und Wachen, Allgemeinverhalten, Essen, Aussehen usw. unserer Pflegebefohlenen achten, müssen wir im Krankheitsfall auch unser Augenmerk auf die Ausscheidungen des Patienten richten.

**Ausscheidungen sind**: Stuhl, Harn, Sputum (Auswurf), Erbrochenes.

Der **Stuhl** kann verändert sein, z. B. Teerstuhl bei Blutungen, farbloser Stuhl bei Leber- und Gallenstörungen, erbsenbreiartig bei Typhus.
Der **Harn** kann bereits allein durch seine Farbe, z. B. wie dunkles Bier aussehend, bei Leber- und Gallenerkrankungen dem Arzt die Diagnose erleichtern oder bestätigen. Ein rötlicher Harn kann Blutbeimengungen haben (Nierensteine), auch rote Beete können die Harnfarbe beeinträchtigen.
Das **Sputum** ist zusammengesetzt aus flüssigen und zellulären Absonderungen der oberen und unteren Luftwege. Es kann auch Bestandteile aus der Mundhöhle, Speichel, Nahrungsreste, Blut enthalten. Besonders Blutbeimengungen sind von großer klinischer Bedeutung. Bei Lungenblutungen beispielsweise ist der Auswurf hellrot, bei Lungenentzündung rostbraun.
**Erbrochenes** kann bei Magenblutungen wie Kaffeesatz aussehen. Gallensaftbeimengungen können das Erbrochene grünlich oder gelblich färben. Erbrochene Speisen können unter Umständen Aufschluß über eine Nahrungsmittelvergiftung geben.
Krankhafte Veränderungen der Ausscheidungen sind dem Arzt zu melden beziehungsweise zu zeigen. Schon der Geruch der Ausscheidungen kann für den Arzt ein wichtiger Hinweis sein.
**Aufbewahrung von Ausscheidungen zur ärztlichen Untersuchung**: Die Ausscheidung wird in ein sauberes Glas mit Schraubdeckel gefüllt und verschlossen zum Arzt gebracht. In der Klinik kann die Ausscheidung auch in der Nierenschale o. ä. belassen werden. Vom Stuhl genügt immer nur ein kleiner Teil zur Untersuchung.

### 7.4.1 Harn

Harnuntersuchungen können erfolgen an:

- **Spontanurin** – von selbst abgelassener Urin
- **Morgenurin** – Spontanurin. Doch darf dieser Urin sich nicht schon die Nacht hindurch in der Blase gesammelt haben. Wenn der Arzt einen Morgenurin zur Untersuchung anfordert, muß der Patient im Laufe der Nacht schon einmal Wasser lassen, dann erst am Morgen den Urin auffangen. Sterile Einmalgläser oder -behälter sind in Apotheken erhältlich.
- **Mittelstrahlurin** – wird vom Spontanurin aufgefangen.
  Der Mittelstrahlurin wird in einem sauberen Glasgefäß aufgefangen, und zwar erst, nachdem der Patient etwas Urin in die Toilette gelassen hat. Nun fängt man die mittlere Harnportion in das Glas direkt auf. Der Rest wird wieder in die Toilette abgelassen! Selbstverständlich muß die weibliche

Patientin zuvor sauber gereinigt werden, so daß wenigstens ein bakterienarmer Urin zur Untersuchung gewonnen wird.

- **Sammelurin** – bedeutet einen in einem Glas über 24 Stunden gesammelten Urin. Da die normale Ausscheidung im Lauf von 24 Stunden cirka 1 500 ml beträgt, muß ein großes Glas (Uringlas mit 2 000 ml) bereitgestellt werden. Für die Harnuntersuchung genügen 100 ml. Sammelurine können bei Nieren-, Herz- und Zuckerkranken ärztlich angeordnet sein.

**Beschriftung von Urinproben**:

Name:
Anschrift:
Datum: Geburtsdatum: Krankenkasse:
Beim Sammelurin: Gesamtmenge

### Spezifisches Gewicht

Harn wiegt schwerer als Wasser, weil er gelöste Salze enthält. Zur Bestimmung des spezifischen Gewichts verwendet man ein **Urometer** = Harnwaage (Abb. 15a).
Die Temperatur des Urins ist maßgebend für die richtige Gewichtsangabe. Das Urometer ist in der Regel auf 15° C geeicht, eine Temperatur, die der Urin erst erreicht, wenn er eine Zeitlang gestanden hat. Beim Urinwiegen legt man das Gewicht von einem Liter = 1000 ml Harn zugrunde.

Die an dem schmalen Teil der Senkspindel befindliche Skala zeigt am oberen Ende die Zahl 1000, am unteren 1060. Taucht man das Urometer in gewöhnliches Wasser, so sinkt es bis zur Marke 1000, d. h. wiederum: Das spezifische Gewicht des Wassers ist eins.
Je dichter aber eine Flüssigkeit ist, d. h. je mehr gelöste Stoffe sie enthält, um so weniger senkt sich die Spindel, desto höher ist also das spezifische Gewicht.

Das Urometer muß immer frei im Meßbehälter schwimmen. Der Behälter muß auf einer geraden Ebene stehen. Hat sich Schaum auf dem Harn gebildet, so muß dieser mit einem Filterpapier vorher entfernt werden.
Hat man eine sehr kleine Menge zu messen, so benötigt man dazu einen kleinen Meßzylinder und ein kleineres Urometer. Abgelesen wird das spezifische Gewicht an der Marke, die in den Harn taucht (Abb. 15 b).
Da wir beim Urinwiegen immer die Menge von 1 Liter = 1000 ml zugrundelegen, muß die dem Arzt gemachte Angabe immer hiervon ausgehen.

**Beispiel**: Wir haben die Menge von 1800 ml (ccm) gemessen, das spezifische Gewicht dieser 1800 ml ist (am Urometer) 25. Die Meldung an den Arzt lautet: 1800 ml (ccm) Menge, 1025 spezifisches Gewicht.
Auch wenn die Menge einen Liter übersteigt, bleibt das spezifische Gewicht auf den zugrunde-

gelegten einen Liter Harn bezogen. Wir können von den 1800 ml einen kleinen Teil abnehmen oder auch die ganze Menge messen, das spezifische Gewicht behält in jedem Fall seinen Wert von 1025.

**Aufbewahrung des Urometers:** Das Urometer wird mit sauberem Wasser abgespült und in seinen Pappbehälter zurückgesteckt. Man kann das Urometer auch schwimmend in einem Glas Wasser aufbewahren. In jedem Fall muß es aber zum Bestimmen des spezifischen Gewichts trocken in den Urin eingetaucht werden.

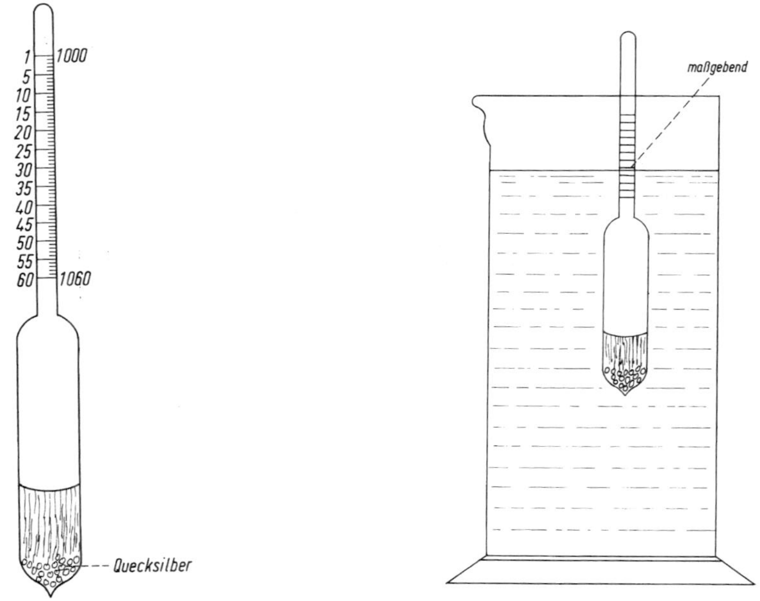


a) b)

Abb. 15 Bestimmung des spezifischen Gewichts von Urin mit dem Urometer (näheres im Text).
a) das Urometer
b) Abgelesen wird das spezifische Gewicht an der Marke, bis zu der die Spindel in den Urin eintaucht.

**Wasserversuch** (nach Vollhard*) = Nierenfunktionsprüfung
Dauer 24 Stunden; wir richten Uringläser mit folgender Beschriftung her:

| | | |
|---|---|---|
| 8.00 Uhr | 10.30 Uhr | 18.00 Uhr |
| 8.30 Uhr | 11.00 Uhr | 20.00 Uhr |
| 9.00 Uhr | 12.00 Uhr | 8.00 Uhr |
| 9.30 Uhr | 14.00 Uhr | |
| 10.00 Uhr | 16.00 Uhr | |

* Franz Vollhard: deutscher Internist, 1872–1950.

Der Kranke erhält um 7.00 Uhr 7000 oder 1500 ml Tee. Der Tee muß während einer halben Stunde getrunken werden. Nach einer weiteren halben Stunde, also um 8.00 Uhr, geht der Patient das erste Mal auf das Glas. Er muß nun versuchen, zu den angegebenen Zeiten Urin in das dafür bestimmte Glas zu lassen. Von jedem Glas werden die Menge und das spezifische Gewicht bestimmt und notiert. Der Kranke erhält an diesem Tag je nach Verordnung (also über 24 Stunden) nur Trockenkost. Bei stationärer Behandlung wird eine Spezialkurve mit den Werten von jeder Portion angelegt.

### 7.4.2 Stuhl

**Stuhl zur bakteriologischen Untersuchung**
Zur Aufnahme eines kleinen, etwa bohnengroßen Stückes Stuhl dient ein steriles Röhrchen mit Schäufelchen.

Die **Beschriftung** lautet:
Name:
Adresse:
Datum:
Geburtsdatum:
Krankenkasse:
Angabe: Stuhl bakteriologisch

**Blut im Stuhl**
Blutbeimengungen im Stuhl werden meistens mit dem Haemoccult-Test nachgewiesen. Eisen aus Medikamenten oder Pflanzen beeinflußt diesen Test nicht, jedoch sollte der Patient vier Tage lang vor dem Test kein Fleisch oder Fleischprodukte essen (Wurst, Innereien).
Von Stuhlgängen an drei aufeinanderfolgenden Tagen nimmt man jeweils eine kleine Probe, die auf ein spezielles Papier aus einem fertig abgepackten, beschrifteten Briefchen mit einem mitgelieferten Spatel ausgestrichen wird. Das Briefchen, auf dem auch detaillierte Gebrauchsanweisungen zu lesen sind, wird mit den Proben an den behandelnden Arzt weitergeleitet.

### 7.4.3 Sputumuntersuchungen

Als Auffangbehälter kommen Petrischalen oder sterile Gläser in Frage. Stationär wird oft zusätzlich der Magensaft nüchtern entnommen. Da nachts im Schlaf Schleim verschluckt wird, lassen sich bei Tuberkulose im Magensaft sicherer Bakterien nachweisen als im Sputum selbst.

Werden in Ausscheidungen Erreger gefunden, so nennt man das Ergebnis **positiv**, das Zeichen für positiv ist ein +.
Verläuft die Untersuchung ohne krankhaften Befund, so heißt es: **negativ**, das Zeichen für negativ ist Ø.

## 7.5 Fortlaufende Dokumentation von Befunden

### 7.5.1 Grundsätzliches zur Kurvenführung

Eine Kurve soll fortlaufend über wesentliche Daten und Meßwerte des Kranken Auskunft geben. Es werden aufgezeichnet: Temperatur, Puls, Gewicht, Atmung, Ausscheidungen, Verordnungen wie Medikamente, Diät, Therapie usw.
**Zweck einer Kurve**: Der Arzt kann den Verlauf der Krankheit sowie seine Anordnungen besser und schneller überblicken.
**Datierung**. Als erster Krankheitstag gilt der Tag der stationären Aufnahme. Die Sonn- und Feiertage können durch einen roten Kreis gekennzeichnet werden. Nur der Einweisungstag führt die volle Angabe des Datums. Die folgenden Tage können wie Nummern aufgeführt werden. Jeder neue Monat muß ebenfalls wieder ganz ausgeschrieben werden, z. B. 1. 8. 1989.
Die Kurve muß sauber und übersichtlich geführt werden (s. Abb. 16). Die Angaben müssen sich unbedingt mit den Anordnungen des Arztes decken. Alle abgesetzten **Verordnungen** werden sofort »abgehängt«, d.h. an dem Tag, an dem die Medizin z. B. das letzte Mal gegeben wurde, wird ein Haken (>) dahintergesetzt. Alle Verordnungen, die über längere Zeit gegeben werden, können mit Wiederholungsstrichen in der gleichen Reihe, in der sie schriftlich aufgeführt sind, fortgesetzt werden.
Abbildung 16 soll nur ein Beispiel für viele Möglichkeiten darstellen, wie Befunde fortlaufend festgehalten werden können. Auch sind ärztliche Anordnungen und die an verschiedenen Krankenhäusern unterschiedliche Kurvenführung zu berücksichtigen. Je nach ärztlicher Anordnung oder Übung des Hauses kann das Schema variiert werden. Das Kadex-System beispielsweise ermöglicht eine umfassende Dokumentation. Wichtig für die gute Betreuung wäre auch der Vorschlag, je ein Blatt anzulegen für:

- Besuche (Angehörige, Bekannte usw.)
- besondere Unternehmungen (Kirche, Ausflug, Café usw.).

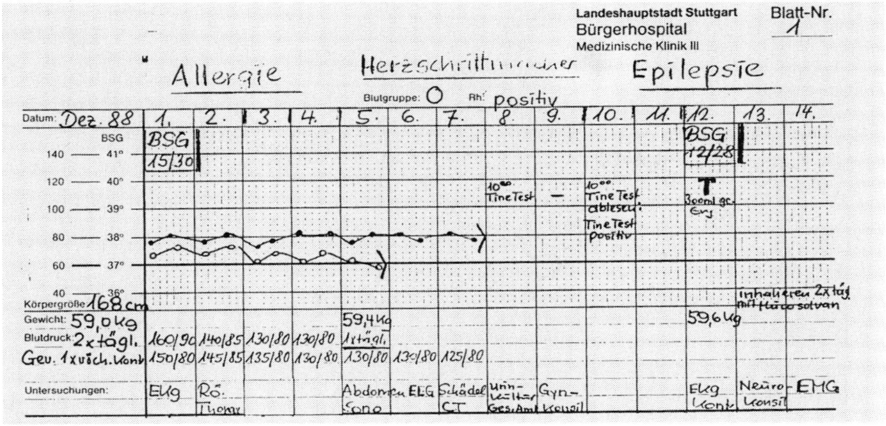


Abb. 16a

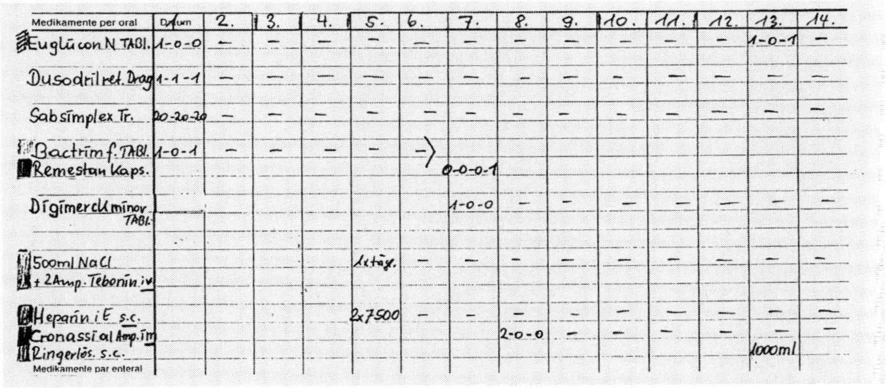


Abb. 16b

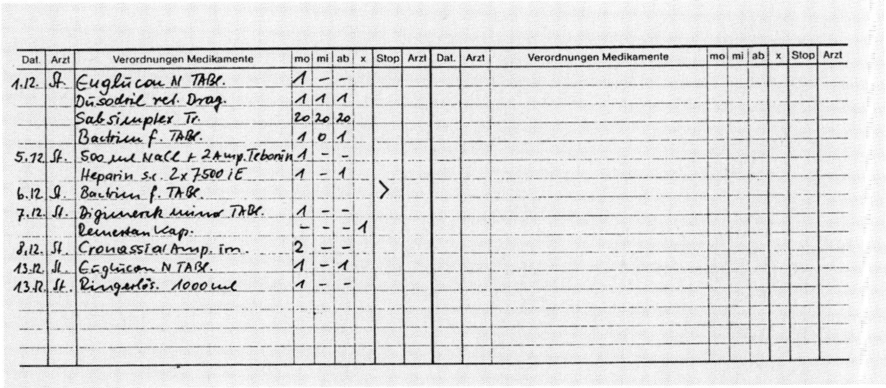


Abb. 16c

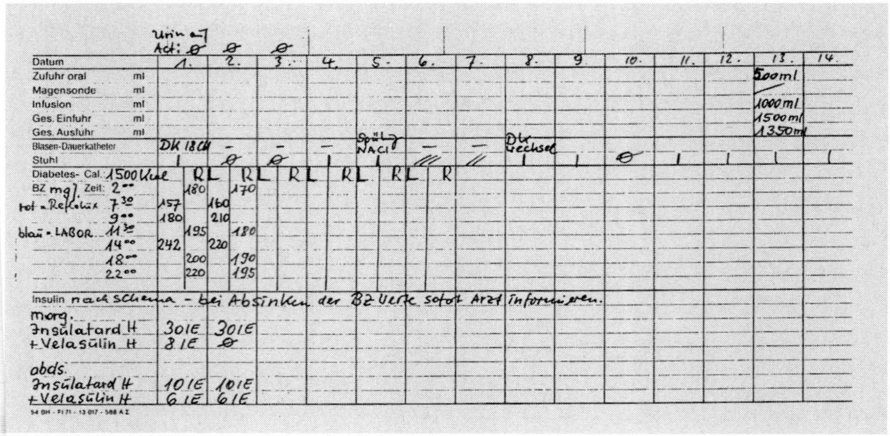

| Datum | 1. | 2. | 3. | 4. | 5. | 6. | 7. | 8. | 9 | 10. | 11. | 12. | 13. | 14. |
|---|---|---|---|---|---|---|---|---|---|---|---|---|---|---|
| Urin auf Act: | ∅ | ∅ | ∅ | | | | | | | | | | | |
| Zufuhr oral ml | | | | | | | | | | | | | 500 ml | |
| Magensonde ml | | | | | | | | | | | | | | |
| Infusion ml | | | | | | | | | | | | | 1000 ml | |
| Ges. Einfuhr ml | | | | | | | | | | | | | 1500 ml | |
| Ges. Ausfuhr ml | | | | | | | | | | | | | 1350 ml | |
| Blasen-Dauerkatheter | DK 18 Ch | – | – | – | Spülg NaCl | – | – | DK wechsel | | | | | | |
| Stuhl | \| | ∅ | ∅ | \| | \| | /// | // | \| | \| | ∅ | \| | \| | \| | \| |
| Diabetes- Cal. 1500 Kcal | R L | R L | R L | R L | R L | R | | | | | | | | |
| BZ mg% Zeit: 2.00 | 180 | 170 | | | | | | | | | | | | |
| rot = Reflolux 7.30 | 157 | 160 | | | | | | | | | | | | |
| 9.00 | 180 | 210 | | | | | | | | | | | | |
| blau = LABOR 11.30 | 195 | 180 | | | | | | | | | | | | |
| 14.00 | 242 | 220 | | | | | | | | | | | | |
| 18.00 | 200 | 190 | | | | | | | | | | | | |
| 22.00 | 220 | 195 | | | | | | | | | | | | |
| Insulin nach Schema – bei Absinken der BZ-Werte sofort Arzt informieren. | | | | | | | | | | | | | | |
| morg. | | | | | | | | | | | | | | |
| Insulatard H | 30 IE | 30 IE | | | | | | | | | | | | |
| + Velasulin H | 8 IE | ∅ | | | | | | | | | | | | |
| abds. | | | | | | | | | | | | | | |
| Insulatard H | 10 IE | 10 IE | | | | | | | | | | | | |
| + Velasulin H | 6 IE | 6 IE | | | | | | | | | | | | |

54 BH - FI 71 - 13 017 - 588 A I

Abb. 16d

Abb. 16 Praktisches Beispiel einer umfassenden Kurve mit Tag für Tag erhobener Information. In Wirklichkeit befinden sich die Abschnitte a bis d auf einem zusammenhängenden Bogen. Um die Übersicht zu verbessern, werden manche Eintragungen in Rot oder anderen Farben vorgenommen. Ein > bedeutet Absetzen.

a) Übersicht der klinischen Befunde und besonderen Untersuchungen. Die Pulsfrequenz wird rot eingetragen.

b) Übersicht der verabreichten Medikamente. Die Medikamente werden mit farbig eingezeichneten Kästchen (links) zusätzlich gekennzeichnet.

c) Übersicht über die vom Arzt verordneten Medikamente.

d) Arzt-Insulin-Schema mit Blutzuckerwerten und Insulinverordnungen. Reflolux ist ein Gerät zur Blutzuckerbestimmung, das auf der Station oder zuhause gute Orientierungswerte liefert, die jedoch weniger genau sind als die vom Labor.

## 7.5.2 Eintragungen über Ausscheidungen

**Stuhl** wird mit einem senkrechten Strich angeführt. Der erfolgte Stuhlgang muß sofort von der Pflegekraft registriert werden. Hat der Kranke keinen Stuhlgang gehabt, so wird eine »∅« eingesetzt. Ei = Einlauf, auch Klistiere werden in der Kurve vermerkt.

## 7.5.3 Eintragungen über Temperatur und Puls

### Temperatur

Temperatur wird meist am Morgen und am Spätnachmittag gemessen. Man teilt daher das Feld eines Tages in zwei Hälften. Das heißt, die Frühtemperatur

kommt mehr links und die Abendtemperatur etwas nach rechts in das Feld. Ist eine Messung mehrmals am Tage angeordnet, so werden die kleinen oben stehenden Zahlen von 2 bis 24 beachtet und die Temperatur in Reihenfolge der einzelnen Stunden eingesetzt. (Diese Stundeneinteilung ist nicht auf allen Kurven aufgeführt.)
Schüttelfrost wird extra vermerkt.
Wird die Temperatur rektal gemessen, so wird dies mit einem Punkt in einem Kreis ⊙ angezeigt. Wird axillar gemessen, so zeichnet man nur den Punkt ein.

**Verbinden der Werte**
Die Temperaturen und auch die Pulswerte werden, wie in Abb. 16 und 17 zu sehen ist, fortlaufend miteinander verbunden.
**Temperatur**. Ein Kästchen (□) entspricht 0,2 Grad. Das heißt: Jede gerade Zahl liegt auf dem Strich (□), jede ungerade Zahl im Kästchen (⊡).Die Temperatur wird blau eingetragen. Die rektal gemessene Temperatur wird mit einem offenen Punkt, die axillare Temperatur mit einem geschlossenen Punkt gekennzeichnet.

**Puls.** Der Pulswert wird **rot** eingetragen. Meist wird nur einmal am Tag der Puls gezählt. Man kann darum den Pulspunkt in die Mitte des Tageskästchens eintragen. Ein Kästchen (Karo), entspricht vier Schlägen pro Minute (Abb. 17).

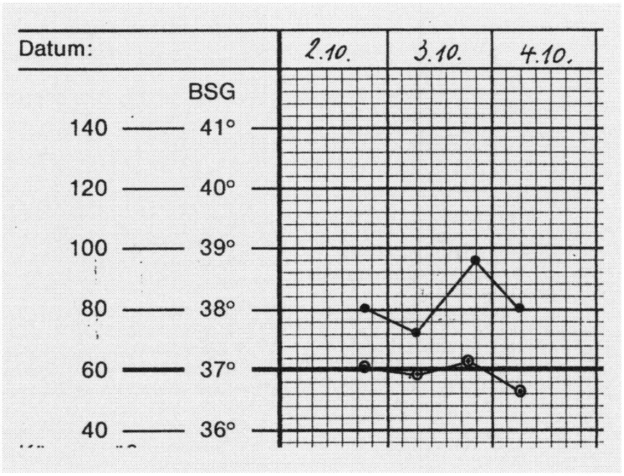


Abb. 17 Beispiel für die Eintragung von Temperatur (untere Kurve: 37°–36,9°–37,1°–36,6°) und Pulsfrequenz (obere Kurve: 80–72–96–80) in Beobachtungskurven (vgl. Text und Abb. 16).

### 7.5.4 Eintragungen über Kost und Diät

Eintragungen am Anfang (z. B. salzarm, 1000 ml Flüssigkeit) gelten, bis etwas anderes verordnet wird, und müssen nicht täglich neu eingetragen werden.

### 7.5.5 Eintragungen über Medikamente

**Antibiotika, Sulfonamide, Herzmittel und andere wichtige Medikamente werden farbig unterstrichen.** Dies dient als Blickfang. **Opiate** müssen jedesmal ganz ausgeschrieben werden.
Wird ein Medikament nur **bei Bedarf** gegeben, so wird es in der Kurve mit »b. B.« vermerkt und nur dann aufgeschrieben, wenn es tatsächlich gegeben wurde. Injektionen schreibt man oben ein, nach etwas Abstand weiter unten die anderen Medikamente.
**Anwendungen** wie Einreibungen, Inhalationen, Wickel usw. kann man unterhalb der 36er Temperaturlinie aufführen.
Wenn nicht anders verlangt, werden wöchentlich **Gewichtskontrollen** eingetragen.
Werden Medikamente nur jeden zweiten Tag gegeben, so wird, wenn ausgesetzt wurde, nur ein Querstrich gemacht.
Weitere Eintragungen wird der Arzt manchmal selbst vornehmen, z. B. intravenöse Injektionen, Röntgenuntersuchungen, Infusionen usw.
Alle Aufzeichnungen sollen eine gewissenhafte Versorgung des Pflegebefohlenen unterstützen.

### 7.5.6 Wichtige Kalenderdaten und Beobachtungszeitraum

Unbedingt soll der Entlassungs- oder Sterbetag des Betreffenden in der Kurve vermerkt sein. Bei der **Entlassung** schreiben wir zum Datum des Entlassungstages das Wort »Entlassen«.
Für den **Sterbetag** wird zu dem Kreuz +, das man dem Datum oben an der Kurve beifügt, auch noch die Sterbezeit, also die genaue Uhrzeit des Ablebens vermerkt.
Zur intensiven Kurzzeitbeobachtung oder um sich einen Überblick über einen längeren Zeitraum zu verschaffen, können die **Beobachtungsintervalle** verschieden gewählt und die Befunde z. B. in einer Tages-, Wochen- oder Monatskurve festgehalten werden (s. Abb. 18, 19 bzw. 20).

| Zeit | Temperatur | Puls | Medikamenta | Kost | Ausscheidungen | Sonstiges |
|---|---|---|---|---|---|---|
| 6.00 | | | | | | |
| 7.00 | | | | | | |
| 8.00 | | | | | | |
| 9.00 | | | | | | |
| 10.00 | | | | | | |
| 11.00 | | | | | | |
| 12.00 | | | | | | |
| 13.00 | | | | | | |
| 14.00 | | | | | | |
| 15.00 | | | | | | |
| 16.00 | | | | | | |
| 17.00 | | | | | | |
| 18.00 | | | | | | |
| 19.00 | | | | | | |
| 20.00 | | | | | | |
| 21.00 | | | | | | |
| 22.00 | | | | | | |
| 23.00 | | | | | | |
| 24.00 | | | | | | |
| 1.00 | | | | | | |
| 2.00 | | | | | | |
| 3.00 | | | | | | |
| 4.00 | | | | | | |
| 5.00 | | | | | | |

Abb. 18 Beispiel eines Beobachtungsbogens für einen Tag.

*Name:* ______________________________

| *Datum:* | *Früh* | *Abend* | *Datum:* | *Früh* | *Abend* |
|---|---|---|---|---|---|
| Temperatur: | | | Temperatur: | | |
| Puls: | | | Puls: | | |
| Medikamente: | | | Medikamente: | | |
| *Datum:* | *Früh* | *Abend* | *Datum:* | *Früh* | *Abend* |
| Temperatur: | | | Temperatur: | | |
| Puls: | | | Puls: | | |
| Medikamente: | | | Medikamente: | | |
| *Datum:* | *Früh* | *Abend* | *Datum:* | *Früh* | *Abend* |
| Temperatur: | | | Temperatur: | | |
| Puls: | | | Puls: | | |
| Medikamente: | | | Medikamente: | | |
| *Datum:* | *Früh* | *Abend* | *Datum:* | *Früh* | *Abend* |
| Temperatur: | | | Temperatur: | | |
| Puls: | | | Puls: | | |
| Medikamente: | | | Medikamente: | | |

Abb. 19 Beispiel eines Vordrucks für wöchentliche Eintragungen (Wochenkurve).

| Monat | 1 | 2 | 3 | 4 | 5 | 6 | 7 | 8 | 9 | 10 | 11 | 12 | 13 | 14 | 15 | 16 | 17 | 18 | 19 | 20 | 21 | 22 | 23 | 24 | 25 | 26 | 27 | 28 | 29 | 30 | 31 |
|---|---|---|---|---|---|---|---|---|---|---|---|---|---|---|---|---|---|---|---|---|---|---|---|---|---|---|---|---|---|---|---|
| Tag | | | | | | | | | | | | | | | | | | | | | | | | | | | | | | | |
| Kostform | | | | | | | | | | | | | | | | | | | | | | | | | | | | | | | |
| Blutdruck | | | | | | | | | | | | | | | | | | | | | | | | | | | | | | | |
| Temperament | | | | | | | | | | | | | | | | | | | | | | | | | | | | | | | |
| Puls | | | | | | | | | | | | | | | | | | | | | | | | | | | | | | | |
| Medikamente | | | | | | | | | | | | | | | | | | | | | | | | | | | | | | | |
| | | | | | | | | | | | | | | | | | | | | | | | | | | | | | | | |
| | | | | | | | | | | | | | | | | | | | | | | | | | | | | | | | |
| | | | | | | | | | | | | | | | | | | | | | | | | | | | | | | | |
| | | | | | | | | | | | | | | | | | | | | | | | | | | | | | | | |
| Bäder | | | | | | | | | | | | | | | | | | | | | | | | | | | | | | | |
| Verbände | | | | | | | | | | | | | | | | | | | | | | | | | | | | | | | |
| Verordnungen | | | | | | | | | | | | | | | | | | | | | | | | | | | | | | | |
| Stuhl | | | | | | | | | | | | | | | | | | | | | | | | | | | | | | | |
| Erbrechen | | | | | | | | | | | | | | | | | | | | | | | | | | | | | | | |
| Blutzucker | | | | | | | | | | | | | | | | | | | | | | | | | | | | | | | |
| Gewicht | | | | | | | | | | | | | | | | | | | | | | | | | | | | | | | |

Abb. 20 Beispiel eines Vordrucks für monatliche Eintragungen (Monatskurve).

# 8 Besondere Lagerung bei verschiedenen Erkrankungen

Lagerungen sollen erkrankte oder gelähmte Körperteile entlasten oder auch bei verschiedenen Krankheiten (Bronchialasthma, Herzerkrankungen) Erleichterung bringen. Zum Lagern eignen sich Schienen, Spreusäckchen, Kissen, Schaumgummi, Decken. (Sandsäcke sind zu hart.) Sollen Lagerungen ihren Zweck erfüllen, d. h.

- entlasten,
- ruhigstellen,
- stützen,

müssen sie auch richtig angewendet werden. In der Folge einige Lagerungen, die in der Altenpflege von Bedeutung sind.

## 8.1 Lagerung bei Venenentzündungen

In jedem Fall, auch wenn nur die Venen am Unterschenkel entzündet sind, **beginnt die Lagerung am Oberschenkel.** So kann es gemacht werden: Eine Wolldecke wird zusammengefaltet, der Länge nach unter das hochgehobene Bein bis in Gesäßhöhe angelegt. Meistens kann unten am Fuß das übrige Stück Decke nochmals nach unten umgebogen werden. Dadurch wird das Bein nun schon leicht erhöht. Als weitere Erhöhung kann ein Sofakissen unter das Bein auf die bereits liegende Decke gelegt werden. Dieses Kissen muß nicht mehr ganz zum Oberschenkel hochreichen. Man kann das Sofakissen, das ja meistens auch nicht so lang wie das ganze Bein ist, von der Kniekehle aus nach unten zum Fuß hin verlaufen lassen (Abb. 21).

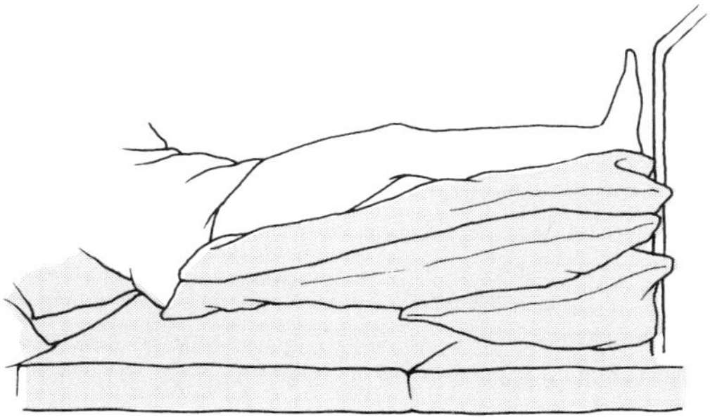

Abb. 21 Lagerung bei Venenentzündung

Eine weitere Möglichkeit, wenn keine Spreusäcke vorhanden sind, ist die Verwendung eines Keilkissens. Aber der Keil allein genügt nicht. Er wird der Breite nach zu Füßen ins Bett gelegt. Auf diesen Keil kommt entweder noch ein zusammengelegtes Kopfkissen, das dann in die Kniekehle und bis zum Oberschenkel reicht, oder, wenn beide Beine hochgelagert werden müssen, kann das Kopfkissen ganz eingelegt werden. Die Industrie stellt heute noch vielerlei fertige Keilpolster u. ä. zu Lagerungszwecken her.
Die Verordnung von Schienen bleibt dem Arzt vorbehalten. Die Lagerung bei Venenentzündung kann noch durch eine Fußstütze vervollständigt werden. Als Fußstütze kann evtl. eine überzogene, mit Schaumgummi gepolsterte Schachtel so in das Bett gestellt werden, daß sie die Belastung des hochgelagerten Beines durch Oberbetten verringert. Ebenso kann ein Schemel dazu verwendet werden. Die Lagerung bei Venenentzündung dient in erster Linie der Ruhigstellung des erkrankten Beines. Durch die Hochlagerung wird bei entstandenen Stauungen der Rückfluß erleichtert.

Zwei Punkte sind für die richtige Lagerung (Hochlagerung beider Beine) zu beachten:
- Durch die richtige Hochlagerung soll der Venendruck gleich Null sein.
- Um eine völlige Entspannung der Beinmuskulatur zu gewährleisten, muß das Knie in halber Beugung unterstützt sein.

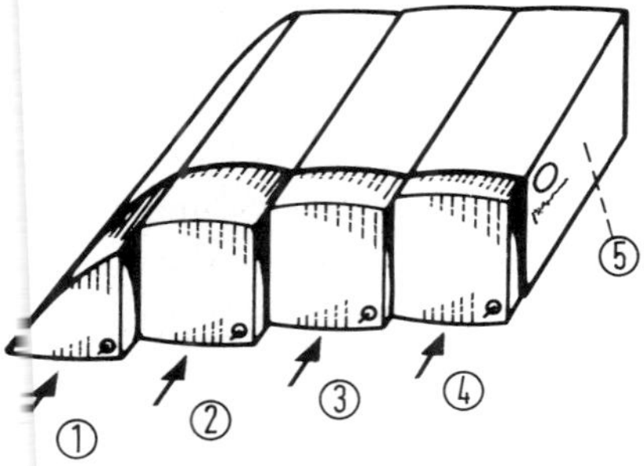


Abb. 22 Venenkissen (Venen-Polster nach R. May).
Es besteht aus einer dreieckigen Kammer (Nr. 1), drei quadratischen Kammern (Nr. 2–4) und einer Rahmenhülle (Nr. 5). Diese wird so ausgebreitet, daß die Marke mit der Patentnummer rechts liegt. Nun werden die Einzelkammern aufgefaltet und schwach aufgeblasen in die Öffnungen eingeschoben. Am besten beginnt man mit der Kammer Nr. 4, legt dann die weiteren quadratischen Kammern Nr. 3 und Nr. 2 ein und endet mit der dreieckigen Kammer Nr. 1. Die Ventile müssen natürlich alle vorn und nach rechts unten ausgerichtet sein. Jetzt können die Kammern halb aufgeblasen, nochmals zurechtgerückt und dann fertig aufgeblasen werden. Die Ventilkappe wird fest in das Ventil eingfügt, und abschließend wird das Ventil in die Kammer hineingedrückt. Das Kissen darf jedoch nicht prall wie ein Ballon aufgeblasen werden, da es dann nicht mehr elastisch ist, Schmerzen verursacht und vorzeitig seine Haltbarkeit einbüßt. Andererseits darf das Kissen nicht so weich sein, daß die Beine einsinken und die Luft seitlich weggedrückt wird. Bei Gebrauch wird empfohlen, das Kissen mit dem hierzu passenden Leinenüberzug zu versehen oder es notfalls in ein Leinenlaken einzuschlagen. Keinesfalls darf ein Heizkissen oder dergleichen mit dem Kissen in Berührung kommen, da das Material durch die Hitze brüchig wird und die Luft entweichen würde.

Diesen Forderungen entspricht auch das im Fachhandel erhältliche aufblasbare Venenkissen (Abb. 22).

> Treten unter Hochlagerung starke Schmerzen im Fuß und Unterschenkel auf, werden Zehen blaß und gefühllos, so muß die Hochlagerung aufgehoben und sofort der Arzt verständigt werden.

## 8.2 Lagerung bei Herzinfarkt und anderen Herzkrankheiten

Der Kranke liegt mit erhöhtem Oberkörper bequem auf zwei bis drei Kissen im Bett, nicht ganz sitzend. Zur Entlastung des Kreislaufes werden die Arme auf Kissen oder überzogene Pappkartons oder Spreusäckchen, leicht abgewinkelt, hochgelagert. Die Beine werden nur leicht erhöht. Auch hier soll die Kniekehle gut unterstützt werden, die Unterlage auch noch den angrenzenden Oberschenkelabschnitt unterstützen. Eine Fußstütze verhindert das Hinunterrutschen des Patienten. Diese Lagerung unterstützt den Rückfluß des Blutes zum Herzen, Stauungen gehen zurück. Herzkranke werden nach ärztlichem Rat gelagert.

## 8.3 Lagerung bei Asthma

Der Kranke sitzt, gut mit Kissen gestützt, im Bett. Die Beine können durch eine kleine Knierolle oder ein eingelegtes Spreusäckchen leicht abgewinkelt und dadurch entspannt werden. Zugleich wird die sitzende Lage des Kranken leichter erhalten. Die Arme werden wie beim Herzkranken hochgelagert und die Füße abgestützt. Diese Lagerung erleichtert dem Patienten das Atmen. Der Brustkorb wird durch das Abstützen der Arme erweitert und die Atemhilfsmuskulatur kann dadurch besser arbeiten (Abb. 23).

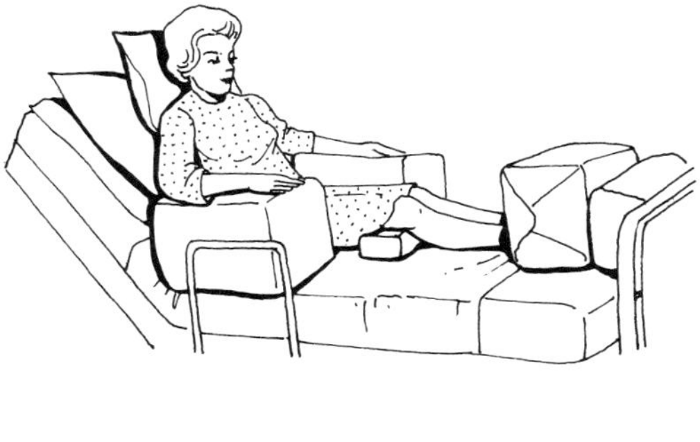

Abb. 23 Lagerung bei Atemnot, insbesondere bei Bronchialasthma und schweren Herzerkrankungen

## 8.4 Lagerung bei Schlaganfall

Bei Lähmungen muß eine Lagerung vor allem den Zweck erfüllen, daß sie Fehlstellungen und Versteifung gelähmter Gliedmaßen verhindern hilft (Kontraktur-Prophylaxe).

**Lagerung bei halbseitiger Lähmung**:

Der Kranke liegt mit leicht erhöhtem Oberkörper. Der gelähmte Arm wird vom Körper abgewinkelt auf einem Spreusäckchen oder Kissen hochgelagert. Das gelähmte Bein muß durch ein Spreukissen oder Schaumgummikissen unter dem Oberschenkel unterlegt werden. Das ist das wichtigste. Dadurch wird das Bein in der richtigen Lage gehalten, während es sonst nach außen abrollt und eine Fehlstellung, die von Dauer sein kann und das Gehen unmöglich macht, einnimmt. Von großer Wichtigkeit ist das Anstützen des gelähmten Beines an die Fußstütze. Bei nicht genügender Beachtung entsteht ein Spitzfuß, für den später noch ein orthopädischer Schuh erforderlich wird. Spitzfußstellungen können manchmal nur durch Anziehen eines Stiefels im Bett oder durch zusätzliche Befestigung des Stiefels an einem Brett am Fußende des Bettes verhindert werden. Bei Gelähmten sind Fersenringe oder eine Fersenrolle unbedingt notwendig (Abb. 24), um die Ausbildung von Dekubitusgeschwüren (Druckstellen) zu verhindern.

**Hilfsmittel für die Lagerung** (Abb. 24)**:**

- Kissen, Keilkissen, Rollen, Lagerungspolster, Sandsäcke (kleine Spreusäkke), Schienen (gepolsterte Volkmann- und Kramerschienen, Handkorrekturschienen), Schuhe (Basketballschuhe oder leichte Wanderstiefel).

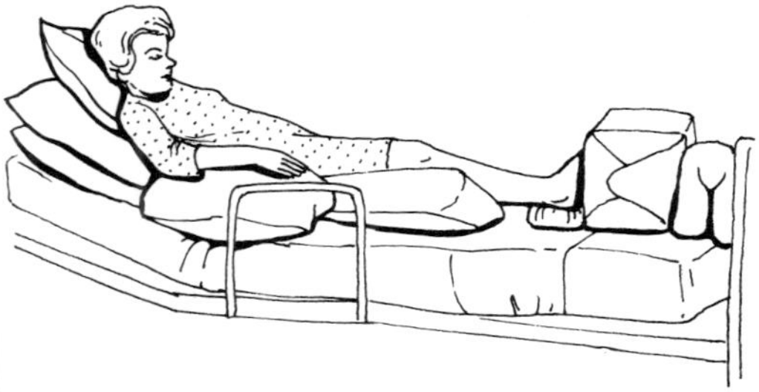

Abb. 24 Lagerung bei Schlaganfall mit halbseitiger Lähmung.

**Behandlungslagerungen**

Behandlungslagerungen bei Halbseitengelähmten müssen ärztlich angeordnet und von einer Fachkraft (Heilgymnastin, Krankengymnastin) durchgeführt werden. In vielen Fällen kann die Pflegeperson oder ein Familienmit-

glied für einige wichtige Bewegungsübungen oder Lagerungen von dieser Fachkraft angeleitet werden.
Sehr hohes Alter und schlechter Allgemeinzustand lassen leider gerade bei spastischen Folgeerscheinungen nicht immer die nötigen intensiven Behandlungsmöglichkeiten durchführen.

Behandlungslagerungen sollen alle zwei Stunden gewechselt werden.

**Behandlungslagerungen im schlaffen Stadium**

Bei der **Rückenlage** (Abb. 25 a) ist besonders zu beachten:

- Kopf muß zur gesunden Seite geneigt sein. Kleiner Sandsack an der kranken Seite hält diese Stellung.
- Hand auf die Korrekturschiene wickeln. Daumen muß abgespreizt sein.
- Das Absinken des Armes muß durch einen Sandsack verhindert werden.
- Keilkissen zwecks leichter Beinabspreizung.
- Kleines Kissen unter das Knie des kranken Beines.
- Sandsäcke an der Außenseite des kranken Beines zur Verhinderung der Auswärtsdrehung des Beines.
- Verhütung der Spitzfußstellung durch Schuh oder Widerlager.
- Krankengymnastik muß regelmäßig durchgeführt werden.

Bei der **Seitenlagerung des Halbseitengelähmten auf der gesunden Seite** (Abb. 25 b) sind besonders zu beachten:

- Kopf mit kleinem Kissen unterlagern
- Arm und Unterschenkel erhöht auf Lagerungspolster legen
- Spitzfußstellung durch den Schuh verhindern
- Zurücksinken des Rumpfes durch einen großen Sandsack vermeiden

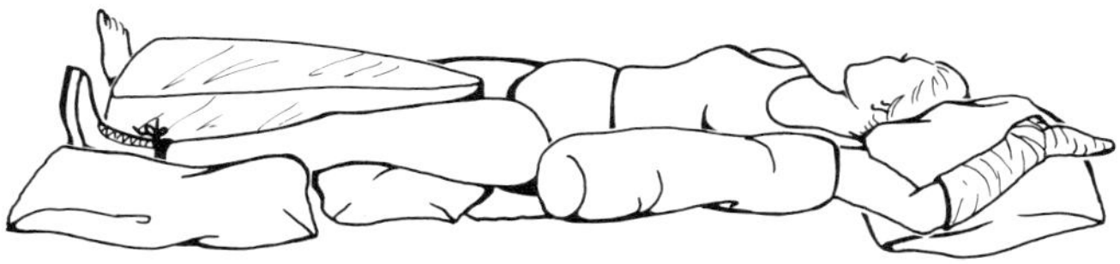

a)

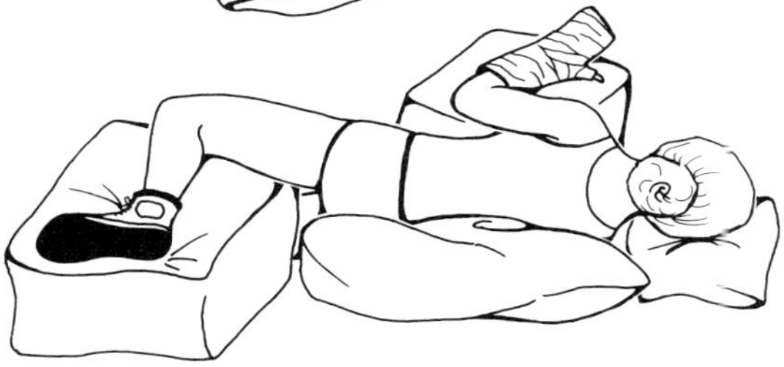

b)

Abb. 25 Behandlungslagerungen im schlaffen Stadium nach Schlaganfall
a) Ausgangsstellung: Rückenlage
b) Ausgangsstellung: Seitenlage auf der gesunden Seite

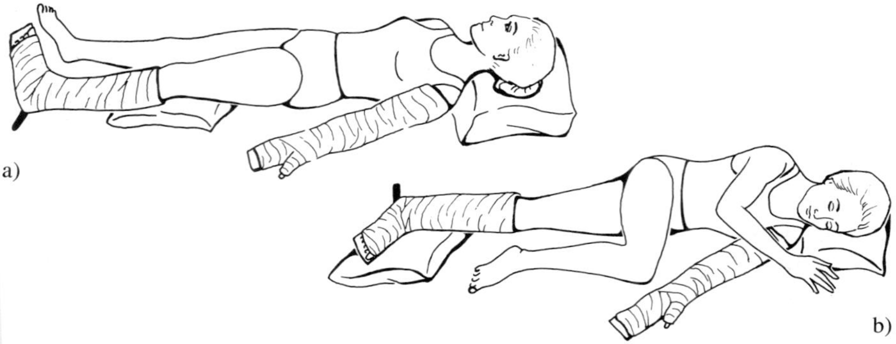


Abb. 26 Behandlungslagerung im spastischen Stadium nach Schlaganfall
a) Ausgangsstellung: Rückenlage
b) Ausgangsstellung: Seitenlagerung auf der kranken Seite. Diese Lagerung kann auch im schlaffen Stadium angewandt werden

**Behandlungslagerung im spastischen Stadium**

Bei der Lagerung im spastischen Stadium (Abb. 26) ist besonders zu beachten:

- Arm bis zur Schulter auf gepolsterte Kramerschiene wickeln, Handfläche nach oben mit abgespreiztem Daumen
- Beine leicht gespreizt
- Knie des kranken Beines mit kleinem Kissen unterlagern
- Fuß und Unterschenkel zur Verhütung der Spitzfußstellung und Beinaußendrehung auf gepolsterte Volkmannschiene wickeln

Bei der **Seitenlagerung auf der kranken Seite** ist besonders zu beachten:

- Arm und Hand auf gepolsterte Kramerschiene wie in Abb. 26a lagern
- unteres Bein gestreckt mit Volkmannschiene wie in Abb. 26b lagern. Fuß wegen des Bügels der Schiene mit Sandsack erhöhen, Knie leicht unterstützen.
- Zurücksinken des Rumpfes durch einen großen Sandsack verhindern.

Die Anwendung dieser beiden Lagerungen für das spastische Stadium soll laut Anordnung des Arztes erfolgen.

## 8.5 Lagerung bei Kniegelenksentzündung

Bei Entzündungen soll die Lagerung vor allem entlasten. Das Knie wird durch ein Kissen oder Spreusäckchen in abgewinkelter Stellung des Beines gelagert. Eine feste Fußstütze ist nicht nötig. Das Knie muß entspannt liegen.
**So wird es gemacht**: Das Kissen wird in der Mitte abgebogen. Durch die Mitte wird eine Schaumgummirolle oder ein gerolltes Bettuch gesteckt. Diese Mitte liegt dann unter der Kniekehle, während der eine Teil des Kissens schon vom Oberschenkel zur Kniekehle das Bein erhöht und der andere Teil des Kissens den Unterschenkel bis zum Knie stützt. Diese Lagerung nennt man eine **Pyramide:** Sie soll spitz zulaufen, wie eine Pyramide. Durch diese Entspannungslagerung des Kniegelenks klingt die Entzündung besser ab und die Schmerzen werden verringert. Über andersartige Lagerungen bestimmt der Arzt (Abb. 27).

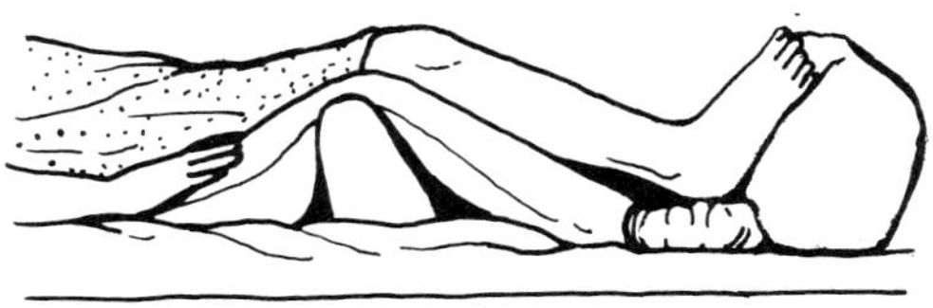

Abb. 27 Lagerung bei Kniegelenkentzündung. Das Knie ist hoch und völlig entspannt gelagert. Die Ferse liegt auf einem Fersenring, um den Druck zu verteilen.

## 8.6 Lagerung bei Lähmungen der Beine

Beide Beine werden auf Spreusäckchen gelagert, Fußstützen angebracht, Fersenringe eingelegt. Die nachgiebigen Spreusäcke verhindern dabei noch weitgehend Druckstellen an den Beinen. Multiple Sklerose, Schüttellähmung u. a. erfordern individuelle Lagerungen (s.a. spezielle Lagerungen im Kap. 5.1.3 Betreuung und Pflege Querschnittsgelähmter).

**Multiple Sklerose**

Patienten, die an multipler Sklerose erkranken, werden folgendermaßen gelagert: Spreusäckchen unter die Beine, Fersenringe oder Fersenrollen. Fußstützen haben bei den oft verkrampft angezogenen Beinen wenig Wert. Um so wichtiger ist die umsichtige Lagerung der aneinandergepreßten Beine. Hier können kleine Schaumgummikissen, zwischen die Knie gesteckt, Druckstellen vermeiden. Oft genügen in ein Tuch eingewickelte und gepuderte Schaumgummischwämme.

**Schüttellähmung**

Hier wird die Lagerung ähnlich wie bei der multiplen Sklerose ausgeführt. Vor allem müssen die Beine auf Spreukissen und die Fersen auf Fersenrollen gelegt werden. Zwischen die aneinandergepreßten Knie kommen kleine Schaumgummikissen.

Eine moderne und bereits bewährte Füllung der Lagerungskissen und -gegenstände ist das Polystyrol-System (s. Kap. 9.1 Dekubitus-Prophylaxe).

> Bei allen alten, bettlägerigen Menschen, deren Erkrankungen keine speziellen Lagerungen erfordern, ist besonders darauf zu achten, daß die Kniegelenke immer wieder gebeugt und gestreckt werden. Hier könnte eine zu hohe Knierolle die Versteifung der Gelenke begünstigen. Auch die Thrombosegefahr wird verstärkt.

# 9 Dekubitus

Dekubitus kommt aus dem lateinischen Sprachbereich und bedeutet soviel wie »das Liegen«. Heute gilt die Bezeichnung Dekubitus für vom langen Liegen entstandene Druckstellen und Druckgeschwüre. Besonders gefährdet sind Gelähmte.

## 9.1 Prophylaxe

Dekubitus-Prophylaxe heißt Vorbeugung gegen Aufliegen. Zur Entlastung der am meisten betroffenen Körperteile (Kreuzbein, Rücken, Fersen) kann einiges getan werden. **Entlastungen** sind: Schaumgummimatratze, Schaumgummieinlage (wenigstens 80 zu 80 und 50 mm dick), Schaumgummiring, Luftring.

### 9.1.1 Besondere Unterlagen

**Anti-Dekubitor**
Matratze zur Vorbeugung und zur Behandlung von Dekubitus. Der Anti-Dekubitor besteht aus einer Spezial-Luftmatratze (mit Querrippung oder Längsrippung), einem Pumpaggregat und einem Schonbezug für die Matratze (Abb. 28). Zwei voneinander unabhängige Schlauchsysteme in der Matratze werden von dem zugehörigen Aggregat, das praktisch geräuschlos arbeitet, wechselweise mit Luft gefüllt und wieder entleert. Dadurch wirkt diese

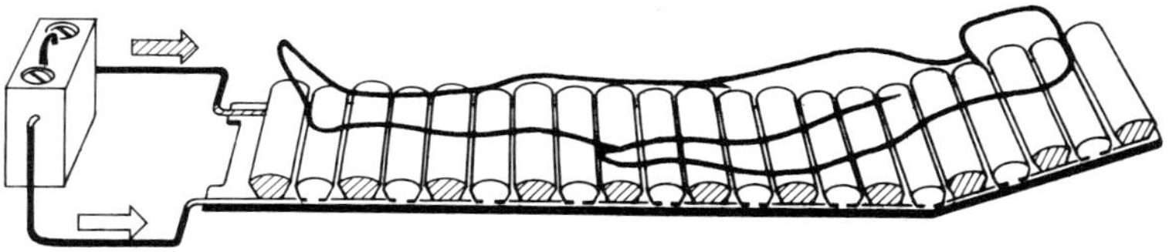

Abb. 28 Der Anti-Dekubitor besteht aus einer Spezialluftmatratze (Querrippung, Pumpaggregat, Schonbezug für die Matratze).

Matratze druckentlastend an den Aufliegestellen des Körpers und druckwechselnd, was zugleich die Zirkulation anregt und die periphere Durchblutung fördert.

**Schaffell**

Wissenschaftliche Untersuchungen haben ergeben, daß zur Dekubitusprophylaxe kurz **geschorene Schaffelle** als Unterlage günstige Eigenschaften besitzen. Diese Felle sind nicht nur warm und weich, sie haben auch die Fähigkeit, viel Feuchtigkeit aufzunehmen, werden aber nicht klamm und halten dadurch den menschlichen Körper trocken. Das Lanolin wirkt günstig auf die Haut ein.

**Anwendung**. Das Schaffell wird mit der Wollseite nach oben auf die Matratze gelegt, der Kopfteil des Felles in Richtung Fußende. Die Schultern des Kranken kommen dadurch auf den breiten Teil des Schaffelles zu liegen. Obwohl das Vlies wirksamer ist, wenn es die Haut direkt berührt, empfiehlt es sich, ein Bettuch darüber zu legen.

**Reinigung und Desinfektion:**

- **Klarwäsche**: Bei einer Temperatur von 40°C wird es zirka 30 Minuten in einem Feinwaschmittel für Wolle gewaschen. Anschließend mit klarem Wasser, 30 bis 35°C zweimal eine Minute gespült.
- **Schleudern und Trocknen**: Die Felle werden etwa drei bis fünf Minuten trockengeschleudert, aufgeschüttelt und in die natürliche Form gezogen. Bei 18 bis 22° C (Zimmertemperatur) hängend trocknen. Man kann sie auch, fern von direkter Sonnen- und Wärmestrahlung, auf Frottiertüchern liegend trocknen.
- **Herstellung des ursprünglichen Zustandes**: Kneten und Dehnen macht das Leder wieder weich. Eventuell wird das Fell über eine scharfe Tischkante gezogen. Kämmen mit einem stabilen Kamm frischt das Wollvlies auf.
- **Desinfektion:** Zu je 100 l Wasser 40 bis 50° C 250 ml Gevisol (chem. geprüftes Desinfektionsmittel) und 20 ml Eisessig oder 34 ml Essigsäure (sechzigprozentig) zusetzen. Die Felle werden in dieser Flotte eine halbe Stunde bewegt und dann die Flotte abgelassen. Anschließend folgt die Klarwäsche wie oben beschrieben.
- **Flottenverhältnis:** 1 : 25 bis 1 : 30 (ein Fell: 25 bis 30 l Wasser).

**Anti-Dekubitusfell** (synthetisch)

Synthetische Felle (Vestan 16) werden angewandt wie Schaffelle. Vestan 16 kann in der Waschmaschine gewaschen, gekocht und geschleudert werden.

Die Desinfektion und Sterilisation sind bis 140°C möglich. (Fersen- und Ellenbogenschützer gibt es ebenfalls aus diesem Material.)

**Dekubitus (Gel)-Kissen**

Das in den USA entwickelte »künstliche Fettpolster« (40 x 40 x 4 cm).
**Anwendung:** Bei bettlägerigen Patienten direkt auf die Matratze legen und mit einer gleichdicken Schaumstoffunterlage umgeben. Das Gel-Kissen ist auch als Sitzkissen auf dem Rollstuhl oder Sessel verwendbar.
Durch den Gebrauch des Gel-Kissens wird der Druck des Körpers auf die Unterlage auf eine größere Fläche und gleichmäßig verteilt, zugleich die Reibung der aufliegenden Körperfläche vermindert. Das Kissen ist physikalisch stabil und chemisch neutral. Es bildet keinen Nährboden für Bakterien und Algen.
**Reinigung**: Einfache Pflege mit Seife oder antiseptischen Lösungen oder durch Sterilisation.

**Polystyrol-System**

Im Fachhandel sind Matratzen und verschieden große Lagerungskissen erhältlich, deren Füllung aus Millionen kleiner Polystyrolkügelchen besteht. Durch die leichte Verformbarkeit und Verteilung kann eine stabile und schnelle Lagerung in jeder Position erreicht werden.

**Dekubitusprophylaxe außerhalb des Krankenbettes**

Toilettensitze werden mit selbstangefertigten Schaumgummiringen (Schaumgummiplatte mit Rundung ausschneiden) oder mit einer Auflage aus Vestan 16 (käuflich) bedeckt.
Zum Ausfahren sind auch **Sitz- und Rückenkissen** aus obengenanntem Material oder das Gel-Kissen zu empfehlen.

**Wasserkissen**

Es ist das wirtschaftlichste und sicherste Entlastungsmittel für schwere Fälle und nicht mehr aus der Kranken- und Altenpflege wegzudenken. Natürlich kann es seinen Zweck nur dann erfüllen, wenn es von kundiger Hand gefüllt und richtig eingebettet wird.
**Man bereitet folgendes vor**: Frische Bettwäsche, zusätzlich ein Bettuch, mindestens 15 l ca. 37° warmes Wasser, einen Tisch, auf dem das Wasserkissen ausgerollt wird, einen Schrubber oder Besen evtl. Besenstiel, einen Eimer und Lappen. Das Wasserkissen kann nur von zwei Personen richtig gefüllt und die Luft ausgerollt werden (Abb. 29 a).

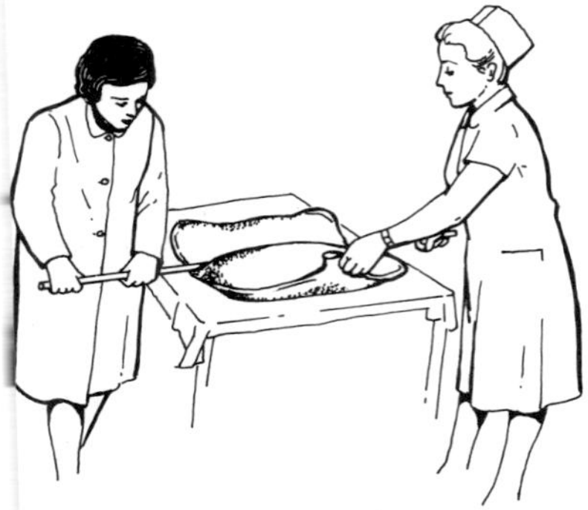

a)

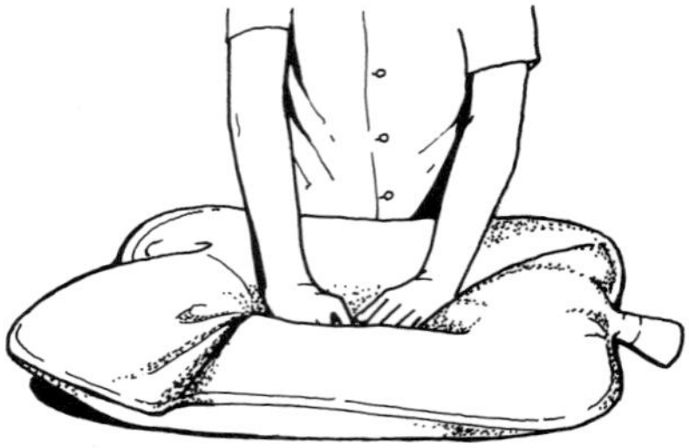

b)

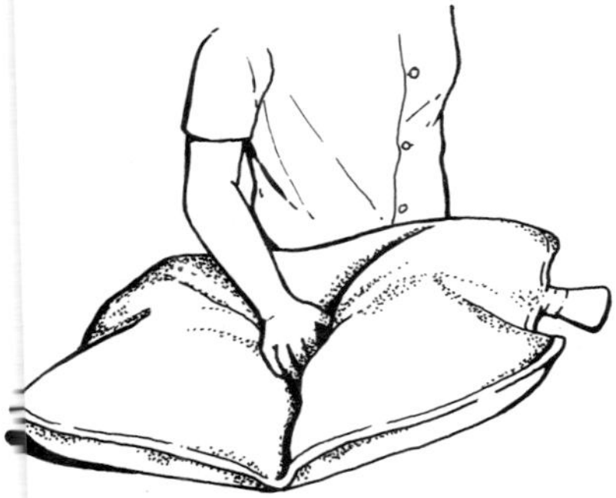

c)

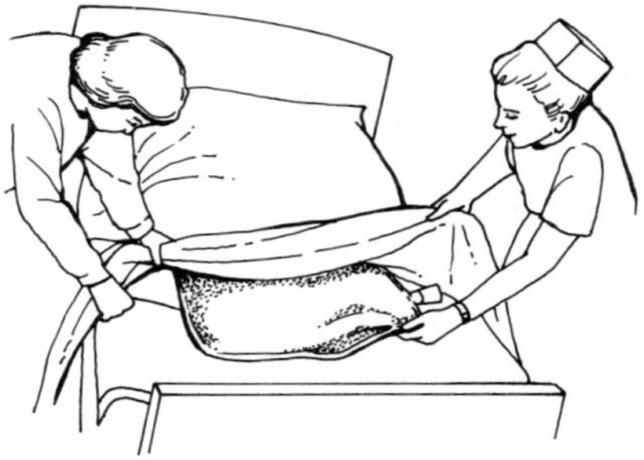

d)

Abb. 29 Umgang mit dem Wasserkissen.
a) Ausrollen der Luft
b) Überprüfung der Füllung: bei Patienten mit höherem Gewicht Durchdrücken des Wasserkissens mit beiden Händen
c) Überprüfung der Füllung: bei mageren Patienten Durchdrücken des Wasserkissens mit einer Hand
d) Einbetten des Wasserkissens

Die **Größe des Kissens** richtet sich nach dem Gewicht des Kranken. Es gibt drei verschiedene Größen. In den meisten Fällen genügt die mittlere Größe. **So wird es gehandhabt**: Das Wasserkissen wird auf den Tisch gelegt und mit einer Kanne Wasser aufgefüllt. Man kann es ebenfalls in der Badewanne mit Wasser füllen. Wie weit es gefüllt wird, hängt vom Gewicht des Patienten ab. Bei Patienten mit einem Gewicht bis ca. 65 kg muß das Wasserkissen so gefüllt sein, daß nach dem Ausrollen der Luft **eine Hand** den Tisch durch Verdrängen des Wassers im geschlossenen Kissen fühlen kann. Bei schwereren Patienten muß man das Wasserkissen **mit beiden flachen Händen** niederdrücken und den Tisch berühren können (Abb. 29 b und c).

**Das Ausrollen der Luft** geschieht folgendermaßen: Nachdem das Kissen schätzungsweise richtig gefüllt ist, hält eine Person mit einer Hand den Kopf des Wasserkissens etwas hoch und mit der anderen Hand nimmt sie das eine Ende des Besenstiels. Die andere Helferin hält den Stiel auf ihrer Seite mit beiden Händen unter festem Druck auf das Kissen. Nun beginnen beide den Stiel langsam und gleichmäßig fest drückend über das auf dem Tisch liegende Kissen zu rollen. Um zu verhindern, daß mit der glucksend entweichenden Luft auch Wasser herausgedrückt wird, muß die Helferin, die den Kopf des Wasserkissens hält, diesen immer wieder langsam nach oben halten. Am besten rollt man zweimal über das Kissen. Nach dem zweiten Rollen hält eine Person den Besenstiel auf beiden Seiten allein nieder, während die andere den Verschluß sorgfältig zuschraubt. Jetzt erst kann die oben beschriebene Probe gemacht werden. Hat man die richtige Füllung durch den Handdruck auf das Kissen geprüft (Abb. 29 b und c) und festgestellt, daß es mit dem Körpergewicht des Bettlägerigen übereinstimmt, so kann mit dem Einbetten begonnen werden. Ist aber zu wenig oder zu viel Wasser in dem Kissen, muß man eben nachfüllen oder etwas ablaufen lassen. Sehr wichtig ist, daß keine Luft mehr im Kissen ist. Der Patient könnte sonst über ein unbequemes und zu hartes Liegen oder unangenehmes Schaukeln klagen.

Zum **Einbetten von Wasserkissen** (Abb. 29 d) muß das Bett leer sein. Der Kranke wird je nach Möglichkeit auf den Stuhl (Nachtstuhl) oder liegend in ein anderes Bett oder auf die Trage gebracht.

Der nötige Wäschewechsel kann vorgenommen werden. Das frische Bettuch wird am Kopfende bereits eingespannt. Nun wird ein zweites Bettuch der Länge nach über die Breite des Bettes gelegt und darauf das vorbereitete Wasserkissen (Länge über die Breite des Bettes) gebracht. Der Verschlußteil des Wasserkissens kommt auf die dem Nachtkästchen entgegengesetzte Seite des Bettes. Das Bettuch für das Wasserkissen soll so liegen, daß das Wasserkissen selbst nur auf einem Drittel des Tuches liegt, und die übrige Breite über das Wasserkissen geschlagen beziehungsweise eingeschlagen werden kann. Nun werden die auf beiden Seiten herunterhängenden Bettuchteile gut zwischen Matratze und Schoner eingeschlagen und sichern somit die Befestigung des Wasserkissens.

**Die richtige Höhe** ist ausschlaggebend für ein gutes und zweckmäßiges Liegen des Kranken. Ist das Bett mit einem hochklappbaren Kopfteil ausgestattet, wird das Wasserkissen bis zum Bug gelegt. Bei einem einfachen Bett legt man als Anhaltspunkt am besten die Kopfkissen so, wie sie normalerweise

liegen, und bettet das Wasserkissen in die entsprechende Höhe, daß der obere Rand nur leicht von dem Kopfkissenrand überdeckt wird.
Beim Betten ist darauf zu achten, daß der Kranke so hoch gehoben wird, daß er mit dem Gesäß richtig auf das Wasserkissen zu liegen kommt. Die Kopfkissen werden gut im Rücken eingebettet (kein Hohlkreuz)! Wird alles fachgerecht gemacht, füllt das Wasserkissen sogar die sonst hohlliegenden Kniekehlen aus. Ein Abgleiten wird eher verhindert und auch die Bettschüssel läßt sich leichter einschieben.
**Die Temperatur des Wassers und seine Erneuerung**. Die Temperatur des Wassers bleibt über Wochen erhalten. Nur wenn der Bettlägerige das Bett länger als eine halbe Stunde verläßt, wird eine Wärmflasche auf das Wasserkissen im Bett gelegt. Das Wasserkissen braucht nur alle acht bis zehn Wochen neu gefüllt zu werden.
**Die Aufbewahrung von Wasserkissen.** Wird ein Wasserkissen nicht mehr gebraucht, läßt man es auslaufen und durch Aufhängen austrocknen. Dann wird mit beiden Händen das Kissen entfaltet, damit Luft in das leere Kissen kann. Nun wird es locker zugeschraubt und ausgebreitet liegend auf einem Schrank aufbewahrt. Noch eine andere Aufbewahrungsmöglichkeit: Das gut ausgetrocknete Kissen wird mit einer Zwischenlage von Wellpappe leicht gerollt und in einer Schachtel aufbewahrt. Auf keinen Fall darf es gefaltet werden. Gummi wird brüchig.

**Flotationsbett**

Das Flotationsbett besteht aus:

- einem aufblasbaren Luftrahmen 85 x 190 cm
- einer zusätzlichen Luftwabenfederung, die in den Luftrahmen eingelegt wird (speziell für besonders schwere Patienten empfohlen)
- Wasserkammern mit Längskanälen, um Wasserbewegungen zu limitieren.

Diese drei Wasserkammern werden in den Luftrahmen eingelegt und ergeben dadurch eine über das Bett der Länge nach ausgelegte Wassermatratze. Die Wassermatratze liegt der normalen Matratze auf. Das gefüllte Flotations-System wird dann mit einem Bettuch bedeckt.
Im Fachhandel sind von diesem System auch **Flotations-Ellenbogen**- und **Fersenkissen** sowie **Stuhlkissen** erhältlich.

## 9.1.2 Weitere Maßnahmen

Ein lange liegender Kranker muß, wenn möglich, **zweistündlich** umgelagert werden. Das heißt, die Rückenlage muß durch die beiden Seitenlagen häufig verändert werden. Wenn es der Zustand des Kranken erlaubt, sollte auch die Bauchlage dabei angewandt werden.

**Anfertigung von Fersenringen**: Zweckmäßige Fersenringe werden am besten selbst angefertigt. Wir richten dafür her:
- Eine Seite einer Zeitung
- viel Watte
- zwei Mullbinden 6 oder 8 cm breit.

Und so wird es gemacht: Das Zeitungspapier wird zu einer schmalen Rolle gefaltet und zu einem Ring von ca. 10 cm Durchmesser zusammengehalten Über diesen Ring wird nun dick Watte gewickelt und diese Watte wird mit der Mullbinde befestigt. Das Fersenloch des fertigen Ringes darf nur so groß sein, daß die Ferse darin liegt und nicht wieder auf die Unterlage durchdrückt. Der Fersenring muß demnach auch eine bestimmte Höhe erhalten.
Der Fachhandel liefert vorgefertigte **Fersen- und Ellenbogenkissen**, schaumstoff- oder schaumgummigepolstert. Diese Schutzpolster können am Fuß befestigt werden und eignen sich besonders dann als Fersenschutz, wenn der Kranke seine Beine bewegen soll (Langliegekranke oder nach operativen Eingriffen zur Vorbeugung gegen Thrombose usw.).
**Anfertigung kleiner Polsterungen**: Zur Vorbeugung gegen Druckstellen, z. B. zuwischen den Knien oder gegen ein Aufeinanderliegen verkrampfter Beine, können mit den heute preisgünstigen Schaumgummischwämmen ganz zweckmäßige kleine Polsterungen angefertigt werden. Man näht die Schwämme in Leinenflecke ein.
**Anfertigung von Spreukissen**: Als Spreu können Getreidehülsen, Leinsamen, Hirse, am besten ein Gemisch, verwendet werden. Es muß Spreu sein, die nicht sticht und auch bei Feuchtigkeit keine Klumpen bildet. Spreusäcke werden heute in allen erforderlichen Größen von Firmen für Krankenhausbedarf auf Bestellung hergestellt. Man verwendet dazu einen wasserdichten Stoff. Das hat den Vorteil, daß die Säcke nur in einen frischen Leinenüberzug gesteckt, aber nicht mehr umgefüllt zu werden brauchen. Will man besonders weiche und schmiegsame Spreusäcke, verwendet man statt des wasserdichten Stoffes einen normal festen Bettuchstoff. Die Säcke müssen dann nach jeder Verunreinigung und Durchnässung umgefüllt werden. Andererseits entlasten

diese Säcke besser und verhindern ein Aufliegen von gelähmten Beinen. Auch als Fersensack anstelle des Fersenringes kann der Spreusack verwendet werden. Die Größe eines Spreusackes kann 30 x 60 cm sein. Sandsäcke sind ungeeignet.

**Um ein Aufliegen am Rücken zu verhindern** oder aufgelegene Stellen rascher zum Abheilen zu bringen, nimmt man einen nicht zu fest aufgeblasenen Gummiring (Luftring). Der Ring wird in einen Kopfkissenbezug eingelegt. Nun legen wir den Ring so unter den Rücken des Patienten, daß damit jeweils die gefährdeten oder aufgelegenen Hautstellen in der Mulde des Ringes liegen. Die Anwendung des Ringes brachte schon oft Hilfe bei alten Menschen mit Wirbelsäulenverkrümmung, die beim Liegen über Schmerzen an den vorstehenden Knochenbereichen klagen. Bevor wir einen solchen Ring unter den Patienten legen, müssen wir diesen noch pudern. Bei einer Verkrümmung der Wirbelsäule muß man beim Lagern des Patienten darauf achten, daß der Kopf nicht in der Luft hängt. Man untertützt den Kopf durch ein kleines volles Kissen.

### Vorbeugende Hautpflege

Alle erwähnten Entlastungen sind nur dann von Erfolg, wenn zugleich größte Sorgfalt für die Körperpflege, besonders der vom Aufliegen gefährdeten Hautstellen, verwendet wird.

**Franzbranntwein** ist ein bewährtes Mittel zum Abreiben des Körpers. Franzbranntwein hat eine durchblutungsfördernde Wirkung und eignet sich für das Abreiben der noch unbeschädigten Haut.

**Verwendung von Hautschutz-Sprays.** Diese Sprays sind zum Teil nur für die unbeschädigte Haut geeignet. Sie bilden einen Film, der die Haut vor Nässe schützt. Wichtig ist, vor dem Gebrauch genau die Anweisungen auf der jeweiligen Dose zu lesen. Besonders wichtig ist der Hinweis, daß die mit Spray, z. B. Heydogen-Spray, Delesan-Spray sowie Desitin-Salbenspray behandelte Haut nur ohne Seife und Cremes abgewaschen werden darf.

**Salben**. Ähnlich wie in der Säuglingspflege wird durch Einreiben von Salben und Cremes an den geröteten Hautpartien ebenfalls ein Schutz der Haut erreicht. Verwendet werden keine zu weichen Salben. Brauchbar sind z. B. Zinksalbe (nicht Zinkpaste), Penatencreme, Nivea-Kindercreme und alle weiteren Präparate, die in der Säuglingspflege Anwendung finden. Ein besonderer Tip: Geben Sie der Penatencreme etwas Penatenöl bei! Wichtig!

- Die Salben sollen nicht dick aufgetragen werden.
- Das Einreiben der Salbe an den gefährdeten Hautstellen ist zugleich durchblutungsfördernd.

**Puder** kann ebenfalls verwendet werden. Entweder streut man ihn auf die bereits mit Franzbranntwein eingeriebenen Hautstellen oder auf die gut eingeriebene Salbe. Puder wird auch direkt auf die Unterlage gestreut. Talkum (arab. = Speckstein, Magnesiumsilikat) ist der Bestandteil vieler Puder und Pasten. Verwendbar sind alle Körperpuder. Am besten eignen sich aber auch hier wieder die bewährten Kinderpuder. Wichtig:

- Puder soll nicht zu dick gestreut werden, er verstopft sonst die Poren (Hautatmung).
- Puder auf dick aufgetragenen Salben bildet Klumpen.

**Schüttelmixturen** bestehen aus einer festen Phase, z. B. Zincum oxydatum und einer flüssigen Phase, z. B. Alkohol.
Die Zinkschüttelmixtur eignet sich gut, wenn die Haut durch die Bettwärme oder evtl. Unterlagen gereizt wurde. Die entstandenen kleinen Pickel trocknen nach wiederholtem Auftragen von Zinkschüttelmixtur rasch wieder ab. Die Schüttelmixtur wird dann anstelle sonstiger Abreibungen angewandt.
**So wird es gemacht**: Man bereitet einen Watteträger vor, schüttelt die Flasche vor Gebrauch kräftig durch, gießt in ein kleines Schälchen die benötigte Menge der Mixtur und tränkt nun das Wattestäbchen darin. Es wird damit leicht über die Hautstellen gestrichen. Am besten bleibt der Patient noch eine kurze Zeit in Seitenlage, bis die Mixtur angetrocknet ist.
**Hinweis:** Bei Hautausschlägen aller Art muß ein Arzt zu Rate gezogen werden. Für sehr hautempfindliche Patienten werden anstelle irgendwelcher Einlagedeckchen (Molton usw.) besser nur zusammengefaltete Bettücher oder aus Bettüchern eigens hergestellte Einlagedeckchen verwendet. Eine große Hilfe sind die Wegwerftextilien und Einlagen wie Moltex, Molinea, Cosima u. ä.

## 9.2 Behandlung von Dekubitalgeschwüren

In der Altenpflege hängt die Heilung eines Druckgeschwüres hauptsächlich von dem Können und Wissen der Altenpflegerin und des Altenpflegers ab.

| |
|---|
| Die Entlastung der aufgelegenen Körperteile ist erstes Gebot. |

In den meisten Fällen genügt weder eine Schaumgummieinlage noch ein Gummiring. So wird der Kranke auf das **Wasserkissen** gebettet. Wenn eine Seitenlagerung des Kranken nicht möglich ist, wird das Druckgeschwür durch das Wasserkissen genügend entlastet. Das **Verbandmaterial** kann aus einer der bewährten neueren Wundauflagen wie Viskotex, Solvaline usw. (s. Kap. 19.12 Wundversorgung) bestehen. Als günstig haben sich in der häuslichen Pflege aber auch sauber gewaschene und gebügelte Flecken alter Bettücher erwiesen. Verbandmull wird nur zur Verstärkung der Wundauflage verwendet. Zur Befestigung wird sparsam Leukoplast verwendet. Bei Pflasterempfindlichkeit nimmt man Mastix oder Arasol.

**Bewährte Heilmittel** sind:
- Salben: Kamillosan-, Lebertran-, Unguentolan-, Bor-, Echinacin-, Rivanolsalbe.
- Balsam: Perubalsam
- Puder: Marfanil, Dermatol, Melonenpuder
- Umschläge: Rivanol, übermangansaures Kali, physiologische Kochsalzlösung, Traubenzuckerlösung
- Spülungen: Rivanol
- Zum Abdecken der Wunde: Zinkpaste, Bepanthensalbe

> Alle diese genannten Mittel werden, wenn vom Arzt nicht anders verordnet, im häufigen Wechsel angewandt.

Zwar ist eine Dekubitalulcus infiziert. Dies erlaubt aber nicht, bei der Wundbehandlung der Aseptik Konzessionen zu machen: Zusätzliche und Mischinfektionen finden auf dem ernährungsgestörten Geschwürsgrund einen für sie günstigen Nährboden und verschlimmern die Situation.

> Strenge Asepsis bei der Behandlung von Dekubitalulcera!

**So kann es gemacht werden**: Wir bereiten die Wundauflage vor. Sie muß um ein gutes Stück größer als die Wunde sein. Zur Verstärkung dient eine Zellstoffmullkompresse oder Wattemullkompresse. Nun wird der Wundrand mit Zinkpaste abgedeckt. Das auf den Dekubitus zu bringende Medikament, also die Salbe beispielsweise, soll nicht in einem größeren Bereich als es der Wundfläche selbst entspricht auf die Wundauflage gestrichen werden. Dadurch wird verhindert, daß die Salbe über die Wundränder hinausgeht und diese erweichen und verschmieren kann. Die Wundauflage mit der Polsterung durch Zemuko usw. wird nun sparsam, d. h. mit möglichst wenig Leukoplast, an vier Enden befestigt. Bei inkontinenten Kranken, die oft am Tag trockengelegt werden müssen, aber ruhig im Bett liegen bleiben, kann evtl. von einem

Befestigen mit Pflaster abgesehen werden. Die Wundauflage muß meist öfter erneuert werden, und das immer wieder frisch angeklebte Pflaster könnte die Haut so stark reizen, daß immer wieder neue offene Stellen gebildet werden. Bewährt hat sich hier, eine sehr große Wundauflage zu verwenden, die man beim Betten sorgsam über den Dekubitus breitet und auf die der Kranke vorsichtig gelegt wird.

**Spülen von nekrotisierenden Druckgeschwüren**
Ein tiefer Dekubitus beginnt Gewebe, das abstirbt, abzustoßen. Diese Abstoßung kann unterstützt werden durch Auftragen von Rivanolsalbe. Später kann, wenn bereits eine tiefe Wundhöhle entstanden ist, mit Rivanol gespült werden.
**Wir bereiten vor:** eine Nierenschale, viel Zellstoff, eine 10- oder 20- ml-Spritze, eine saubere Schüssel (ausgekocht) und die Spülflüssigkeit.
Der Kranke wird bequem in Seitenlage gebracht. Der Zellstoff wird zum Schutz der Bettwäsche (Rivanol macht Flecken) unter das Gesäß gelegt. Das in die Schüssel geschüttete Rivanol wird in die Spritze (keine Kanüle notwendig) aufgezogen. Die Nierenschale wird beim Spülen untergehalten. Nach dem Spülen muß nicht unbedingt etwas anderes in die Wunde gebracht werden, es kann trocken verbunden werden.

**Umschläge**
Umschläge müssen so häufig erneuert werden, daß ein Antrocknen des Verbandes an die Wunde unbedingt verhindert wird. Häufig die Wundauflagen wechseln, nicht die bereits mit Sekret verklebten Umschlagstücke wieder auflegen. Das Material kann aus Verbandmull oder auch aus sauberen weißen Flecken bestehen. Sollte trotz aller Umsicht eine Verklebung erfolgt sein, wird der Umschlag nicht einfach abgerissen, sondern man schüttet etwas von der Lösung darüber. Anschließend kann der Verband dann ohne Mühe abgenommen werden.

**Dekubitus-Behandlung mit Eis**
Durch Abreibung der Hautpartien um den Dekubitus herum wird die Durchblutung angeregt und die Heilung gefördert. Man kann gefährdete Hautpartien auch vorbeugend mehrmals am Tag mit Eisstückchen abreiben. Anschließend wird die Haut mit einem Frottierhandtuch getrocknet.
**Metalline** ist ebenfalls geeignet und im Wechsel zu verwenden; vor allem bei bereits granulierenden (gewebebildenden) Druckgeschwüren wird die Abheilung hierdurch gefördert.
**Mollzell-Dekubitus-Unterlage** mit Wirkstoff D 5 ist ein ohne Prägestellen

verarbeiteter aluminiumbeschichteter Vliesstoff. Ein Verkleben mit der Wunde wird durch diese Beschichtung verhindert. Beim Zusammentreffen von Wundsekreten und der metallisierten Oberfläche entsteht eine entzündungshemmende Aluminiumoxyd-Verbindung. Es kommt zum Abwandern der Bakterien aus dem Wundbereich. Die Zellstoffpolsterung unter der Vliesauflage begünstigt den nötigen Saugeffekt.
Die Nekrosebehandlung von Druckgeschwüren kann auch mit **Fermentpräparaten** z. B. Trypurelösung (Streupuder/Spray) in feuchter Polyesterkammer oder mit Pankrazymsalbe erfolgreich sein.

**Behandlung von Dekubitalulzera mit Polyesterschaumstoff**
Polyesterschaumstoff, z. B. Moltisan-Dekubitalo-Schaumstoff, wird gewählt, weil das Material keimwidrig ist und deshalb keine günstigen Bedingungen für ein Keimwachstum darbietet. Grundsätzlich kann Polyesterschaumstoff sterilisiert werden. Das Material wird aber unansehnlich; die Wiederverwendung an einem Patienten ist unzumutbar. Die Wirkung des Polyesterschaumstoffes erklärt man sich durch die große Aufnahmefähigkeit von Sekreten, sie begünstigt die Reinigung der Wunde. Durch die Struktur des Polyesterschaumstoffes wird eine Mikromassage in der Wunde bewirkt, welche wiederum gewebsanregend und damit granulationsfördernd wirkt. Ein weiterer Gesichtspunkt für die Verwendung dieses Materials ist der günstige Preis.
**Schaumstoffschnitzel**. Weißer Schaumstoff wird in zwei bis drei cm große Schnitzel geschnitten, je nach Bedarf. Eine ca. 30 x 30 cm große Schaumstoffplatte wird vorbereitet. **So wird es gemacht**: Die Haut um den Dekubitus vorsichtig mit Wasa reinigen und trocknen. Hautschutzspray (z. B. Delesan) aufsprühen. **Wundreinigung:** Wunde mit Wasserstoffperoxyd ($H_2O_2$) ausspülen, steril abtupfen, anschließend die Schaumstoffschnitzel direkt in die Wundhöhle stopfen oder austamponieren.
Die Schaumstoffplatte wird nun auf die besprühte Haut gelegt, mit der Windelhose befestigt (s. Abb. 2). Wird keine Windelhose angelegt, wird die Platte durch Mull mit einer Kunstharzlösung, z. B. Arasol, Mastix etc. festgeklebt (s. Kap. 19.12.2 Wundverband).
Die Schaumstoffschnitzel müssen zweimal am Tag gewechselt werden. Die ersten Tage wird die Wunde schmieriger, aber nach vier bis fünf Tagen entsteht eine bessere Durchblutung und die Heilung beginnt.
**Fönen.** Das kalte Fönen eines Dekubitus kann ebenfalls die Heilung günstig beeinflussen.

**Entlastungslagerung**
Der Patient wird mit Hilfe von Spreukissen etc. in Seitenlage, wenn möglich auch in Bauchlage gebracht. Dadurch wird der Druck auf die offene Stelle vermieden. Soll eine Heilung erfolgen, muß der Kranke öfter am Tag durch Umlagerung entlastet werden ( s. auch Kap. 8.6 Lagerung).

**Sorbalgon**
**Sorbalgon-Kompressen** bestehen aus weichen, textilen Calciumalginat-Fasern. Der Rohstoff für die Herstellung der Fasern ist Alginsäure, die aus marinen Braunalgen gewonnen wird. Die wundheilungsfördernden Eigenschaften dieses Materials wurden gezielt erforscht und bestätigt. Sorbalgon-Kompressen werden trocken auf die Wunde gelegt. Diese Kompressen passen sich durch den lockeren und weichen Faserverband auch tiefen oder zerklüfteten Wunden leicht an und lassen sich dadurch wie eine Tamponade problemlos in die Wunde einlegen.
Calciumalginat-Fasern besitzen die Fähigkeit, sich im Kontakt mit Natriumsalzen, wie sie beispielsweise im Blut und Wundsekret vorhanden sind, in ein gelartiges Material umzubilden. Sorbalgon verhindert dadurch das Austrokknen einer Wunde. Keime und Gewebstrümmer werden in der Gelstruktur eingeschlossen. Es entsteht ein für die Wundheilung günstiges Mikroklima ohne Okklusionseffekt, da der Gelverband für Feuchtigkeit durchlässig bleibt.
Die gelierte Sorbalgon-Kompresse läßt einen schmerzlosen Verbandwechsel zu. Granulationsgewebe und junges Epithel werden nicht beeinträchtigt.
**Verbandwechsel:** Die gelierte Sorbalgon-Kompresse wird mit einer sterilen Pinzette vorsichtig abgenommen. Evtl. in der Wunde verbleibende Restfasern sind unbedenklich, da sie sich allmählich im Wundsekret auflösen und mit diesem aus der Wunde abgestoßen werden. Die Häufigkeit des Verbandwechsels ergibt sich aus der individuellen Wundsituation.
Problemwunden können aber auch zusätzlich mit 0,9%iger Kochsalzlösung gespült und somit die gelierte Kompresse ausgewaschen werden.
**Anwendungsbereich**: Sorbalgon-Kompressen können grundsätzlich bei der Versorgung aller äußerlichen Wunden eingesetzt werden. Ihre Anwendung empfiehlt sich besonders bei blutenden und sezernierenden Wunden, weil hier die Gelbildung wundheilungsfördernd zum Tragen kommt.
Der Anwendungsbereich in der Altenpflege erstreckt sich vor allem auf die Dekubitus-Versorgung, offene Beine, sowie auf Wunden, die durch Unfälle entstanden sind.

# 10 Ernährung

Die Leistungsfähigkeit und vor allem das Wohlbefinden des alternden Menschen sind von einer ausreichenden Ernährung abhängig. Qualitativ und quantitativ muß die Altenernährung genügend tierisches Eiweiß, Vitamine (C und B) sowie Calcium enthalten.

## 10.1 Nahrungsbedarf

**Eiweiß**: Dem Menschen im mittleren Lebensalter wird ein durchschnittlicher Bedarfswert von 1 g Eiweiß pro kg Körpergewicht empfohlen.
Für alte Menschen ist der Bedarf an Eiweiß, das zur Hälfte aus tierischen Produkten bestehen soll, auf 1,2 bis 1,5 g pro kg Körpergewicht berechnet worden. Soll diese Menge eingehalten werden, so muß die tägliche Ernährung wenigstens 80 g Eiweiß enthalten. Ein halber Liter Milch, 50 g Käse (alle Arten), Quark, 100 g mageres Fleisch oder Fisch, magerer Aufschnitt können gegeben werden. Bei schlecht essenden alten Leuten wird empfohlen, moderne Magermilchpulver mit 35 oder 80% Eiweiß (Instantform) in die Breie oder Getränke zu mischen.
Die **Vitaminzufuhr** erfolgt am besten durch frische Salate und Obst. An dem mangelnden Kauvermögen vieler Alter scheitert jedoch die Selbstversorgung. Anders ist es, wenn Pflegepersonen die Alten betreuen. So können beispielsweise Milchmixgetränke, Gemüsesäfte und ausgepreßte Früchte die Vitaminzufuhr ermöglichen.
**Fett** ist der Nährstoff, der am meisten Kalorien enthält. Der Kalorienbedarf ist beim alten Menschen vermindert. Er beträgt ca. 1800 bis 2500 Kalorien (1800 bis 2500 kcal = 7536–10 467 Joule) bei Menschen über 60, die eine leichte Tätigkeit ausüben. In Ruhe beträgt er aber nur ca. 1400 bis 1650 Kalorien (1400–1650 kcal = 5862–6908 Joule). Der Fettbedarf soll auf etwa 60 g am Tag eingeschränkt werden. Bei diesen 60 g müssen auch die bereits in den Nahrungsmitteln enthaltenen Fette berücksichtigt werden. Wird mit Öl oder sonstigen ungesättigten Fetten wie Margarine gekocht, können von der Gesamtmenge des Tages 20 oder 25 g Butter als Brotaufstrich verwendet werden.
Der **Flüssigkeitsbedarf** ist zu berücksichtigen. Wenn vom Arzt keine Flüssigkeitsbeschränkung wegen einer Herzerkrankung usw. angeraten wurde, soll

der alte Mensch eine Flüssigkeitsmenge von eineinhalb bis zwei Litern am Tag aufnehmen. Als Getränke können zugeführt werden: verschiedene Tees, Fruchtsäfte, Mineralwasser, Milch (ein halber Liter als Mixgetränk oder allein). Ein Gläschen Wein oder Bier zum Essen kann mit ärztlichem Einverständnis gegeben werden. Ebenso Bohnenkaffee oder schwarzer Tee. Nährbier kann in vielen Fällen die verweigerte Nahrung vorübergehend ersetzen oder wenigstens ergänzen.
Da alte Menschen, insbesondere wenn sie inkontinent sind, öfters eine Anregung zum Trinken brauchen, sollte man (auch in der häuslichen Pflege) ihnen die Gelegenheit bieten, *gemeinsam* etwas zu trinken.

## 10.2 Zubereitung der Mahlzeiten

**Suppen** sollten nur als kleine Vorspeise und zur Einstimmung des Magens für das Hauptgericht gegeben werden. Frische Kräuter können übermäßiges Salzen und zu scharfes Würzen ersetzen.
**Fleisch** und **Fisch** sollen so zubereitet sein, daß auch alte Leute mit schlechtem Kauvermögen damit fertig werden. (Weichkochen und ganz klein schneiden.) Haschiertes Fleisch sollen nur alte Leute bekommen, die sonst auf die Fleisch- oder Fischspeisen verzichten müßten.

Das **Frühstück** soll bereits einen Teil der Gesamttageskalorien ausmachen (ein Viertel). Der Flüssigkeitsbedarf wird ebenfalls schon beim Frühstück berücksichtigt. Wenn es möglich ist, gibt man anstelle von Weißbrot ein Vollkornbrot oder das gut verträgliche Knäckebrot. Als Eiweißspender kommen wechselweise Wurst, ein weichgekochtes Ei, Käse, Quark, evtl. magerer Schinken auf den Frühstückstisch. Bei sehr gebrechlichen alten Menschen muß das Frühstück eingeweicht, (aufgeweichte Brot- oder Semmelbrocken) gereicht werden. Der Eiweißbedarf kann hier in Form von schmackhaft angemachtem, fein geschlagenem Quark oder Joghurt, als Zwischenmahlzeit gegeben, gedeckt werden. Eine fein zerdrückte Banane mit Milch und Traubenzucker angemacht, ist ebenfalls eine gern angenommene Zwischenmahlzeit. Ebenso können ausgepreßte Früchte wie Orangen, Trauben, geschabte Äpfel usw. dem Vitaminbedarf genügen.
Am **Abend** soll die Mahlzeit nicht zu schwer und zu groß sein. Es ist jedoch erfahrungsgemäß nicht günstig, wenn alte Leute aus Angst vor dem Nichtschlafenkönnen die letzte Mahlzeit zu früh einnehmen. Wenigstens ein Glas Milch oder etwas Obst sollte vor dem Schlafengehen noch genossen werden.

Das Hungergefühl in der Nacht, mit Blutzuckerabfall verbunden, verursacht Unruhe.
Wichtig sind, abgesehen von der Zusammenstellung der Nährstoffe, beim alten Menschen auch eine anregende Zubereitung und ein schönes Anrichten der Speisen. Außerdem sollte eine gewisse Essenskultur gepflegt werden.

## 10.3 Die häufigsten Diätformen in der Altenpflege

Unter **Diät** (griech.) versteht man die besondere Zubereitung und Zuführung einer Nahrung, deren Menge und Zusammensetzung den durch eine Krankheit veränderten Lebensbedingungen entspricht. Eine Diät richtet sich ausschließlich nach den ärztlichen Festlegungen.
Die folgenden Richtlinien stellen nur eine allgemeine Grundlage dar. Es bleibt im Einzelfall dem Arzt überlassen , durch besondere Verordnungen von ihnen abzuweichen. Nach ärztlicher Anweisung können neben der Diät eine Flüssigkeitsbeschränkung, Einschränkung der täglichen Gesamtfettmenge sowie Schalttage (Obst-, Reis- oder Safttage) durchgeführt werden.
Die **Flüssigkeitsbeschränkung**, je nach Verordnung etwa auf ein Liter pro Tag festgelegt, heißt: Der Kranke darf, unter Einbeziehung aller auch in den täglichen Mahlzeiten und Nahrungsmitteln bereits enthaltenen Flüssigkeit, nicht mehr als die Gesamtmenge von 1000 ml zu sich nehmen.
Die **Fettmenge** soll täglich, zweckmäßig verteilt, nicht mehr als 50 bis 60 Gramm betragen.(Fettbeschränkung bei Diabetikerdiät.)

**Obsttag, Safttag**
Der Obsttag besteht, streng genommen, aus etwa einem Kilogramm Obst. Am besten eignen sich Äpfel, Orangen, wenige Trauben, eventuell ist auch eine Banane gestattet.
Der Safttag besteht, streng genommen, aus einer Flasche Saft über den Tag verteilt.
Bei einem angeordneten Saft- oder Obsttag ist es ratsam, zum Frühstück eine Tasse Tee mit einem oder zwei Stück Zwieback zu reichen. Viele Patienten vertragen sonst die Säure schlecht im Magen.

**Reistag**
Der Reistag ist bekömmlicher. Der Reis wird nur in Wasser gekocht. Kein Fett, kein Zucker und kein Salz werden dazu verwendet. Besonders schmackhaft und anregend kann ein mit Äpfeln oder Mandarinen (Dosen) angereicherter

Reis sein. Der Reis kann nach Belieben kalt oder warm gegessen werden. Als Menge reicht für die zwei Hauptmahlzeiten je eine kleine Tasse Reis. Zum Frühstück kann ebenfalls Tee mit oder ohne Zwieback gereicht werden. Wegen der stark harntreibenden Wirkung und der damit verbundenen Herzbelastung ist höchstens ein Reistag in der Woche ratsam.

**Schonkost**

Die Schonkost besteht, mit einigen Abwandlungen je nach dem zu schonenden Organ, aus leicht verdaulichen Nahrungsmitteln.

**Zu meiden sind:** Gerichte, die gebacken, geröstet, gepökelt wurden oder in vergorenem Fett zubereitet worden sind. Fette Fleisch-, Fisch- und Wurstwaren, schwere Eierspeisen, alle Fette außer den bei »erlaubt« angeführten, schwere Kartoffelgerichte (Klöße usw.), blähende Gemüsesorten wie Kohlarten, alle harten, unreifen oder sauren Obstsorten, rohes Stein- und Kernobst, Nüsse, Mandeln, Rosinen, Feigen, Datteln. *Gewürze:* Pfeffer, Paprika,Curry, scharfer Senf, Essig, Suppen-, Soßen- und Fleischextrakte, pikante handelsübliche Soßen, reichlicher Salzzusatz. *Getränke:* Alle alkoholischen Getränke wie Schnaps, Likör, Sekt, Bier, Bohnenkaffee, starker Schwarztee, kohlensäurehaltiges Mineralwasser, alle eisgekühlten Getränke.

**Erlaubt sind:**

*Milch*: Vollmilch, Magermilch, Buttermilch (bis zu einem halben Liter täglich), Sauermilch, Joghurt, Kondensmilch, etwas Rahm oder Sahne zum Abschmecken.

*Milchprodukte*: Fettarme Käse und Speisequarkprodukte bis zu 30% Fett i.T.

*Fett:* Butter als Brotaufstrich, Mazolaöl zum Kochen.

*Fleisch*: Nachdem man alles sichtbare Fett vom Fleisch entfernt hat, dürfen zartes mageres Fleisch von Kalb, Rind, Huhn, Rebhuhn, Taube, Pute, Fasan, Wildente, Reh, Hase, Kaninchen sowie die Innereien Leber, Lunge, Hirn und Bries verwendet werden.

*Fleischwaren*: Magere Wurst, magerer, zarter roher oder gekochter Schinken, Zunge, mageres Fleisch in Aspik.

*Fisch:* Forellen, Flunder, Hecht, Kabeljau, Rotbarsch, Rotzunge, Schleie, Schellfisch, Seezunge, Steinbutt, Zander.

*Eier*: Weichgekocht (3 Minuten) oder verquirlt in Suppen oder Breien usw.

*Nährmittel:* Haferflocken, Maizena, Mondamin, Reis, Grieß, Sago, Bienenhonig, Marmelade, Gelee, Traubenzucker sowie Teigwaren.

*Brot*: Abgelagertes Weißbrot, Zwieback, Knäckebrot, Toast, gut ausgebackenes Misch- und Grahambrot, altbackenes Vollkornbrot.

*Kartoffeln*: Pürree, gedämpfte Kartoffeln, passierte Kartoffelsuppe, Petersilienkartoffeln, evtl. Salzkartoffeln.

*Gemüse*: Junge zarte Gemüsesorten wie Blumenkohlröschen, Champignons, Chicoree, junge zarte Erbsen, Karotten, junger Kohlrabi, Rettich, Rosenkohl, Rote Beete, Spargel, Spinat, Schwarzwurzeln, Tomaten ohne Haut und Kerne, zarte Blattsalate wie Kopf-, Endivien- und Feldsalate mit Zitrone leicht angemacht.

*Obst* (ohne Schalen und Kerne): Apfelsinen, Äpfel gerieben oder als Bratapfel, Bananen, Erdbeeren, Himbeeren, Mandarinen.

*Als Kompott:* Apfelmus, Aprikosen, Pfirsiche, Kirschen u.a.

*Gewürze*: Wenig Salz, Anis, Fenchel, Lorbeerblätter, gemahlener Kümmel und Nelken, Muskat, Vanille, Wacholderbeeren, Zimt, Tomatenmark, Tomatenketchup.

*Kräuter*: Reichhaltige Verwendung von frischen Kräutern wie z.B. Dill, Kerbel, Petersilie, Schnittlauch.

*Getränke*: Verdünnte Frucht- und Gemüsesäfte, Buttermilch und Milchmischgetränke, Kaba, evtl. koffeinfreier Bohnenkaffe, z.B. Kaffee Hag, dünner Schwarztee, Apfelschalen-, Hagebutten-, Kamillen-, Pfefferminztee, Matetee, klare entfettete Fleischbrühen.

Die eben aufgeführte Schonkost ist besonders für magenempfindliche alte Leute gedacht. Weitere Einschränkungen müssen evtl. bei Leber- und Gallenschonkost beachtet werden. Die Zubereitungsarten von Schonkost sollen sich auf Kochen, Dünsten und Grillen beschränken.

### Dauerdiät bei Arteriosklerose

Wird diese Diät, die sich eigentlich weitgehend mit den erwähnten Grundsätzen für die Alternsernährung und der Schonkost deckt, ärztlich verordnet, so ist dabei einiges zu beachten:

- Der Tagesnährstoffbedarf sollte 2300 bis 2400 Kalorien nicht überschreiten.
- Eine reichliche Zufuhr von hochwertigem tierischem Eiweiß (80 bis 100 Gramm täglich) geht auf Kosten der Energielieferanten (Fett und Kohlenhydrate).
- Innereien wie Lunge, Leber, Niere sind höchstens einmal in der Woche erlaubt.
- Zusätzlich sind noch zu meiden: Süßigkeiten.

## 10.4 Berechnung von Nährstoffen und Kalorien

**Grundstoffe und deren Brennwerte**

**Die drei Grundstoffe** unserer Ernährung sind:
Kohlenhydrate = KH, Fett = F und Eiweiß = E
Die Wärmeeinheit = Kalorie, gilt auch als Maßstab für den Energieumsatz im menschlichen Körper.

**Brennwert** = Energiegehalt der Nahrungsmittel. In neuester Zeit wird der Energiegehalt nicht mehr nach Kalorien (kcal), sondern nach Joule (kJ) berechnet. Beispiel: 1 kcal = 4,186 (kJ), 1800 kcal = 7540 kJ. Aufgerundet: 1 kcal = 4,2 kJ.

- 1 g KH = 4,1 Kalorien = 17 kJ
- 1 g F = 9,3 Kalorien = 38 kJ
- 1 g E = 4,1 Kalorien = 17 kJ

Alkohol hat einen Brennwert von 7,0 Kalorien = 30 kJ. Für essentielle d.h. wesentliche, selbständige Nährstoffe, Mineralstoffe, Vitamine und andere Wirkstoffe steht ein gemeinsamer Maßstab nicht zur Verfügung.

**Nährwerttabelle**

Die Nährwerttabelle ist ein statistisches Material über die mittlere bausteinmäßige Zusammensetzung nach Nähr- und Wirkstoffen, mit Angabe des in Kalorien (kcal) ausgedrückten Brennwertes (Energiegehaltes).
Tabelle 6 enthält alle für unsere Berechnungen verwendeten Angaben von Nahrungsmitteln.
Eine speziell für **Diabetiker** entwickelte Nahrungsmittel-Wertigkeitstabelle, die auf sog. Broteinheiten beruht, zeigt Tab. 3 in Kap. 4.16 (Altersdiabetes). Dort werden die diätetischen Erfordernisse beim Diabetes ausführlich dargestellt.

Tab. 6 Nährstoff- und Kalorientabelle*

| Der genießbare Teil von 100 g eingekaufter Ware enthält: | Eiweiß in g | Fett in g | KH in g | kcal. | Joule = kJ |
|---|---|---|---|---|---|
| Äpfel, frisch | 0,3 | - | 12 | 50 | 210 |
| Blumenkohl | 2 | - | 2 | 17 | 70 |
| Bohnen, frisch | 2 | - | 5 | 31 | 130 |
| Brot, Roggen- | 6 | 1 | 51 | 253 | 1060 |
| Vollkorn- | 7 | 1 | 58 | 278 | 1160 |
| Butter | 1 | 83 | - | 775 | 3240 |
| Ei, Hühner- (1 Stück ca. 57 g) | 7 | 6 | - | 84 | 350 |
| Endiviensalat | 1 | - | 2 | 13 | 55 |
| Feldsalat | 2 | - | 2 | 17 | 70 |
| Fisch: Schellfisch (Filet) | 18 | - | - | 80 | 335 |
| Fleisch: (ohne Knochen) | | | | | |
| Rindfleisch, mager | 15 | 11 | - | 173 | 725 |
| mittelf. | 15 | 18 | - | 238 | 995 |
| Schweinefleisch, fett | 10 | 37 | - | 389 | 1630 |
| Käse, vollfetter Hartkäse (45 % Fett i. T.) | 25 | 28 | 3 | 372 | 1555 |
| Kakaopulver, schwach entölt | 20 | 25 | 38 | 472 | 1975 |
| Kartoffeln, geschält | 2 | - | 19 | 85 | 350 |
| mit Schalen | 2 | - | 15 | 68 | 285 |
| Mehl, Weizen- | 11 | 1 | 74 | 370 | 1550 |
| Milch, Voll- (Trinkmilch) | 3,5 | 3,5 | 5 | 66 | 275 |
| Kaffeesahne | 3 | 10 | 4 | 127 | 530 |
| Quark (Magerstufe) | 17 | 1 | 2 | 88 | 370 |
| Reis (Voll-) | 7 | 2 | 75 | 371 | 1550 |
| Spargel | 1 | - | 2 | 15 | 65 |
| Speck, Fett | 2 | 80 | - | 770 | 3220 |
| Spinat | 2 | - | 2 | 18 | 75 |
| Zucker | - | - | 100 | 394 | 1650 |

Bei den Äpfeln ist der Kalorienwert von 1 g Fruchtzucker berücksichtigt (1 g = 3,4 kcal).

## Praxisbezogene Berechnungsbeispiele

An Hand dieser Tabelle ist es uns also möglich, den Nährwert in KH, F, E sowie den Brennwert der vorhandenen Nahrungsmittel zu berechnen.

* Auszug aus Prof. Dr. W. Wirths: Kleine Nährwert-Tabelle der Deutschen Gesellschaft für Ernährung e. V., 27. Auflage 1977, Umschau-Verlag, Frankfurt a. M. Bekannt sind auch die Nährwerttabellen von H. Schall, W. Fachmann, H. Kraut und H. Sperling.

**Beispiel 1:**
Wir wissen, 100 g Roggenbrot haben laut Tabelle:
6,0 g E
1,0 g F
51,0 g KH
253 Kalorien = 1060 Joule
Wollen wir nun den Brennwert von z.B. 50 g Roggenbrot wissen, so ist in diesem Fall z.B. die Rechnung nicht schwer.
Wir erinnern uns, daß in der Tabelle immer 100 g zugrunde liegen.
50 g Roggenbrot sind die Hälfte von 100 g. Wir erhalten also:

| E | F | KH | kcal | kJ |
|---|---|---|---|---|
| 3,0 g | 0,5 g | 25,5 g | 126,5 | 530 |

**Beispiel 2:**
200 g Blumenkohl haben wieviel Nähr- und Brennwert?
Laut Tabelle haben 100 g Blumenkohl

| | E | F | KH | kcal. | kJ |
|---|---|---|---|---|---|
| | 2,0 g | - | 2,0 g | 17 | 70 |
| 200 g Blumenkohl haben dann: | 4,0 g | - | 4,0 g | 34 | 140 |

Suchen wir den Wert von z. B. 125 g Blumenkohl, so sehen wir sofort, daß 25 g der vierte Tei von Hundert sind.

Wir rechnen:
100 g = 2,0 g Eiweiß
25 g = 2,0 : 4 = 0,5 g Eiweiß

2,0
+ 0,5

125 g Blumenkohl = 2,5 g E

100 g = 2,0 g Kohlenhydrate
25 g = 2,0 : 4 = 0,5 g KH

2,0
+ 0,5

125 g Blumenkohl = 2,5 g KH

100 g = 17 Kalorien
25 g = 17 : 4 = 4,25 kcal.

17,00
+ 4,25

125 g Blumenkohl = 21,25 kcal

| | |
|---|---|
| 100 g = 70 Joule 25 g = 70 : 4 = 17,5 kJ | 70,00 |
| | + 17,50 |
| 125 g Blumenkohl | = 87,50 kJ |

**Beispiel 3:**
Wieviel E, F, KH und kcal sind in einem Käsebutterbrot enthalten, das aus 50 g Roggenbrot, 10 g Butter und 30 g Schweizerkäse besteht?
Der Übertrag aus der Tabelle soll uns helfen.

| | E | F | KH | kcal | kJ |
|---|---|---|---|---|---|
| 100 g Roggenbrot | 6,0 g | 1,0 g | 51,0 g | 253 | 1060 |
| 100 g Butter | 1,0 | 83,0 g | - | 775 | 3240 |
| 100 g Käse | 25,0 g | 28,0 g | 3,0 g | 372 | 1555 |

| *Wir rechnen:* | E | F | KH | kcal | kJ |
|---|---|---|---|---|---|
| Roggenbrot 50 g | 3,0 g | 0,5 g | 25,5 g | 126,5 | 530 |

(Es waren die Werte von 100 g durch 2 zu teilen, denn 2 x 50 g = 100 g)

| | E | F | KH | kcal | kJ |
|---|---|---|---|---|---|
| Butter 10 g | 0,1 | 8,3 | - | 77,5 | 324,0 |

(Für die 10 g Butter mußten wir nur das Komma um 1 Stelle nach links rücken, da 10 der 10. Teil von Hundert ist)

| | E | F | KH | kcal | kJ |
|---|---|---|---|---|---|
| Käse 30 g | 7,5 | 8,4 | 0,9 | 111,6 | 466,5 |

Wir haben gerechnet:

| | | | | |
|---|---|---|---|---|
| 100 g Käse | = | 25,0 g Protein (Eiweiß) | | |
| 10 g Käse | = | 2,5 g Protein (Eiweiß) | | |
| 30 g Käse | = | 2,5 g x 3 = 7,5 g | 30 g Käse enthalten also | 7,5 g Eiweiß |
| 100 g Käse | = | 28,0 g Fett | | |
| 10 g Käse | = | 2,8 g | | |
| 30 g Käse | = | 2,8 x 3 = 8,4 g Fett | 30 g Käse enthalten also | 8,4 g Fett |
| 100 g Käse | = | 3,0 g Kohlenhydrate | | |
| 10 g Käse | = | 0,3 g | | |
| 30 g Käse | = | 0,3 x 3 = 0,9 g | 30 g Käse enthalten also | 0,9 g KH |
| 100 g Käse | = | 372 kcal | | |
| 10 g Käse | = | 37,2 | | |
| 30 g Käse | = | 37,2 x 3 = 111,6 | 30 g Käse geben also | 111,6 kcal |
| 100 g Käse | = | 1555 kJ | | |
| 10 g Käse | = | 155,5 | | |
| 30 g Käse | = | 155,5 x 3 = 466,5 Joule | 30 g Käse geben also | 466,5 kJ |

| *Wir stellen zusammen:* | E | F | KH | kcal | kJ |
|---|---|---|---|---|---|
| 50 g Roggenbrot | 3,0 | 0,5 | 2,5 | 126,5 | 530,0 |
| 10 g Butter | 0,1 | 8,3 | - | 77,5 | 324,0 |
| 30 g Käse | 7,5 | 8,4 | 0,9 | 111,6 | 466,5 |
| | 10,6 | 17,2 | 26,4 | 315,6 | 1320,5 |

In dem Käsebutterbrot sind demnach enthalten:
10,6 g Protein (Eiweiß), 17,2 g Fett, 26,4 g Kohlenhydrate, 315,6 kcal, 1320,5 kJ

**Berechnen Sie bitte:**

*Frühstück:*
200 g Milch
120 g Roggenbrot
30 g Butter
20 g Käse

*1 Mittagessen:*
200 g Schellfisch mit
15 g Butter
180 g Kartoffeln, geschält
30 g Feldsalat

*1 Abendessen:*
120 g Quark (Magermilch)
150 g Kartoffeln gebraten in
20 g ettem Speck
150 g Äpfel
100 g Milch

Wieviel E, F, KH, Kalorien und Joule sind in jeder mahlzeit enthalten?

Welche Gesamtmenge Eiweiß hat der Patient am Ende des Tages zu sich genommen? Wievie Kalorien und Joule insgesamt?

# 10.5 Sondenernährung *

Gesundheit, Wohlbefinden und eine ausgewogene, dem körperlichen Bedarf entsprechende Ernährung sind untrennbar miteinander verbunden. Beim alten Menschen reicht oft die normale Nahrungszufuhr nicht mehr aus.

## 10.5.1 Formeldiät

Die Formeldiät enthält alle Nährstoffe in ausreichender Menge. Gebrauchsfertige Flüssigprodukte in verschiedenen Geschmacksrichtungen sind als Trink- und Sondennahrungen im Handel erhältlich. In einer Formeldiät können die Hauptnährstoffe wie Eiweiß und Kohlenhydrate in unveränderter Form (hochmolekular) oder in vorverdauter Form (niedermolekular) vorhanden sein.

* Quellennachweis für Abschnitt 10.5: Fresenius-Service AG, Bad Homburg.

Die Konzentration pro Volumeneinheit einer Lösung (Osmolarität) entspricht mit 300 bis 400 mosmol/l den physiologischen Verhältnissen. Durch überhöhte Osmolaritäten könnten Unverträglichkeitserscheinungen wie Übelkeit oder Durchfall auftreten.

Für die entsprechende Dosierung stehen moderne Ernährungspumpen zur Verfügung. Die leichte und handliche Rollenpumpe von Frenta beispielsweise sorgt für kontinuierliche Sondenernährung von 25 bis 250 ml pro Stunde. Es empfiehlt sich, bei den entsprechenden Firmen genauere Informationen zu erbitten. Bei evtl. Störungen bieten alle Hersteller oder Vertriebe ihren Kundendienst rund um die Uhr an.

Für Patienten, die nicht bettlägerig sind und Bewegungsfreiheit haben, gibt es auch tragbare, sogenannte mobile Systeme.

### 10.5.2 Ernährungssonden

Können Formeldiäten nicht mehr getrunken werden oder muß die Nahrung aus therapeutischen Gründen direkt in einen bestimmten Abschnitt des Magen-Darmtraktes geleitet werden, steht eine Vielzahl von Ernährungssonden zur Auswahl.

**Transnasale Sonden**

Diese Sonden werden durch die Nase, den Rachen und die Speiseröhre in den Magen oder Dünndarm eingeführt.

Die transnasale Sonde ist erfahrungsgemäß in der Altenpflege die häufigst angewandte Methode für die Sondennahrung.

**Vorbereitungen:** Die zu verwendende Sonde muß vom Arzt bestimmt werden, ebenso die Art der Applikation.

**Benötigt werden:** 500 ml Kronkorkenflasche mit sterilisierter flüssiger Sondennahrung, die entsprechenden Überleitgeräte mit Rollklemme zur Bestimmung der Applikationsgeschwindigkeit.

Ständer zum Aufhängen der Flasche, Aufhängebügel, 20- oder 50-ml-Spritze, falls die Sondennahrung direkt langsam in die Magensonde eingespritzt werden soll.

Tee (kein Früchtetee) zum Nachspülen der Sonde.

**Einführung der Sonde:** Den Oberkörper des Patienten vorzugsweise in eine Halb-auf-rechts-Position (etwa 40 bis 45 °) bringen. Zum Einbringen einer Duodenalsonde wird der Patient auf die rechte Seite gelagert. Wählen Sie das größere Nasenloch zur Einführung der Sonde. Die Sonde wird evtl. mit einem

eingefetteten Mandrin verstärkt. Nun wird die Sonde bis zum Rachendach geschoben, der Patient wird jetzt zum Schlucken aufgefordert. Die Sondenlage im Magen kann durch Absaugen von Mageninhalt (Indikatorprobe) überprüft werden. Eventuell eine Röntgenkontrolle machen. Soll die Sonde zur Duodenalernährung dienen, müssen 15 bis 25 cm hinzugerechnet werden. Die Sonde wird mit einem speziellen Pflaster fixiert (Pflasterset).
Der **persönliche Ernährungsplan** wird vom betreuenden Arzt festgelegt. Bei der Ernährung mit Formeldiäten **muß stets mit kleinen Mengen begonnen werden**. Diese Portionierung wird als einschleichende Dosierung bezeichnet. Nur durch diese einschleichende Dosierung kann man mögliche Beschwerden wie Aufstoßen, Völlegefühl, Übelkeit, Erbrechen oder Durchfall verhindern.
**Reinigung und Pflege aller Sonden:** Die heute verwendeten dünnen und körperfreundlichen Sonden müssen nach jeder Sondenernährung mit einer Spritze mit ca. 10 ml Flüssigkeit gespült werden (Verstopfungsgefahr).
Als Spülflüssigkeit eignet sich Wasser oder Tee. Keine Früchtetees oder Obstsäfte dazu verwenden, denn die darin enthaltene Fruchtsäure kann Nahrungsbestandteile zum Ausflocken bringen.
Zum Nachspülen eignet sich am besten eine Luer-Spritze.
**Reinigung und Pflege der Überleitgeräte:** Alle Überleitgeräte und Ernährungssets müssen nach spätestens 24 Stunden durch neue ersetzt werden.
**Gefahren:** Erfolgt kein täglicher Wechsel, kann es durch Nahrungsreste zu vermehrtem Keimwachstum kommen. Dadurch verdirbt die Sondennahrung und wird sauer. Die Zufuhr verdorbener Nahrung führt zu Unverträglichkeitserscheinungen und Durchfall.
Vor jeder Neufüllung wird der Beutel im Laufe des Tages gründlich mit warmem Wasser gereinigt.

### 10.5.3 Besondere Formen der Sondenernährung

#### Parenterale Ernährung

Parenterale Ernährung bedeutet, daß bei der Nährstoffzufuhr die Funktionen der Verdauungsorgane nahezu völlig umgangen werden. Die Nahrungsbestandteile werden in ihrer molekularen Form direkt in die Blutbahn infundiert. Dem Patienten werden durch Implantation eines zentralvenösen Dauerverweilkatheters lebenswichtige Nährstoffe, die den individuellen Bedürfnissen angepaßt sind, infundiert.

**Enterale Langzeiternährung**

Die enterale Langzeiternährung erfolgt über einen dünnlumigen Katheter, der z. B. innerhalb der Dünndarmwand verläuft (Feinnadelkatheter-Jejunostomie). Dieser Katheter (Sonde) wird durch die Bauchdecke eingeführt.

**Die Pflege der Langzeiternährungskatheter:** Um die Funktionsfähigkeit lange zu erhalten, ist es notwendig, den Katheter mindestens einmal pro Tag mit Flüssigkeit (Tee) durchzuspülen. Hierzu kann man eine Spritze verwenden. Der Pflasterverband der Punktionsstelle wird anfangs täglich (sieben Tage lang), später alle zwei bis drei Tage gewechselt.

Zum Zwecke der enteralen Langzeiternährung werden heute Katheter auch mit Hilfe des Gastroskops in den Magen und Zwölffingerdarm (Duodenum) eingeführt.

Für die enterale und parenterale Ernährung im häuslichen Bereich oder im Altenheim werden sterile Sets (im Fachhandel erhältlich) benötigt. Der Inhalt der Sets besteht aus den notwendigen Dingen zum sterilen Verbandwechsel sowie dem sterilen Katheter(Sonden)-Anschluß für den neuen Mischbeutel. Die Handhabung sollte unter Anleitung des behandelnden Arztes erfolgen.

## 10.6 Erfolgskontrolle der Ernährungstherapie

Das tägliche Ernährungsprotokoll soll folgende Punkte beinhalten:

- Gewicht: Messungen unter gleichen Bedingungen (Tageszeit, Kleidung)
- Ernährung: Formeldiät, warm, wieviel, wie schnell
- Stuhlgang: Häufigkeit, Beschaffenheit, flüssig, breiig, fest
- Beschwerden: wann, welche, wie lange
- Medikamente: wann, was, wieviel
- Verbandwechsel: wann, durch wen, Besonderheiten.

Termine für Kontrolluntersuchungen sollten unbedingt eingehalten werden. Die Kostenübernahme wird zwischen dem betreuenden Arzt, der Krankenkasse und der Lieferfirma geklärt.

# 11 Pflegerische Aspekte der Rehabilitation

Die hohe Lebenserwartung macht die Rehabilitation, die Rückführung oder Wiedereingliederung bedeutet, zu einer wichtigen Aufgabe auch für den alten Menschen.
Nur wer selbst schon längere Zeit auf Pflegestationen gearbeitet hat, weiß, wieviel auch mit alten Menschen noch erreicht werden könnte.

> Zwei Voraussetzungen für jeden Erfolg müssen allerdings gegeben sein:
> - Viel Zeit und Einsatz
> - Genügend Personal mit entsprechender Vorbildung.

## 11.1 Vorbemerkungen

**Ziel der Rehabilitation** ist, den Kranken nicht nur gebessert aus der Krankenhausbehandlung entweder nach Hause oder in ein Altersheim verlegen zu können, sondern ihn soweit wie möglich in das Leben einzugliedern. Häufig sind es Patienten, deren Krankheit Lähmungen zurückließ, die sich bessern können, aber nicht beseitigen lassen. Die medikamentöse ärztliche Behandlung wurde auf der Station meist durch Massagen, Bäder, Bewegungsübungen, Gehübungen usw. mit oft sehr guten Erfolgen gezielt unterstützt. Der Kranke kann mit Hilfe wieder zur Toilette gehen. Er kann im schlechteren Fall von zwei Pflegekräften wenigstens auf den Stuhl und vom Stuhl wieder in sein Bett gebracht werden.
Nun geschieht das Verhängnisvolle. Der Kranke kommt zurück in die häusliche Pflege oder in ein Heim. Dort hat niemand die nötige Zeit oder Kraft, auch fehlt es an Erfahrungen, um den Hilfsbedürftigen richtig zu betreuen. Drei Tage genügen bereits, an denen die alten Menschen nicht aus dem Bett kommen, und alle bisher erfolgreiche Arbeit und die Bemühungen der Heilgymnastin und der Pflegekräfte können zwecklos gewesen sein. Sofort tritt wieder eine Verschlechterung im Gehen und in der Bewegungsfähigkeit ein. Alle alten Menschen, die nicht auf ärztliche Anweisung aus irgendwelchen Gründen (Herzschwäche, Fieber) liegen müssen, gehören, auch wenn sie gebrechlich, d.h. ihrem hohen Alter entsprechend unsicher auf den Beinen sind,

täglich wenigstens immer wieder für kürzere Zeit aus dem Bett. Nur so kann ein jahrelanges Liegen, wodurch nicht selten ein Aufliegen (Dekubitus) entsteht, hinausgeschoben, ja in vielen Fällen sogar verhindert werden.

**Gerade in der Altenpflege gilt der Spruch »Wer rastet, der rostet«.**

Daher ist es wichtig, immer wieder Motivationen zum Aufstehen und Sich-Schönmachen, zur Bewegung und Betätigung zu schaffen sowie Anregungen und Erfolgserlebnisse zu vermitteln, die z.B. die Mühe des Heraussetzens aus dem Bett auch für den Patienten lohnend erscheinen lassen.

## 11.2 Heraussetzen aus dem Bett

Ein Stuhl (am besten ein Nachtstuhl) wird zum Fußende des Bettes gestellt. Jetzt wird der Patient an den Bettrand gesetzt. Dabei greift der eine Arm der Pflegerin um den Rücken und stützt beide Schultern, der andere Arm unterfaßt die Kniekehlen und schon sitzt der Kranke am Bettrand.

## 11.3 Gehübungen im Sitzen

**Anleitung:** Der Rekonvaleszent wird so auf den Bettrand gesetzt, daß die Füße (unbedingt Schuhe oder Hausschuhe anziehen) auf dem Fußboden stehen. Wenn das Bett zu hoch ist, kann diese Übung auch von einem Lehnstuhl aus gemacht werden.
Nun ermuntern Sie Ihren Patienten dazu, daß er seine Füße so hin und her bewegt, als mache er kleine Schritte. Diese leichte Übung hat sich als Übergang zum richtigen Wieder-Gehenlernen und Beine-Belasten gut bewährt.

Nie darf ein Kranker durch einen Griff in das Genick hochgeschoben werden. Besonders bei alten Menschen könnte ein Wirbelbruch verhängnisvoll sein.

Nun sitzt also der Patient am Bettrand. Jetzt greift die Pflegeperson mit ihren beiden Armen von vorn je unter einer Achsel durch und faßt ihre beiden Hände am Rücken des Kranken zusammen. Während sie ihn so umschlungen hält, achtet sie darauf, daß die Beine des Kranken zwischen ihren Beinen sind.

Dadurch wird ein Abrutschen nach der Seite verhindert. Jetzt wird der Kranke langsam auf den Boden gestellt. Er wird zum Durchatmen aufgefordert und auf den bereitstehenden Stuhl gesetzt. Auf diese beschriebene Weise kann eine Pflegeperson allein ohne weiteres schwer gehbehinderte, ja sogar geh- und stehunfähige Patienten aus dem Bett setzen.
Soll der Pflegebefohlene wieder zurück in sein Bett gebracht werden, wird, wenn der Betreffende gar nicht gehen kann, der Stuhl soweit herangezogen, daß man den Kranken am Bettrand ansetzt und das Gesäß in Höhe der Kopfkissen bringt. Dadurch wird ein mühsames Hochziehen im Bett erspart. Das Aufstehen vom Stuhl kann sehr erleichtert werden, wenn die Pflegeperson ihre Knie an die Knie des Kranken stellt und wieder die Schultern unterfaßt wie beim Raussetzen. Nun wird der Kranke aufgestellt. Durch die angestützten Knie wird das Aufstehen erleichtert, und ein Durchsacken kann verhindert werden.

## 11.4 Hebegriffe vom Stuhl ins Bett

Nur sehr leichte Kranke können von einer Pflegeperson gehoben werden. Gerade in der Altenpflege ist es meistens unerläßlich, daß zwei gut zusammenarbeitende Pflegerinnen oder Pfleger vorhanden sind. Eine Methode, Patienten vom Stuhl ins Bett zu bringen oder am Bett stehend in die oft sehr hohen Krankenbetten zu heben, ist folgende:

- Am Bett stehend wird der Kranke von zwei Kräften gehalten, je ein Arm von vorn durch die Achselhöhle geschoben, und zwar so, daß die freie Hand hinten am Rücken zu sehen ist. Der Kranke wird also nicht unter der Achsel gefaßt oder die Finger der Pflegekraft in die Körperoberfläche des Patienten schmerzhaft eingegraben.
  Mit der anderen Hand fassen sich die Pflegerinnen in Höhe der Kniekehle des Patienten und nun wird dem Kranken nahegelegt, sich zu setzen. Im gleichen Moment müssen die beiden Pflegerinnen den Kranken hochheben und ins Bett setzen (Abb. 30).
- Der oben beschriebene Hebegriff läßt sich sehr gut auch vom Stuhl aus durchführen.
  **Wichtig!** Wieder wie oben beschrieben, von vorne unter die Achsel fassen, Hand am Rücken frei herausschauen lassen. Jetzt mit der anderen Hand wieder unter die Knie fassen, Finger schließen. Nun den Kranken hochheben und sofort über Ihre Schultern kippen! Das heißt, Sie müssen das Gewicht dadurch verlagern, daß das Gesäß nicht schwer nach hinten

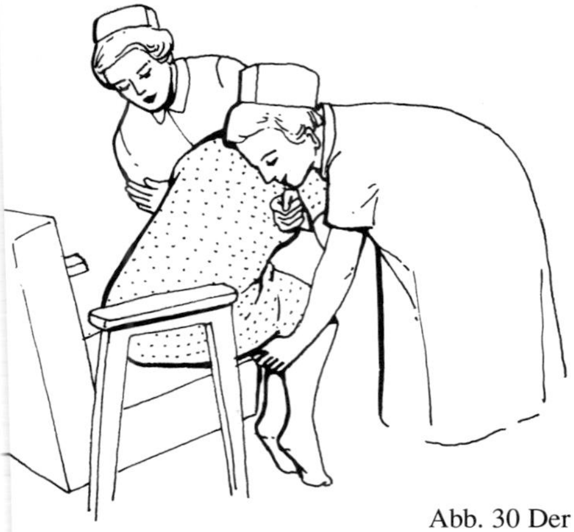

Abb. 30 Der Patient wird vom Stuhl in das Bett gehoben.

abwärts hängt, sondern daß der Kranke etwas auf Ihren Schultern ruht und er selbst eigentlich dadurch leicht nach vorne geneigt wird, wobei ihm aber auf keinen Fall etwas zustoßen kann, denn Ihre Arme unter dem Oberkörper gleichen dies aus. Erstaunlich ist, wie leicht bei richtiger Durchführung auch verhältnismäßig schwere Patienten zu heben sind.

## 11.5 Richtiges Führen beim Gehen

Soll ein Mensch das Gehen wieder erlernen, so hängt viel davon ab, wie man ihn dabei unterstützt. Besonders alte Menschen werden nach Knochenbrüchen sehr ängstlich und fürchten einen erneuten Sturz. Kommt ein Kranker das erste Mal wieder aus dem Bett, muß die Pflegerin ihm durch ihre Umsicht Vertrauen einflößen. Am besten ist es, wenn anfangs immer zwei Personen zum Führen zur Verfügung stehen:

Der Kranke wird zuerst an den Bettrand gesetzt und angekleidet. Nun steht links und rechts eine Pflegerin und faßt ihn unter der Achsel. Diesmal von hinten nach vorn, die Hand muß ebenfalls locker unter der Achsel hervorschauen. Der Unterarm stützt dabei fest in der Achselhöhle. Die andere Hand der Pflegeperson hält locker die Hand des Kranken und der Ellenbogen des Kranken muß auf der Hüfte der Führenden aufgestützt werden (Abb. 31).

**Führen durch eine Pflegeperson.** Der Hilfsbedürftige bekommt (z. B. nach Schlaganfall), wenn er schon wieder soweit hergestellt ist, in die gesunde Hand einen Stock. Auf der gelähmten Seite wird er wie oben beschrieben gestützt.

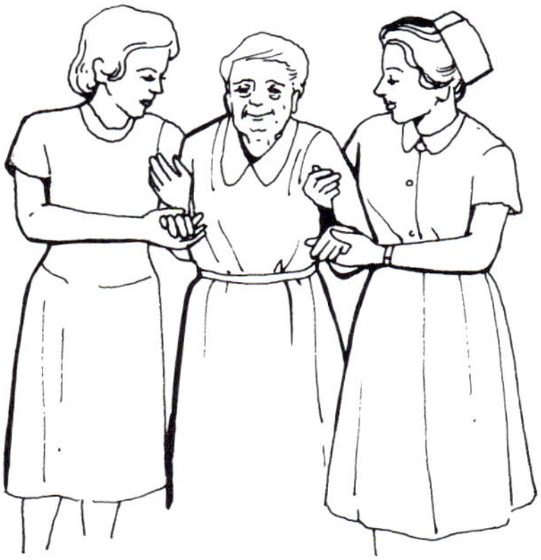

Abb. 31 Richtiges Führen und Stützen einer Patientin.

**Rautek-Griff.** (s.a. Kap. 19.15.4). Der Rautek-Griff wird angewandt, um leichtere Kranke vor sich herzuschieben. Der Patient wird von hinten unterfaßt, die Hände der Pflegeperson schließen sich vorn über der Gürtellinie. Wichtig beim Rautek-Griff: auch der Daumen liegt den anderen Fingern gleich über den Armen des Patienten.

**Der Gehwagen.** Der Gehwagen kann eine sehr gute Hilfe sein, aber in den meisten Fällen fühlt sich der Kranke von kräftigen Armen gestützt für den Anfang sicherer.

## 11.6 Kräftigungsübungen an gelähmten Gliedmaßen

Im Bett können Übungen, die den Arm beweglicher und das Bein kräftiger machen, durchgeführt werden. Man beginnt mit Lockerungsübungen. **Die Hand** wird am Handgelenk gehalten und leicht in Kreisbewegungen geführt, leicht vor und zurückbewegt. **Die Finger** werden (das Handgelenk bleibt gestützt) leicht einzeln ohne jede Gewalt gestreckt und zu beugen versucht, jedes Fingerglied einzeln bewegt. Wenn dies schon möglich ist, läßt man den Gelähmten Gegenstände greifen und einen Händedruck versuchen. Wenn man dem Kranken die Hand gibt, muß er, auch wenn sein Händedruck noch sehr leicht ist, ermutigt werden, wie fest das schon geht. Bei sehr verkrampften Fingern kann ein Ball oder auch eine gerollte Binde zwischen die Finger geschoben werden. Manchmal erreicht man durch eine vorübergehende vorsichtige Streckung der Finger, evtl. durch Anlegen einer Schiene, daß sich die Hand wenigstens besser reinigen läßt. Die Schiene wird nur stundenweise angelegt. **Der Arm** wird vorsichtig in Beuge- und Streckstellung gebracht, wenn es geht, nach Lockerung in der Schulter, auch nach oben geführt. Die Achselhöhle soll öfter freigehalten werden, da sich durch krampfhaftes Andrücken des Armes Schweißbildung und, dadurch begünstigt, eine Entzündung entwickeln kann. Man versucht immer wieder, den Arm vom Körper abzuwinkeln und von der Ellenbeuge ab auf einen Spreusack oder ein Kissen zu legen.

**Das Bein** wird durch besondere Übungen gekräftigt. Damit der Kranke auf dem Bein wieder stehen kann, muß er zuerst einmal in der Lage sein, das Knie gut durchzudrücken, das Bein vom Körper seitlich abführen und wieder zum Körper hinführen zu können. Mit den Zehen und dem Fußgelenk werden Lockerungsübungen, wie bei der Hand beschrieben, durchgeführt.

Beim **Fuß** ist noch darauf zu achten, daß man durch gezielte Übungen (z. B. das Gegendrücken) einen Spitzfuß vermeidet oder ihm wenigstens entgegenwirkt. Zur Kräftigung des Beines kann man sich auch vom Kranken mit dem von der Pflegekraft festgehaltenen Fuß gleichsam abstoßen lassen. So entsteht beim Patienten der ermunternde Eindruck, zu einer kräftigen Reaktion imstande zu sein. Aber vorher ist es wichtig, daß man das Bein am Knie und am Fußgelenk hält und immer wieder streckt und beugt.

> Alle diese beschriebenen Übungen setzen voraus, daß keine Gewalt angewandt wird, der Kranke in guter Verfassung ist und auch aktiv mitmachen kann und will.

## 11.7 Essen

Zur Rehabilitation alter Menschen gehören viele kleine alltägliche Dinge, wie **selber essen**, sich anziehen usw., auf die der Pflegebedürftige allmählich vorbereitet werden muß. Es ist nicht angebracht, Patienten, die wenigstens eine Hand gut gebrauchen können, ganz einfach zu füttern. Rechtseitig Gelähmte lernen unter verständiger Anleitung sehr bald, daß auch die linke Hand zu gebrauchen ist. Nur so kann das Selbstvertrauen gestärkt werden.

Wichtig für selbständiges Essen sind die **Vorbereitungen**. Der Kranke wird richtig aufgesetzt und gut durch Kissen gestützt. Es ist besonders darauf zu achten, daß der Kopf nicht frei liegt. Die Folge sind rasche Ermüdung und Unlust des Kranken, sich weiter zu bemühen, um mit dem Essen fertig zu werden. Ein Eßtischchen soll vorhanden sein, das bequem über das Bett geschoben werden kann. Eine große Serviette wird dem Kranken so vorgelegt, daß er, auch wenn ihm anfangs etwas daneben fällt, nur die Serviette beschmutzt. Viele früher sehr ordentliche Menschen leiden darunter und wollen lieber gefüttert werden, damit ja nichts danebengeht. Das Essen muß in kleinen, nett zubereiteten Portionen hergerichtet sein. Fleisch wird schön klein geschnitten und somit mundgerecht gemacht. Alle Pflegebefohlenen, die gesundheitlich und körperlich in der Lage sind, sollen zu den drei Hauptmahlzeiten unbedingt aus dem Bett herausgebracht, angekleidet und an den Tisch gesetzt werden.

## 11.8 Waschen und Ankleiden

In der Altenpflege ist es in vielen Fällen aus hygienischen Gründen notwendig, betreuend und helfend beizustehen. Aber auch hier muß größter Wert darauf gelegt werden, daß der alte Mensch, auch wenn es länger dauert, alle ihm noch möglichen Handgriffe selbst ausführt. Die Pflegeperson kann alle Dinge wie Waschwasser und Kleidungsstücke herrichten und dabeibleiben. Der Kranke soll schon das Gefühl haben, man ist ihm jederzeit behilflich. Wenn keine Gebrechen vorliegen, die den alten Menschen behindern, die Schuhe selbst anzuziehen, muß er es selbst versuchen. Auch wenn die Pflegeperson nicht gleich beim ersten Versuch, den Ärmel zu erreichen, herbeispringt, bedeutet dies noch keine Unhöflichkeit. Gerade diese täglichen Verrichtungen erhalten evtl. einen Teil der Beweglichkeit oder tragen dazu bei, die Beweglichkeit wiederzuerwerben.
Für das seelische Wohlbefinden ist es wichtig, immer wieder Motivationen zum schönen Anziehen zu schaffen, den alten Menschen beim Aussuchen der Kleidung zu beteiligen und ihn mit kleinen Komplimenten aufzumuntern, damit er auf seine äußere Erscheinung angemessenen Wert legt.

## 11.9 Leichte Arbeiten

Die Erfahrung lehrt, daß alte Menschen, die einen Wirkungskreis haben, länger beweglich bleiben. Alte Männer basteln gerne, und alte Frauen machen oft, bis die Augen nachlassen, viele Handarbeiten. Wenn dies nicht mehr geht, muß man sie wenigstens für kleinere Arbeiten heranziehen. Lebt ein alter Mensch innerhalb seiner Familie, gibt es genug kleinere Arbeiten, die er noch verrichten kann. Sehr oft kann man erleben, daß alte Menschen mit Lähmungen, durch die häuslichen Pflichten dazu gezwungen, ihren Arm wieder besser gebrauchen können (vgl. dazu auch Kap. 4.2 Verwirrtheitszustände und Kap. 5.5 Sprachbehinderte).

## 11.10 Treppensteigen und Spazierengehen

Viele alte Menschen kommen aus der stationären Behandlung in ihre Wohnung zurück und haben Angst vor dem **Stufensteigen**. Nicht selten haben die Angehörigen aus Angst, daß etwas passieren könnte, noch gar nicht den Versuch mit ihnen gemacht. In vielen Fällen lohnt es sich, alle Tage ein paar Stufen zur Übung mehr zu nehmen. Selbstverständlich kann man den Pflegebedürftigen nach wochenlangem Krankenhausaufenthalt nicht gleich über ein oder zwei Stockwerke führen und dann die Treppe wieder hochsteigen lassen, das wäre zu anstrengend.
Auch mit dem **Spazierengehen** wird erst langsam begonnen. Je nach Wohnort ist es günstig, einen zusammenklappbaren Stuhl mitzunehmen, der gegebenenfalls sofort zum Ausruhen aufgestellt werden kann. Aber auch wenn ein Haus mit Garten vorhanden ist, muß der alte Mensch seine Spaziergänge machen und darf nicht nur stundenlang auf einem Platz sitzen.

## 11.11 Rehabilitationszentren

Derartige Abteilungen, meist an eine Geriatrische Klinik angegliedert, bemühen sich mit Modellanlagen, Handlungen des Alltags wie Straßenbahnfahren mit Knopfdrücken, Ein- und Aussteigen, Lichtschalter betätigen, Telefonieren usw. vor der Entlassung zu üben. Dies alles soll die Rückkehr, eben die Wiedereingliederung in die Gesellschaft erleichtern helfen.
Auch in der häuslichen Pflege und im Altenheim sind solche Rehabilitationsübungen zur Bewältigung des Alltags möglich und wichtig. Oft wird aber aus Zeitgründen im Heim die Beteiligung von Angehörigen oder freiwilligen Helfern (evtl. auch geeigneten Mitbewohnern) notwendig sein.
Eine gemeinsame Pflegeplanung sollte dabei die Übungsziele und die angestrebten Wege zu deren Verwirklichung festlegen und eine Erfolgskontrolle ermöglichen.

## 11.12 Gymnastik

Gymnastik ist die planmäßige Anwendung von Leibesübungen. In bezug auf die **Altengymnastik** könnte man sagen, eine Reihe von richtig gewählten und wohldosierten Bewegungsübungen.

| Bewegung ist Leben |
| --- |

**Gymnastik im Bett** (vom Patienten selbständig auszuführen):

- Der Kopf wird vom Kissen gehoben und ins Kissen zurückgedrückt.
- Ein Arm wird an den Kopf gelegt, der andere Arm neben den Körper (Stellungswechsel).
- Die Arme liegen angewinkelt am Körper, die Fingerspitzen berühren die Schulterkuppen.
- Abwechselnd werden Hüfte und Schulter einer Seite von der Unterlage gehoben.
- Atemübung: Tüte aufblasen, Ballon aufblasen.
- Leichte Seitenlage, das obenaufliegende Bein nach Belieben bewegen.
- Die Bettdecke wird selbständig aufgeschlagen.
- Die Hände versuchen, das obere Bettende zu erreichen.
- Den Kopf zur Seite beugen, mit dem Ohr die Schulter berühren, abwechseln, einmal links, einmal rechts.
- Den Kopf zur Seite drehen.
- Beide Hände werden abwechselnd mit Schwung zur rechten und linken Körperseite gebracht.
- Abwechselnd wird eine Hand an der Bettkante entlang fußwärts geschoben
- Gesäßmuskeln spannen, dadurch müssen die Gesäßhälften zusammengebracht werden.
- Lang ausatmen mit Zischlaut und zählen.
- Der linke obere Bettzipfel wird zum rechten unteren gebracht.
- Die Knie werden angezogen, die Füße aufgestellt, die Hände unter den Knien zusammengefaßt.

**Übungen im Sitzen** (notwendig ist ein Stuhl mit Lehne). Die Fußsohlen müssen fest auf dem Boden stehen.

- Die Hände fassen an beiden Seiten den Stuhlsitzrand, ohne den Kopf zu drehen, neigt man das linke Ohr zur linken Schulter – aufrichten– dann das rechte Ohr zur rechten Schulter – aufrichten. Jetzt den Kopf nach vorn beugen, soweit, daß das Kinn dem Brustbein anliegt. Dann den Kopf langsam wieder hochziehen.

- Angelehnt sitzen, mit den Händen rückwärts den Stuhlsitz festhalten. Körper gerade aufrichten – Rücken möglichst weit von der Stuhllehne entfernen – dann zurücksinken lassen.
- Hoch aufgerichtet sitzen, die Fußsohlen sind fest auf dem Boden, in dieser Haltung über der Sitzfläche kreisen im Uhrzeigersinn und entgegengesetzt.
- Aufgerichtet sitzen, Arme locker hängen lassen, beide Knie geschlossen hochziehen, je höher, desto besser. Füße wieder abstellen.
- Freier Sitz, eine Hand hält sich fest an der vorderen Stuhlsitzecke, die andere gleitet am linken hinteren Stuhlbein hinunter bis zum Boden (Nicht vergessen, Füße fest auf dem Boden zu lassen!)
- Sitz auf der vorderen Stuhlhälfte, das Knie fest durchstrecken, die Ferse des Beines weit vorn auf dem Boden aufsetzen, die Fußspitze wird kräftig nach oben gezogen. Nunmehr das gleiche Bein so weit unter den Stuhlsitz beugen, daß der Fußrücken den Boden berührt (mit beiden Beinen abwechseln).
- Locker sitzen, Füße mit geschlossenen Knien dicht aneinanderstellen, alle Zehen zur Faust krümmen, die Fersen bleiben fest auf dem Boden, während die zur Faust gekrümmten Zehen abgehoben werden.
- Locker sitzen und mit zwei Luftballons spielen. Die Ballons werden abwechselnd mit den Händen immer wieder in die Höhe gestoßen und sollen möglichst lange nicht auf den Boden fallen.
- Sitz ohne Lehne. Beide Hände sind fest am Stuhl (seitlich). Auf dem Kopf liegt eine gefaltete Zeitung. Nun wird der Kopf nach links und rechts gedreht, ohne daß die Zeitung herunterfällt.
- Freier Sitz: Eine Hand wird über die Schulter nach hinten geführt, die andere versucht möglichst weit entgegen zu kommen.
- Ein Schirm oder Stock liegt in der Mitte des Tisches, er wird mit ausgestreckten Armen und im freien Sitz fest mit beiden Händen in den Nacken und im großen Bogen wieder zurück in die Mitte der Tischplatte gelegt.
- Im Stuhl anlehnen, beide Hände hinter der Stuhllehne zusammennehmen und festhalten, jetzt den Rücken von der Stuhllehne entfernen, die Schulterblätter dürfen die Stuhllehne nicht berühren.
- Bequem sitzen, die Ferse des einen Fußes wird auf den Oberschenkel des anderen Beines aufgelegt. Die Zehen des aufgelegten Fußes werden mit der Hand abwechselnd sohlen- und ristwärts bewegt.
- Freier Sitz, die Unterarme werden vor dem Körper aneinandergelegt, nun zieht man die Arme vom Körper weg und höher.

**Übungen im Stehen**

- Eine Armlänge vom Stuhl entfernt stehen, beide Hände auf die Stuhllehne legen, abwechselnd einmal mit dem rechten und einmal mit dem linken Ohr die Stuhllehne berühren.
- Seitlicher Stand hinter der Stuhllehne, das Knie des freien Beines vorn hochziehen, dann das Bein nach hinten strecken. Wenn notwendig, kann mit einer Hand nachgeholfen werden. Das Bein, auf dem man steht, muß durchgestreckt bleiben (wechseln).
- Stand mit dem Rücken an der Stuhllehne, die Hände fassen die Stuhllehne, nun wird je ein Bein seitlich abgehoben, wobei der Rumpf möglichst senkrecht bleiben soll.

**Atemübungen bei offenem Fenster**

- Angelehnt sitzen, Arme hängen seitlich herunter, Körper zusammensinken lassen – ausatmen (bis sechs zählen) – Körper aufrichten – einatmen – bis zwei zählen, allmählich das Einatmen verlängern.
- Man steht seitlich an der Stuhllehne, die eine Hand liegt der Stuhllehne auf, die äußere (freie) Hand an die Hosennaht legen. Mit dieser Hand nach unten gleiten und ausatmen, dann diesen Arm hochführen und einatmen.
- Angelehnt sitzen, beide Hände seitlich auf die Brustkorbfläche auflegen. Brustkorb zusammendrücken, immer mehr und lang ausatmen – den Druck lösen – einatmen und den Brustkorb weiten.

# 12 Nachtwache

## 12.1 Vorbemerkungen

Erfahrungsgemäß wird eine über einige Wochen durchgehende Nachtwache ohne Unterbrechung durch wöchentliches Einholen des freien Tages physisch besser ausgeglichen. Die angesammelten freien Tage am Ende der Nachtwachenzeit, zusammenhängend gegeben, ermöglichen den Pflegekräften eine günstigere Zeit der Erholung und Umstellung auf den Tagesrhythmus. Schlaf ist ein wichtiger Faktor für den Nachtdienst mit seinen Belastungen. Im Nachtdienst ist es nicht erlaubt, ein Schläfchen zu halten. Die Verantwortung ist zu groß.

Zur Gesunderhaltung muß ein Mehrschlafbedürfnis des Körpers berücksichtigt werden. Die dazu nötige Zeit ist auf neun Stunden Tagesschlaf heraufgesetzt. Eine Voraussetzung, um Schlaf zu finden, ist ein ruhiges, abgelegenes Zimmer.

Ein weiterer wichtiger Punkt ist die Ernährung. Wohl bleibt es dem einzelnen überlassen, wie er seine Mahlzeiten legen will. Wichtig aber ist, daß wenigstens eine richtige Mahlzeit eingenommen wird. Darunter ist zu verstehen: Ein warmes vollwertiges Essen mit genügend Frischgemüse und Salaten.

Es ist unverantwortlich, das Schlaf- und Eßbedürfnis nur mit starkem Kaffee zu vertreiben.

> Je ruhiger die Nachtwache, um so ruhiger die Patienten!

## 12.2 Ratschläge für den Dienst als Nachtwache im Altenheim

- Beim Neuanfang der Nachtwache macht sich die Pflegeperson noch am Abend mit den zu Betreuenden bekannt.
- Leise die Türen öffnen!
- Leise sprechen!
- Nur im äußersten Fall Licht anmachen!
- Den Schlafenden nicht mit der Taschenlampe in das Gesicht leuchten.
- Die Wünsche des einzelnen nicht an der Tür stehend entgegennehmen, sondern an das Bett herangehen.
- Sich in kein längeres Gespräch einlassen, sondern immer freundlich zur Ruhe mahnen, um Mitbewohner nicht zu stören.

## 12.3 Aufgaben der Nachtwache im Altenheim

Auf normalen Abteilungen sind die Kranken zu versorgen, bei Unpäßlichkeiten muß geholfen werden. Gehbehinderte wird man zur Toilette begleiten. Es muß mit einem Wort »nach dem Rechten« gesehen werden; bei Bettlägerigen muß mindestens ein- bis zweimal unaufgefordert leise nachgesehen werden. Zeitweise Verwirrte (Arteriosklerose) sind oft besonders nachts unruhig und verlangen Zuwendung und Betreuung (evtl. dem Arzt melden).

## 12.4 Aufgaben der Nachtwache auf der Kranken- und Pflegestation

**Inkontinente** werden trockengelegt, bei **Schwerkranken** und unruhigen oder ausgetrockneten Patienten muß auf Mundpflege geachtet werden. Zunge und Lippen mit Borglycerin bestreichen. Man reicht ein Glas Tee oder Wasser, damit kann schon viel geholfen werden.
**Fieberkranken** wird durch Anlegen kalter Wadenwickel Erleichterung verschafft.
Eine der Hauptaufgaben ist es, den Bettlägerigen die **Schüssel** zu geben. Wenn die Nachtwache auf ihrer Station schon eingearbeitet ist, wird es ihr auch gelingen, das Schüsselgeben zimmerweise durchzuführen. Dadurch bekommen die Kranken auch selbst mehr Ruhe.
Eine besondere Belastung bedeuten alte **sklerotische Menschen**, die Nacht für Nacht die allgemeine Ruhe stören. Hier muß der Arzt in Kenntnis gesetzt werden. Die ärztlich verordneten Beruhigungsmittel müssen rechtzeitig am Abend gegeben werden (vgl. auch Kap. 4.2 Verwirrtheitszustände, »Nächtliches Umherirren«)
**Unruhige Kranke** müssen auch immer wieder zugedeckt werden. Einnässen oder Blasenbeschwerden sind nicht selten auf Unterkühlung zurückzuführen. Frischluftzufuhr fördert in jedem Fall die Ruhe und den Schlaf der Patienten.
Bei einem überraschend erfolgten **Todesfall** ist Ruhe zu bewahren und überlegtes Handeln die erste Pflicht. Liegen mehrere Kranke in dem Zimmer, wird der Sterbende oder Tote aus dem Zimmer gefahren.

## 12.5 Aufgaben der Nachtwache in der offenen Pflege

**Übernachtungspflege:** Wir verstehen darunter die Pflege, die aus verschiedenen Gründen die Übernachtung der Pflegerin einschließt und somit die Tag- mit der Nachtbetreuung verbindet. Die Pflegekraft schläft entweder im Zimmer der Kranken oder ihr Aufenthalt muß in Hörweite der Pflegebefohlenen liegen. Es ist keine Nachtwache im eigentlichen Sinne, sondern mehr eine Dienstbereitschaft.
Die Nachtwache in der Privatpflege erfordert die gleiche Wachsamkeit und Bereitschaft wie im Heim oder auf der Krankenstation.

> Die Nachtwache fordert Verantwortungsgefühl und Liebe zum Beruf. Voraussetzung, um diese Forderungen erfüllen zu können, ist die Liebe zum Menschen.

# 13 Pflege und Begleitung Sterbender

Der Tod gehört zum menschlichen Leben. Das Sterben eines Menschen ist sogar eines der wichtigsten und entscheidendsten Ereignisse seines Lebens, und die Begleitung des Sterbenden in dem Ringen um sein »Ja« zum Sterben und um das bereitwillige Loslassen all dessen, was er zurücklassen muß, kann zu den schwersten, aber auch zu den schönsten Aufgaben der Altenpflege gehören.
In einer Zeit, wo der Tod selbst im Bereich der Medizin so stark tabuisiert wird, ist das Sterben nicht leichter geworden. Obwohl die Medien uns täglich von tödlichen Unfällen, von unheilbaren Krankheiten und todbringenden Naturkatastrophen berichten, ist das konkrete Sterben der uns Nahestehenden weitgehend aus unserem Blickfeld verdrängt worden und geschieht vielfach in der sterilen Atmosphäre einer Klinik ohne die menschliche Begleitung der Angehörigen. Andererseits hat es vielleicht noch nie so viel Literatur über den Tod gegeben wie heutzutage.

## 13.1 Sterbephasen

Zu den aufschlußreichen Forschungen auf dem Gebiet des Sterbens, die aus der Beobachtung und Beschreibung einer großen Zahl von »Sterbefällen« entstanden sind mit dem Ziel, die Bedingungen für ein menschenwürdiges Sterben aufzuzeigen, gehören die Erkenntnisse der schweizerischen Ärztin Dr. Elisabeth Kübler-Ross, die die psychischen Vorgänge im Zusammenhang mit dem nahenden Tod in fünf Sterbephasen zusammenfaßt. Sie hat erfahren, daß sich die Loslösung des Menschen von seinem bisherigen Leben nicht plötzlich vollzieht, sondern daß die Auseinandersetzung in mehreren Stufen verläuft, die in einer gewissen Reihenfolge fast in jedem Falle wiederkehren. Allerdings muß dieser »Kampf« um die innere Zustimmung nicht unbedingt in den letzten Stunden, Tagen und Wochen »ablaufen«. Er kann z.B. bei einer langfristigen unheilbaren Erkrankung (wie etwa multiple Sklerose oder Krebs) auch schon Jahre vor dem Tod beginnen, so daß dieser Mensch in den letzten Tagen seines Erdenlebens unter Umständen sehr schnell und problemlos zu der inneren Bereitschaft findet, sein Leben in die Hand des Schöpfers zurückzulegen. Relativ unabhängig von der seelischen Verfassung kann auch der krankheitsbedingte Todeskampf je nach der körperlichen

Verfassung des Sterbenden sehr unterschiedlich verlaufen. Deshalb bleibt festzuhalten:

| Jeder Mensch stirbt seinen eigenen Tod. |
|---|

Der Helfende muß deshalb nicht nur die medizinisch-pflegerischen Veränderungen bei dem Schwerkranken genau beobachten, sondern auch versuchen, sich in seine Gefühlswelt hineinzubegeben und auf ihn zu hören (auch da, wo er ohne Worte oder mit indirekten Aussagen spricht). Er muß bereit sein, auch seine eigenen Verhaltensweisen und die darin angedeuteten Aussagen zu überprüfen und der Situation anzupassen, da er ja dem Sterbenden Geleit zur Vollendung seines eigenen Lebensweges geben und nicht dessen letzte Wegstrecke selbst bestimmen oder nach eigenen Vorstellungen leiten soll. Dazu können einige Gedanken über die fünf Phasen des Sterbens vielleicht beitragen.

**Erste Phase**

**Das Nicht-wahr-haben-Wollen:** Der Kranke, der die Diagnose seines nahenden Todes erfährt oder die Wahrheit über sein Befinden selbst entdeckt, erlebt einen Schock, der ihn zur Abwehr dieser unwillkommenen Erkenntnis führt. Er kann es nicht glauben, er reagiert entweder mit Illusionen der Gesundheit und Kraft oder mit dem Bemühen, anderswo eine »bessere« Diagnose zu finden. Bei alldem kreisen seine Gedanken ständig um das Todesproblem, obwohl er gleichzeitig versucht, es zu verdrängen. Die Umwelt, die diesen Schock verhindern und damit auch der eigenen Betroffenheit entgehen will, versucht oft, die Todesgefahr zu verbergen, die befürchtete bittere Wahrheit zu verschweigen oder den Zustand zu beschönigen. Dies kann die Krise für den Todgeweihten aber noch verschärfen, weil er seine Todesnähe ahnt, selbst Schlimmes befürchtet und in seiner inneren Unruhe besonders sensibel auf die nonverbalen Aussagen seiner Umwelt (in Gesten, Mimik, Zuwendungsart usw.) reagiert. Wenn er dabei zwischen diesen erspürten Gefühlen der Umstehenden und ihren Aussagen ihm gegenüber einen Zwiespalt erfährt, so ist ihm das ein Beweis dafür, daß das Schlimmste bevorsteht, weil niemand darüber zu sprechen wagt, daß aber zugleich die Umstehenden ihn belügen und betrügen und mit seinen Ängsten allein lassen. Ihr Schweigen oder Ablenken signalisiert ihm ja: »Du darfst über deine Ängste nicht sprechen, sonst würdest du die Angehörigen, Pflegenden usw. verletzen oder in peinliche Situationen bringen. Spiele doch dieses Versteckspiel mit, und trage deine Ängste alleine«. Gerade die innere Einsamkeit in dieser ersten, meist sehr heftigen Kampf-

phase bedrückt ihn sehr und raubt ihm den Mut zur Auseinandersetzung mit seinen Problemen.
Viele Menschen fordern deshalb von ihren Betreuern: »Sag' mir die Wahrheit, ich kann sie ertragen!« Hier ist äußerste Vorsicht geboten. Der Sterbende überschätzt nicht selten seine Tragkraft und würde etwa bei der Diagnose: »Die Ärzte geben dir noch drei Wochen zu leben« in eine totale innere Blockierung geraten und sich brutal aus der Welt der Lebenden verstoßen fühlen. Also auch die schonungslose Eröffnung der ärztlichen Diagnose ist unverantwortlich und kann die Auseinandersetzung mit dem Tod lähmen, statt sie zu fördern. Was ist zu tun? Der Begleiter muß sich bewußt bleiben, daß nicht der Arzt, sondern der Schöpfer des Lebens über dessen Dauer verfügt. Die ärztliche Diagnose ist daher nur ein Annäherungswert, der aus vielfältigen Erfahrungen mit anderen Menschen in ähnlichen Situationen gewonnen wurde, aber nicht unbedingt zutreffen muß. Wir beobachten oftmals ganz erhebliche Abweichungen von den medizinischen Vorhersagen, was den Zeitpunkt des Todes betrifft.
Wir können und dürfen daher dem Sterbenden gegenüber niemals eine Zeitspanne festlegen. Wenn wir ihm helfen wollen, sollten wir die Ahnungen, Befürchtungen und Einsichten nutzen, die er selbst schon hat, und ihm (mehr durch Fragen und Denkanstöße als durch »Feststellung von Tatsachen«) die Erkenntnis nahelegen, daß er mit der Möglichkeit eines relativ nahen Sterbens rechnen sollte, obwohl auch die Möglichkeit besteht, daß beispielsweise der Pflegende durch einen Unfall noch vor ihm aus dem Leben scheidet. Die grundsätzliche Wahrheit: »Jeder Mensch muß sterben und sollte sich immer dazu bereithalten«, die wir alle so gern verdrängen, kann ihn ermutigen, gemeinsam mit seinem Helfer schrittweise auf das Problem des Todes zuzugehen, ohne durch die Gewißheit des Wann und Wie zu sehr geängstigt und in Bann gehalten zu sein. Auch über das Auf und Ab seines Gesundheitszustandes, über die zu erwartende Weise seines Hinscheidens (die nicht unbedingt so schrecklich sein muß, wie er es sich aufgrund von Berichten oder eigenem Miterleben vorstellt), über die vielen Fragen, die ihn in diesem Zusammenhang bedrängen, muß er offen reden dürfen und sich so schrittweise vorantasten zu der Bestätigung seiner Ahnung: Es steht schlecht um meine Gesundheit. Die Pflegenden müssen also der Versuchung widerstehen, solchen Gesprächen auszuweichen und evtl. sogar den Kontakt mit dem Sterbenden auf ein Minimum zu reduzieren. Sie dürfen und sollen aber neben diesen ersten Überlegungen auch andere (ablenkende) Gesprächsthemen anschneiden und den Kranken dadurch auffordern, das ihm noch geschenkte Leben intensiv auszukosten.

**Zweite Phase**

Die zweite (oft gefürchtete) Phase ist die der Emotion und **Auflehnung,** der **Aggression** und Rebellion.

Die Auseinandersetzung mit dem Schicksal des nahenden Todes vollzieht sich zunächst wohl immer in einer Art Aufstand. Da der Sterbende den Tod nicht direkt angreifen kann, richtet sich seine Aggression gegen »Gott und alle Welt«. » Warum muß gerade ich jetzt sterben?« Diese Frage richtet sich beim religiös gesinnten oder auch nur mit religiösen Gedankengängen vertrauten Menschen vor allem an den Schöpfer und Lenker des Lebens und kann ihn als ungerecht, kalt und lieblos oder als unvermögend und damit ungöttlich anklagen. Eine solche Auseinandersetzung, wie wir sie schon vor Jahrtausenden im Buch Job des Alten Testamentes niedergeschrieben finden, ist wichtig und notwendig und bedeutet keineswegs, daß hier ein Ungläubiger Gott leugnet oder ablehnt. Vielmehr handelt es sich um ein Ringen um das Verständnis der Pläne Gottes, die der Mensch zunächst nicht annehmen will, und der Helfer sollte dieses Streitgespräch mit Gott nicht zu verhindern suchen, sondern mit dem Hinweis auf die Berechtigung und Schwierigkeit der Fragen und mit einem Gedankenaustausch begleiten, vor allem aber mit seinem Gebet, damit der Sterbende in einem wirklichen, auch zuhörenden Gespräch mit Gott zu innerer Klarheit und Ruhe findet. Wichtig ist, hier keine »frommen Antworten« zu geben oder eigene Ansichten aufzudrängen (wie es uns wiederum das Buch Job warnend vor Augen führt), sondern selbst als Suchender und Hörender das Suchen nach dem Sinn dieser Situation (den wir ebensowenig wie der Sterbende kennen und verstehen) zu begleiten, zugleich aber die Hoffnung zu vermitteln, daß auch in dieser Problemsituation ein Sinn liegt und gefunden werden kann.

Nächst Gott trifft der Angriff des Sterbenden in dieser Emotionsphase vor allem die Pflegenden (die ihm seine Lage durch ihr helfendes Tun immer wieder bewußt machen), die (zur Hilfe unfähigen) Ärzte und die (ebenfalls hilflosen) Angehörigen. Sie alle müssen sich bewußt machen, daß die Aggressionen eigentlich nicht auf sie gemünzt sind, sondern auf die Situation, gegen die sich der Kranke wehrt. Sie dürfen sich also nicht persönlich verletzt fühlen und evtl. selbst aggressiv reagieren, sollen vielmehr dem Kranken die Möglichkeit geben, seinen Zorn und seine Trauer auszudrücken und irgendwie abzureagieren, ohne dadurch neue Probleme zu schaffen. Wenn sich der Patient in seiner Not verstanden fühlt und man gewissermaßen seine Abwehr gegen ein blindes Schicksal teilt, ihm aber zugleich Hilfe bei der Bewältigung der Lage zusichert, werden die Aggressionen am schnellsten vergehen und sich nicht in depressiven Abwehrformen verfestigen.

**Dritte Phase**

Die dritte – manchmal nur kurz angedeutete – Phase ist die der **Verhandlung um das Überleben.**

Wenn sich der wütende, evtl. trotzige Widerstand als nutzlos erweist, versucht es der Mensch mit diplomatischen Schachzügen oder dem Angebot von Kompromissen bzw. einem Handel. Er kann seine Hoffnung irgendwelchen ausgefallenen Heilmethoden zuwenden, viele berühmte Ärzte aufsuchen, neue Kuren oder Diäten versuchen usw. Er kann auch Gott versprechen, sein Leben zu ändern oder mit Spenden oder Wallfahrten sein Wohlwollen zu gewinnen suchen.

Als Grundregel für das Verhalten der Begleiter gilt hier wohl: Alles, was dem Sterbenden selbst oder seiner Mitwelt nicht ernsten Schaden zufügt, sollte er versuchen dürfen, zumal der in dieser Phase neu erwachende Lebenswille in Verbindung mit nützlichen Erfahrungen darüber, wie andere ihr Schicksal meistern, eine echte Hilfe bedeuten kann. Nur von Gefährdungen und völlig unbegründeten Hoffnungen, die, wenn er sich darauf versteift, mit Sicherheit zu tiefen Enttäuschungen führen werden, sollten wir versuchen, ihm abzuraten.

**Vierte Phase**

Die vierte Phase bringt eine neue Krise: den Kampf zwischen **Depression und Hoffnung**, zwischen resignierender Passivität und tröstlichen Erwartungen verschiedener Art.

Oft erleben wir zunächst starke Schwankungen zwischen beiden Extremen. Während die Depression durch eine hoffnungslose innere Leere, durch Sinnlosigkeitsgefühle und Lebensüberdruß gekennzeichnet ist und zu einer allgemeinen Antriebslosigkeit oder zum Suizidversuch (Selbstmord) führen kann, bezieht sich die Hoffnung auf:

- eine doch noch zu erwartende Gesundung oder einen Stillstand der Krankheit,
- ein gutes, möglichst schmerzfreies Sterben,
- ein besseres Leben nach dem Tod.

Die Haltung der Umwelt kann sehr viel dazu beitragen, ob die Verzweiflung und Resignation (»Es ist ja doch alles sinnlos, mit mir ist es aus.«) oder die manchmal fast euphorisch wirkende Hoffnung auf Gesundung (z. B. bei Krebs im letzten Stadium typisch), bzw. eine in Glaube und Vertrauen gegründete Hoffnung auf ein gut begleitetes Sterben und ein glückliches Weiterleben nach dem Tod die Oberhand gewinnt. Diese Phase ist, wie schon die beiden vorhergehenden auf ihre Art es waren, eine Phase der inneren Auseinandersetzung mit dem Übernatürlichen, mit der Frage nach dem, was auf den Tod folgt, mit dem Glauben an ein ewiges Leben, mit der Frage nach Schuld und Vergebung, mit dem Glauben an ein Gericht – und verlangt deshalb nach vielfältigen seelsorglichen Hilfen im Gespräch, im Gebet mit dem Kranken (wo und wie er es wünscht), evtl. in geistlichen Lesungen und bei praktizierenden Katholiken in der Spendung der Sakramente durch den Geistlichen (Bußsakrament, Krankenkommunion, Krankensalbung). Ebenso wichtig wie die Offenheit für religiöse Fragen (im weitesten Sinn des Wortes »religiös«) ist auch der Aufbau der vertrauensvollen Sicherheit: »Ich werde nicht alleingelassen und ohne Trost und Hilfe sterben müssen!«, der durch liebevolle Zuwendung und verständnisvolles Eingehen auf den Kranken, durch kleine Zeichen des Wohlwollens und einer persönlichen Anteilnahme an seinem Geschick erreicht werden kann. Der Depressive muß immer wieder aufgemuntert, auf positive Gedanken hingelenkt, aber auch in seinen Sorgen ernstgenommen werden und darf nicht durch die Resignation der Umwelt: »Der macht es nicht mehr lange« zusätzlich belastet werden. Die Verarbeitung der Vergangenheit, die häufig noch einmal vor dem inneren Auge des Todkranken »vorbeizieht« und ihn vor manche Fragen und Ängste stellt und manchmal in ein tiefes Erschrecken führt, verlangt einen geduldigen Zuhörer, der die tröstlichen Aspekte des Lebens (und ggf. des christlichen Glaubens an einen barmherzigen Gott und Erlöser) ins Blickfeld rückt.

**Fünfte Phase**

Ziel unserer Bemühungen ist ja das Erreichen der fünften Phase, die der **Annahme, des Abschieds, des Friedens und der Zustimmung.** Hier müssen noch manche Dinge geordnet werden – bezüglich der aktuellen Vorgänge beim Sterben und kurz danach:

- hinsichtlich der Beziehung zu Angehörigen und Freunden, evtl. der Versöhnung mit »Feinden«, Klärung von Mißhelligkeiten, Regelung des Nachlasses usw.
- hinsichtlich der Beziehung zu Gott und ggf. zur Kirche oder zum Sinn und Ziel des Lebens.

Hier sollte der Helfer seine Vermittlung anbieten. Besonders in dieser Phase sollten die letzten Wünsche des Todkranken erkannt und, wenn irgend möglich, erfüllt werden. Die Müdigkeit nach bestandenem Kampf, die diese Phase kennzeichnen kann, hat nicht mehr die resignierte Passivität der

Depressionsphase, sondern strahlt die ruhige Gewißheit aus: »Es wird noch alles gut werden«.
Hier muß sich das Augenmerk des Helfers besonders den Angehörigen zuwenden, deren Steckenbleiben in einer der verneinenden Abwehrhaltungen für den Sterbenden jetzt zu einer großen Belastung werden könnte. Unbedingt müssen wir ihnen deutlich machen, daß alle Gedanken und Gefühle, die sie in Worten, Gesten usw. ausdrücken, dem hochsensiblen Sterbenden auch dann zum Bewußtsein kommen, wenn er anscheinend in völliger Agonie nicht im geringsten darauf reagieren kann. Vielfältige Untersuchungen und Erfahrungsberichte haben dies immer wieder bestätigt und mahnen alle bei einem Sterbenden Anwesenden, auf ihre Äußerungen zu achten und sich lieber zurückzuziehen als die Würde des Sterbens durch rücksichtsloses Verhalten (ungesteuertes Heulen, Streit um das Erbe, gefühllose Bemerkungen) zu verletzen.

## 13.2 Pflegerische Maßnahmen

Der Sterbende braucht eine gute Pflege bis zuletzt. Er sollte in einer angenehmen, möglichst ihm vertrauten Atmosphäre ruhig seinen Tod erwarten dürfen (also nicht im Badezimmer, einer leeren lichtlosen »Totenkammer«, auf dem Gang o. ä.). Er sollte, sofern er es nicht eigens anders wünscht, immer einen (möglichst vertrauten) Menschen in Rufweite haben, der ihm die Hand hält, ihn immer wieder kurz und freundlich anspricht, evtl. mit ihm oder für ihn betet (Stoßgebete, bekannte Grundgebete, Kirchenlieder, Psalmen, Litaneien, Rosenkranz, je nach Wunsch und Situation), ihm den Schweiß abwischt und zu trinken gibt.
Die **Anzeichen der nahenden Todesstunde** sind: kalter Schweiß auf der Stirn, spitze kalte Nase, kaltes Kinn, ziehende Atmung, meist mit offenem Mund bei starker Verschleimung, schwacher, meist rascher Puls, Blässe und Kälte der Haut, evtl. Blaufärbung der Fingerspitzen. Der Sterbende braucht in dieser Situation ärztliche Hilfe, fachkundige Pflege, mitmenschliche Zuwendung und seelsorglichen Beistand.
Der Arzt wird versuchen, seine Schmerzen zu lindern und ihm jede mögliche Erleichterung zu schaffen, ohne ihm das Bewußtsein des Sterbens dadurch zu nehmen. Die Pflegenden können ihm das Sterben erleichtern, indem sie folgende Maßnahmen beachten:
Ein auf den Tod erkrankter Mensch **muß bis zuletzt mit größter Sorgfalt gebettet und gepflegt werden.** Zwei Pflegekräfte müssen das Betten durch-

führen. Alle Gegenstände (s. Kap. 6.3.4) müssen bereitstehen. Jetzt erst wird mit dem Betten begonnen. Eine Pflegerin dreht den Kranken sehr langsam auf die Seite, die nasse Unterlage wird herausgenommen und die frische eingelegt. Nun wird der Todkranke sorgfältig mit Franzbranntwein abgerieben und gepudert. Ganz langsam zurückgedreht, wird der Kranke jetzt von einer Schwester gestützt, während die andere Schwester die Kissen schüttelt und darauf achtet, daß diese wieder so eingelegt werden, daß der hilflose Kranke bequem darauf liegen kann.
Die **Mundpflege** ist hier ein besonders wichtiger Teil der Pflege. Man soll immer wieder versuchen, etwas Flüssigkeit einzuflößen. In vielen Fällen wird die ärztliche Anordnung einer Infusion mit physiologischer Kochsalzlösung den Durst des Todkranken lindern.

## 13.3 Das Sterben

Neben den erwähnten Anzeichen des nahenden Todes wird nun die Atmung immer oberflächlicher und langsamer. Der Körper wird zunehmend kälter. Allmählich werden die Atemzüge unregelmäßig und seltener, bis sie ganz aufhören. Meist folgen noch ein paar Züge, die nur durch eine leichte Nickbewegung des Kopfes zu erkennen sind. Man bleibt ruhig dabei stehen, bis einige Minuten nach dem letzten Atemzug verstrichen sind und mit Sicherheit angenommen werden kann, daß es wirklich der letzte Atemzug war. Auch in unserer nüchtern gewordenen Zeit ist ein Gebet der Stunde angemessen.
**Wichtiger Hinweis:** Nach Möglichkeit müssen die Angehörigen rechtzeitig verständigt werden (Telefonnummer notieren). Kurz vor dem Ableben dem Kranken keinen Schmuck abnehmen. Die genaue Sterbezeit notieren und melden.

## 13.4 Die Versorgung Toter

Die Augen des Toten werden leicht zugedrückt. Bleiben diese nicht von selbst geschlossen, werden angefeuchtete Wattebäuschchen auf die Lider gelegt. Zahnprothesen werden, wenn sie gut halten, im Mund des Toten belassen. Der offenstehende Mund wird durch Hochbinden des Kinns mittels einer Binde oder eines Dreiecktuchs geschlossen. Um ein verzerrtes Gesicht zu vermeiden, darf der Verband aber nicht zu straff angelegt werden. Der Tote wird flach gelegt und entkleidet. Verschmutzte Unterlagen werden entfernt. Der Arzt hält die Leichenschau. Nachdem der Tod bestätigt ist, wird die Leiche in ein Tuch eingeschlagen und zum Abtransport in das Leichenhaus vorbereitet. Jeglicher Schmuck soll entfernt und aufbewahrt werden. Die Verwaltungen der einzelnen Häuser übernehmen die Rückgabe des Schmuckes an die Angehörigen. Festsitzende Ringe lassen sich gut mit einem durch den Ring gezogenen Nähfaden langsam herunterdrehen. Der Faden mit dem daran gefaßten Ring wird immer wieder um den Finger geführt. Allmählich rutscht der Ring zum Fingerendglied und kann nunmehr abgenommen werden.

**Totenstarre:** Die Totenstarre beginnt in der Regel zwei bis drei Stunden nach dem Tod und ist etwa nach sechs bis neun Stunden voll ausgebildet. Die Muskulatur erstarrt in den Teilen zuerst, die vital am stärksten beansprucht wurden, ansonsten in absteigender Folge über den Nacken und Rumpf zu den Extremitäten. Nicht selten ist die Reihenfolge eine andere.

Vor allem in der ambulanten Altenpflege oder wenn der Ehepartner des Verstorbenen im gleichen Altenheim wohnt, gehört auch eine gewisse **Betreuung des hinterbliebenen alten Menschen** zu den Aufgaben der Altenpflege. Der Verlust eines Lebenspartners, mit dem man viele Jahre eng verbunden war und den man evtl. auch noch bis zum Tode gepflegt hat, hinterläßt eine tiefe Wunde, die nicht nur in eine reaktive Depression führen, sondern auch einen sklerotischen Schub bewirken kann, der eine Verwirrtheit auslöst. Eine gute Begleitung in den ersten Wochen (die die Altenpflege oft nur vermitteln kann) könnte hier schwere Störungen abfangen und damit einer künftigen Pflegebedürftigkeit als Folge des nicht verkrafteten Todesfalles vorbeugen.

# 14 Zusammenarbeit mit dem Arzt

## 14.1 Vorbereitungen für den Arztbesuch

Der Kranke wird gewaschen, er bekommt ein sauberes Nachthemd und wird frisch gebettet (Bettwäschewechsel).
Temperatur- und Pulskontrolle werden gemacht und notiert. Ein paar ermunternde Worte mit sachlicher Erklärung vermeiden meist ein Erschrecken, wenn es heißt, der Arzt kommt. Ausscheidungen werden je nach Krankheitsfall eventuell für den Arzt aufgehoben.

**Vorbereitungen für den Arzt**
**Waschgelegenheit:** Warmes Wasser, Seife, eventuell Sagrotan, Handtuch.
- Für **Untersuchungszwecke** ein Löffel oder Mundspatel im Glas, Schmutzschale, Taschenlampe oder Nachttischlämpchen, Notizblock und Kugelschreiber. Oft ist es günstig, eine Beobachtungskurve mit Angaben über Temperaturen, Puls, Medikamente usw. anzulegen.

Vor dem Arztbesuch sollte dem Kranken die Gelegenheit gegeben werden, Wünsche, Sorgen oder Bedenken zu äußern. Auch die Angehörigen sollten die Möglichkeit haben, ihre Fragen zu nennen.
Aber auch nach dem Arztbesuch braucht der Kranke (und seine unmittelbare Umgebung) u. U. Verarbeitungshilfen, d. h. Gelegenheit zur Mitteilung, zu Fragen, einfache Erklärungen und ggf. beruhigende Zuwendung durch die Pflegenden.

## 14.2 Vorbereitungen für die Krankenhauseinweisung

Der Kranke wird sauber gewaschen und folgendermaßen **bekleidet:**
- 1 Nachthemd
- 1 Schlüpfer
- 1 Paar Strümpfe oder Socken
- 1 Morgenrock
- 1 Paar Hausschuhe.

Ein kleiner **Koffer** muß enthalten:

- Waschutensilien (2 Waschlappen, Seife, Zahnbürste, Zahnpasta oder Kukident, Zahnglas, Prothesengefäß, Kamm, Bürste, Creme, Nagelschere und Feile, evtl. Kölnisch Wasser, Papiertaschentücher und 2 Handtücher)
- In Reserve: 2 Nachthemden, 1 Schlüpfer, 2 Handtücher, 2 Waschlappen

**Wichtige persönliche Dinge:**

- Personalausweis
- Geldbeutel mit etwas Taschengeld (größere Geldbeträge werden im Krankenhaus von der Verwaltung in Verwahrung genommen)
- Briefpapier oder ein paar Postkarten und Marken
- Kugelschreiber, Brille
- **Arzneimittel**, die der Kranke zu Hause eingenommen hat, werden im Krankenhaus auf alle Fälle dem Arzt gezeigt.
- **Angaben über die nächsten Angehörigen**, vor allem eine Telefonnummer dürfen nicht vergessen werden.

## 14.3 Assistenz bei der ärztlichen Untersuchung

**Untersuchung**

Will der Arzt einen Kranken abhören, so wird der Patient von der Schwester oder dem Pfleger aufgesetzt und gestützt. Dabei wird, um dem Arzt ein Abhören am Rücken zu ermöglichen, das Hemd des Patienten hochgehoben. Es ist darauf zu achten, daß Kranke, die bei der täglichen Visite des Arztes untersucht und abgehört werden, nie auf dem Hemd sitzen. Das Hemd wird schon vor dem Besuch des Arztes so gerichtet, daß es leicht hochgestreift werden kann.

**Verlegung auf eine Krankenstation**

Werden Kranke oder Pflegebedürftige auf eine Krankenstation gebracht, notiert die Schwester sofort den Namen und vermerkt die Zimmer- und Bettnummer. Es kann sehr peinlich sein, wenn besorgte Angehörige anrufen und niemand weiß Bescheid, wohin der Kranke gelegt wurde.
Je nachdem, wie es in den einzelnen Häusern üblich ist, erhält der Zuverlegte auch gleich Handtücher, eine Serviette, ein Trinkglas und sein Besteck. In den meisten Fällen wird auch gleich die Temperatur gemessen und der Puls gezählt. Eventuell wird gleichzeitig, wenn möglich, das Gewicht notiert. Be-

währt hat sich ein vorgedruckter Zettel mit folgenden Angaben (s. Muster in Abb. 32).

| | | | |
|---|---|---|---|
| Datum: | | | |
| Vorname: | Zuname: | | |
| geboren: | Stand: | | |
| Religion: | Beruf: | | |
| Kasse: | | | |
| Nächste Angehörige: | | | Telefon: |
| Temperatur: | Puls: | Gewicht: | Größe: |

Abb. 32 Vordruck mit Grundinformationen zur schnellen Orientierung über neuverlegte Patienten.

### 14.3.1 Vorbereitung für ärztliche Maßnahmen

#### *14.3.1.1 Blutentnahme*

**Wir richten her:**
- kleines Kissen zum Stützen des Armes
- 1 Gummituch
- Zellstoff oder Deckchen als Unterlage
- 1 Stauschlauch
- 2 – 3 Reagenzgläser zum Auffangen des Blutes
- 1 sterile Schale mit sterilen Spritzen (2 ml und 5 oder 10 ml, siehe auch Kap. 16)
- sterile Kanülen (am besten Flügelkanülen)
- Alkohol, Tupfer, Schmutzschale, Pinzette, Hansaplast, Verbandschere

**Wir bereiten den Patienten vor:** Der Arm des Kranken wird bequem auf das Kissen gelegt. Über dieses Kissen wird das Gummituch und darauf der Zellstoff oder das Deckchen gebreitet. Sperrt der hochgeschobene Hemdärmel, so wird das Hemd ausgezogen. Der Stauschlauch (evtl. Staubinde oder Blutdruckmaschette) wird unter den Oberarm geschoben.

### *14.3.1.2 Blutsenkung*

**Wir richten her** wie zur Blutentnahme:
- 2-ml-Spritze mit verschiedenen Kanülen, am besten Größen 16 oder 14
- Senkungsständer und Senkungsröhrchen
- eine 3,8%ige Natriumzitratlösung, wovon 0,4 ml, also 4 Teilstriche in die 2-ml-Spritze aufgezogen werden. Die Natriumzitratlösung verhindert die Blutgerinnung in den Senkungsröhrchen.

**Ablesen der Senkung:** Sobald das Blut in den Senkungsröhrchen bis zur Graduierung 0 aufgezogen ist, werden der Name des Kranken sowie die Uhrzeit notiert. Ein Wecker wird aufgezogen, der uns unbedingt auf die abgelaufene Stunde aufmerksam macht. Normalerweise wird eine Blutsenkung nach einer Stunde und dann noch einmal nach der zweiten Stunde abgelesen und aufgeschrieben.

| | | |
|---|---|---|
| Beispiel: | Arnold Wimmer | |
| | Zimmer 10/3 | 16.30 Uhr – 7 mm |
| | | 17.30 Uhr –12 mm |

Normaler Senkungswert beim Mann in einer Stunde 7 mm, bei der Frau 10 mm. Bei bestimmten Krankheiten kann die Senkungsgeschwindigkeit erhöht sein.

### *14.3.1.3 Infusionen*

Eine Infusion ist eine Verabreichung von Flüssigkeiten, die heute durch moderne Einmalgeräte mit Tropfvorrichtung meist in die Vene oder subkutan durchgeführt wird. Auch eine Blutübertragung ist eine Art Infusion.
Infusionen werden zur Besserung des Wasser-, Eiweiß- und Elektrolythaushaltes im Körper gemacht. Evtl. werden Medikamente dazugegeben. Bei sehr kranken alten Menschen kann eine Infusion, subkutan angelegt, die Flüssigkeit ersetzen, die durch den Mund nicht mehr aufgenommen werden kann.
**Infusionsflüssigkeiten** sind z. B. physiologische Kochsalzlösungen (0,9%ig), die Ringerlösung, die die wichtigsten Elektrolyte (Verbindungen wie Säuren, Basen und Salze) enthält und andere, je nach ärztlicher Anordnung. Mit einer Infusion können aber auch Kohlenhydrate zugeführt werden, z. B. Glukose (Traubenzucker).
**Vorbereitungen:** Bevor eine Infusion angelegt wird, muß selbstverständlich der Kranke informiert werden. Dem Patienten muß die Möglichkeit gegeben

werden, vorher noch Wasser lassen zu können. Die Vorbereitungen sind die gleichen wie zur Blutentnahme. Es werden noch einige Streifen Leukoplast zur Fixierung der Kanüle dazugegeben.

**Subkutane Infusionen**
Wir richten her:
- Infusionsständer
- Infusionsbesteck
- Infusionslösung (nach ärztlicher Anordnung)
- Kanülen (Braunülen) oder Spezialkanülen mit zirkulären Öffnungen
- Medikament für die schnellere Resorption (je nach ärztlicher Anordnung, beispielsweise: Permaese-Amp.)
- Desinfektionslösung (jodfreie Kodantinktur, Dibromol, Merfen- oder Sepsotinktur)
- Hansaplast, Leukoplast
- Schere
- Zur Ablage der Gegenstände ein Tablett oder ein sauber (steril) abgedecktes Tischchen

**Applikationsstellen:** Außen- und Vorderseite des Oberschenkels, Bauchdecke und auch die Brust. Bei Frauen muß der Bereich zwischen Brustmuskel und Brustdrüsenkörper dazu ausersehen werden, jedoch wählt man vorzugsweise die äußere Oberseite des Oberschenkels.

**Durchführung:**
- Nach Entfernung der Schutzkappe an der Infusionsflasche wird die freigewordene Gummifläche mit einem Desinfektionsmittel auf einem Tupfer (evtl. Dibromolspray) behandelt.
- Nun kann das entsprechende Medikament zur Resorptionsbeschleunigung in die Infusionsflasche gespritzt werden.
- Die Spitze des Infusionsbesteckes wird durch die in der Gummifläche markierte runde Stelle gestoßen und die so vorbereitete Flasche an den Ständer gehängt.
- Der Schlauch des Infusionsbesteckes wird abgeklemmt. Die Schutzkappe am Schlauchende darf nicht entfernt werden!
- Mit einem kurzen Druck auf die Tropfkammer wird der sogenannte Flüssigkeitsspiegel (zwei Drittel gefüllt) hergestellt.
- Nunmehr wird die Klemme geöffnet und der Schlauch gesenkt. Der Schlauch muß mit der Infusionslösung gefüllt und vollkommen luftleer sein.

- Der Schlauch wird wieder abgeklemmt und das mit einer Schutzkappe versehene Ende nach oben gehängt.

Der Patient wird bequem gelagert und die gewählte Einstichstelle freigemacht und desinfiziert.
Die Schutzkappe wird von der Kanüle entfernt. Mit Daumen und Zeigefinger wird eine Hautfalte, wie zur subkutanen Injektion, angehoben. Nun wird die Kanüle ziemlich waagerecht und entsprechend weit in die Subcutis eingeführt. Wenn kein Blut kommt (die Probe darauf kann man auch mit einer auf die Kanüle gesetzten leeren Spritze und durch leichte Aspiration machen), wird der Konus des Infusionsschlauches nach Entfernung der Schutzkappe mit der eingeführten Kanüle fest zusammengesteckt. Unter die Nadel werden nun Tupfer gelegt und mit einem Pflaster oder Folie befestigt. Der Infusionsschlauch soll mit einer losen Schlinge so gelegt und fixiert werden, daß kein direkter Zug auf die in der Subcutis sitzende Nadel entstehen kann.
Falls notwendig, müssen die Kanüle und der Schlauch vorsichtig mit einer Bandage befestigt werden.
**Achtung:** Gefahr einer Ödembildung.
Nun wird die Schlauchklemme leicht geöffnet und die Tropfenzahl eingestellt 40 – 60 Tropfen pro Minute ergeben für 1000 ml Infusionsflüssigkeit eine Dauer von etwa fünf bis acht Stunden. Die Berechnung läßt sich folgendermaßen aufstellen: Beispiel pro ml = 20 Tropfen (je nach Infusionsbesteck).

**Rechenbeispiel:**

$$\frac{\text{Menge in ml x 20}}{\text{Anzahl der Minuten}} = \frac{1000 \text{ x } 20}{480} = 41 \text{ Tropfen}$$

Das wäre die Angabe für »8-Stunden-Dauerinfusion«.

**Beobachtung des Kranken:** Die subkutane Infusion bedarf einer laufenden Beobachtung und Kontrolle. Ist die Infusion durchgelaufen, wird der Schlauch abgeklemmt und die Kanüle vorsichtig aus der Unterhaut herausgezogen. Zur Versorgung der Einstichstelle wurden ein steriler Tupfer und hautfreundliches Pflaster oder Folie bereitgelegt und nun damit die Einstichstelle bedeckt und befestigt.

### Intravenöse Infusion

Das Anlegen einer intravenösen Infusion ist **Sache des Arztes**. Zusätzlich vorbereitet wird ein Infusionsbesteck. Alles andere wird wie zur Blutentnahme vorbereitet.

**Wichtiger Hinweis!** Die Infusion wird beendet, wenn noch ein Rest der Flüssigkeit im Infusionsschlauch steht. Die Kanüle wird vorsichtig entfernt und die Einstichstelle mit einem sterilen Tupfer und Pflaster bedeckt. Beim Entfernen der Kanüle muß etwas Druck mit dem Tupfer auf die Einstichstelle gegeben werden, dadurch wird ein Nachbluten verhindert. Den Arm dazu nicht gleich anwinkeln.

## 14.4 Hilfeleistung bei ärztlichen Arbeiten

In der Altenpflege sind Hilfeleistungen durch Pflegepersonen für die Arbeit und Durchführbarkeit der ärztlichen Maßnahmen von großer Wichtigkeit.
**Halten des Armes zur Blutentnahme:** Der Arm wird mit einer Hand unter dem Ellenbogen gefaßt und leicht durchgedrückt, während der Arzt in die Vene sticht. Die andere Hand hält den Arm am Handgelenk oder die Hand selbst fest.
**Ruhigstellung des Armes zur intravenösen Infusion:** Der Arm, an dem die Infusion durchgeführt wird, kann bei sehr unruhigen Kranken auf eine Schiene gebunden werden, die Schiene wird wiederum mit Mullbinden am Bett fixiert. Evtl. muß eine Pflegeperson zur Überwachung der Infusion am Bett des Patienten bleiben. Die Pflegeperson erkennt den richtigen Sitz der Nadel daran, daß sich um die Venengegend (Einstichstelle) keine Erhöhung der Haut bildet. Die Flüssigkeit fließt also richtig in die Vene und wird dort vom Blut mitgenommen. Die richtige Tropfenzahl beträgt meistens 40 bis 60 Tropfen in der Minute. Es kann auch sein, daß der Arzt nur 20 Tropfen in der Minute anordnet.
**»Para«** bedeutet »daneben«. Bei Infusionen kann trotz sorgfältiger Überwachung die Nadel aus der Vene gleiten. Die Flüssigkeit sammelt sich dann im umliegenden Gewebe an. Sie geht, wie man sagt, »para«. Neben der eingeführten Kanüle schwillt die Haut an. Sofort wird der Arzt davon unterrichtet. Abstellen der Infusion, nicht selbst herumprobieren!
**Hirudoid-Alkoholumschlag:** Bei evtl. entstandenem Hämatom (Bluterguß), d. h. Ansammlung von Blut außerhalb der Blutbahn, wird Hirudoidsalbe auf Verbandmull oder ein Leinenfleckchen aufgetragen und auf die Stelle gelegt. Darüber kann sofort ein weiterer Fleck, mit verdünntem Alkohol getränkt, befestigt werden. Die Spritzstellen sollen öfter mit Hirudoidsalbe gepflegt werden.

**Steriler Verbandwechsel durch die Schwester**
**Wir richten her:** Schmutzschale, Tupfer, Benzin, sterile Schere und Pinzette, eine Verbandschere, sterile Wundauflagen, Polstermaterial (Zemuko o. ä.), Leukoplast oder Mullbinde.

**Steriler Verbandwechsel durch den Arzt**
**Wir richten her:** Schmutzschale, Zellstoff, Tupfer, Benzin, eine sterile Schale mit sterilen Instrumenten (wenigstens: 2 Pinzetten, 2 Scheren, 2 Knopfsonden), außerdem steht in einem sterilen Glas eine weitere Pinzette zum Greifen der sterilen Instrumente aus der Schale bereit. Ebenso liegt eine Verbandschere außerhalb der Schale.
Eine sterilisierte Trommel mit sterilem Verbandmaterial oder wenigstens eine geschlossene Packung Verbandmull, evtl. eine einzelverpackte sterile Kompresse, ein Paar gepuderte Gummihandschuhe (oder Einmalhandschuhe) werden ebenfalls bereitgelegt. Zum Polstern bei stark sezernierenden Wunden muß eine Zellstoff-Mull-Kompresse oder ähnliches bereitstehen. Zur Befestigung liegen Leukoplast und Binden bereit.

**Lösen des alten Verbands:** Die Pflegeperson bereitet auf Anordnung des Arztes den Verbandwechsel vor. Will man dem Patienten unnötige Schmerzen ersparen, wird das Pflaster vorsichtig, aber sicher abgezogen. Nicht reißen. Dann wird die Umgebung der Wunde mit Tupfer und Benzin von den alten Pflasterresten gereinigt. Alle weiteren Handgriffe nimmt der Arzt unter eventueller Assistenz der Pflegekraft vor.

## 14.5 Messung des Blutdrucks

Der Blutdruck ist der in den Arterien herrschende Druck.
Er ist abhängig von:
- der Kraft der Herzkontraktion
- der Blutmenge
- den Widerständen der Gefäße.

Der Blutdruck ist während der Zusammenziehung des Herzmuskels (**Systole**, Kontraktion) höher als während der Erschlaffung und Erweiterung (**Diastole**) des Herzens.
Außer einem Meßgerät ist ein Stethoskop erforderlich. Blutdruckapparate zur Selbstkontrolle haben ein eingebautes Stethoskop.

**Vorbereitung:** Die Manschette wird etwas oberhalb der Ellenbeuge am entblößten Oberarm so angelegt, daß der Schlauch an die Außenseite des Oberarms kommt und nach unten hängt. Der Arm liegt entspannt und ganz leicht gebeugt bequem auf dem Bettrand, bei sitzenden Personen auf dem Tisch.
Der Manometerzeiger oder die Quecksilbersäule (je nach Gerät) muß auf »Null« stehen. Die Ventilschraube am Manometer wird geschlossen.
**Durchführung:** Das Stethoskop wird auf die Ellenbogenarterie gesetzt. Man beginnt, mit dem Gummibalg Luft in die Manschette zu pressen, dadurch werden die Blutgefäße komprimiert. Sobald der Puls nicht mehr hörbar ist, wird die Ventilschraube langsam geöffnet. Mit sinkendem Druck in der Manschette ist durch das Stethoskop ein Geräusch und damit der wieder einsetzende Arterienton (Puls) zu hören. Dieser erste wieder hörbare Ton ist am Manometer oder an der Quecksilbersäule abzulesen. Der systolische Druck (Maximaldruck) ist damit festgestellt. Während man die Luft aus der Manschette weiter langsam entweichen läßt, verstärkt sich der Arterienton und verschwindet dann ganz. In diesem Augenblick des Verschwindens wird wieder der Zeiger- oder Quecksilberstand abgelesen. Damit haben wir den diastolischen Druck (Minimaldruck) festgestellt.

**Beispiel:** RR 140/80 mm Hg
RR = Riva-Rocci, die Abkürzung für den Erfinder des Blutdruckmeßgerätes. RR ist die übliche Abkürzung für die Blutdruckhöhe.
80 = Diastole, also der Druck während der Erschlaffung.
140 = Systole, also bei der Kontraktion gemessener Blutdruckwert.
mm Hg = Quecksilbersäule.

Die **Auswertung des Blutdruckes** ist Sache des Arztes. Die Blutdruckmessung aber wird auf Anordnung des Arztes von Pflegepersonen übernommen. Der neuen internationalen Vereinbarung entsprechend sind die Blutdruckwerte folgendermaßen festgelegt:
Pathologisch ab 160/95 mmHg = 160/95 Torr = 22,0/12,7 kPa (Kilopascal). Systolische Werte von 140–160 sind beobachtungsbedürftig. Ab 160 mmHg ist der Blutdruck behandlungsbedürftig.

**Wichtiger Hinweis:** Die neueren im Fachhandel erhältlichen Blutdruckmeßgeräte sind mit einer Doppelskala ausgerüstet. Sie zeigt den Blutdruck nach der neuen gesetzlich vorgeschriebenen Maßeinheit Kilopascal an. 1 kPa = 7,5 mm Hg. Um die Umstellung zu erleichtern, sei zum Vergleich die bisherige Einheit mmHg noch genannt.

Nachfolgend sind die wichtigsten Werte gegenübergestellt:

| | | | | | | | | | | | |
|---|---|---|---|---|---|---|---|---|---|---|---|
| 10 | kPa | = | 75 mmHg | 16.5 | kPa | = | 124 mmHg | 23 | kPa | = | 173 mmHg |
| 10.5 | kPa | = | 79 mmHg | 17 | kPa | = | 128 mmHg | 23.5 | kPa | = | 176 mmHg |
| 11 | kPa | = | 83 mmHg | 17.5 | kPa | = | 131 mmHg | 24 | kPa | = | 180 mmHg |
| 11.5 | kPa | = | 86 mmHg | 18 | kPa | = | 135 mmHg | 24.5 | kPa | = | 184 mmHg |
| 12 | kPa | = | 90 mmHg | 18.5 | kPa | = | 139 mmHg | 25 | kPa | = | 188 mmHg |
| 12.5 | kPa | = | 94 mmHg | 19 | kPa | = | 143 mmHg | 25.5 | kPa | = | 191 mmHg |
| 13 | kPa | = | 98 mmHg | 19.5 | kPa | = | 146 mmHg | 26 | kPa | = | 195 mmHg |
| 13.5 | kPa | = | 101 mmHg | 20 | kPa | = | 150 mmHg | 26.5 | kPa | = | 199 mmHg |
| 14 | kPa | = | 105 mmHg | 20.5 | kPa | = | 154 mmHg | 27 | kPa | = | 203 mmHg |
| 14.5 | kPa | = | 109 mmHg | 21 | kPa | = | 158 mmHg | 27.5 | kPa | = | 206 mmHg |
| 15 | kPa | = | 113 mmHg | 21.5 | kPa | = | 161 mmHg | 28 | kPa | = | 210 mmHg |
| 15.5 | kPa | = | 116 mmHg | 22 | kPa | = | 165 mmHg | | | | |
| 16 | kPa | = | 120 mmHg | 22.5 | kPa | = | 169 mmHg | | | | |

# 15 Physikalische Therapiemaßnahmen

Die physikalische Therapie umfaßt alle Heilbehandlungen mit Mitteln, die uns die Natur selbst gibt. Wir rechnen dazu: Luft, Licht, Wärme, Wasseranwendungen wie Bäder, Umschläge, Wickel usw.

## 15.1 Anwendungen

Die Wärmereiztherapie umfaßt neben trockener und feuchter Wärme auch Einreibungen mit hautreizenden Mitteln.
Die Entwicklung des Menschen sowie aller Säugetiere vollzieht sich im Mutterleib schrittweise. Aus dem Zentralnervensystem führen die einzelnen Nerven zu allen Körperabschnitten. Die segmentäre Innervation der einzelnen Körpergebiete gestattet, von den Hautbezirken (Dermatomen) über den nervalen Verbindungsweg Einfluß auf die vom gleichen Nervensegment versorgten inneren Organe auszuüben. Diese Einteilung in gewisse Bezirke nennt der Arzt »Segmentierung«, der Abschnitt selbst ist das »Segment«.
Der Arzt kennt die einzelnen Abschnitte (Segmente) und ihre Zugehörigkeit zu den Organen. Bei einer feuchtheißen Wärmeanwendung beispielsweise macht er sich die reflektorische Beeinflussung der inneren Organe über den Hautbezirk zunutze. Das vegetative Nervensystem sorgt für eine Erweiterung der Gefäße und dadurch für eine bessere Durchblutung des in der Tiefe gelegenen Organes.

**Feuchtheiße Wärme**
(Dauer ca. 20 Minuten, je nach Anordnung zwei- bis dreimal täglich)

### 15.1.1 Auflagen

Auflagen werden bei Magen-, Leber-, Blasen-, Eierstock- und Gallenblasenleiden eingesetzt.
**Wir richten dafür her:** eine Gummiwärmflasche mit Schutzhülle, ein Moltontuch oder ein dickes Frottierhandtuch, zur feuchtheißen Auflage ein dünnes Moltontuch oder ein Geschirrspültuch oder ein gut auswringbares Handtuch, eine Schüssel mit gut heißem Wasser.

**So wird es gemacht:** Wärmflasche halbvoll füllen, einschlagen und am Bett bereitlegen. Nun wird das warme Tuch auf dem Bett zurechtgelegt. Das heiße Wasser gießen wir in eine Schüssel und in dieses Wasser halten wir das zusammengefaltete Tuch. Nur die Mitte des Tuches wird in das gut heiße Wasser getaucht. Die trockenen Enden ermöglichen ein festes Auswringen, ohne selbst die Hände zu verbrennen.

> Das Tuch ganz fest auswringen, sonst besteht Verbrühungsgefahr! Das Tuch gut heiß auf die angeordnete Körperstelle legen, das warme Tuch darüber. Die Wärmflasche zur Verlängerung der Wirkung auf das warme Tuch legen, Patienten gut zudecken.

**Wickel**

Wickel werden als Brustwickel oder Nierenwickel über den ganzen Umfang des Körpers gemacht.

**Wir richten her:** Ein langes warmes Tuch (Molton) oder eine Decke so zusammengelegt, daß die Länge für den Wickel ausreicht. Als langes Tuch können evtl. zwei Handtücher zusammengenäht werden. Diese Handtücher werden von beiden Seiten zur Mitte leicht eingerollt. Das warme Tuch wird bereits vorbereitend hinter den Rücken des Patienten gelegt. Nun nehmen wir die eingerollten Handtücher, wieder an beiden Enden haltend, tauchen nur die Mitte des Tuches in das bereitgestellte heiße Wasser. Und nun schlagen wir den Wickel von hinten nach vorn um den ganzen Körperumfang. Sogleich das warme Tuch darüberschlagen.

Der **Brustwickel** wird in Höhe der Achselhöhle um den Brustumfang geschlagen. Wir legen wiederum vorbereitend das warme Wickeltuch unter den Rücken des Patienten. Das feuchtheiße Wickeltuch wird, nachdem der Kranke aufgesetzt wurde, auf das warme Tuch gelegt und nur soweit aufgerollt, daß der Patient mit dem Rücken daraufgelegt werden kann. Jetzt erst werden beide Enden dem liegenden Kranken vorn über die Brust gelegt und sofort mit dem warmen Tuch gut eingeschlagen.

Der Brustwickel darf nicht zu heiß gemacht werden, besonders wegen der Wirkung auf das Herz. Der Kranke wird gut bis zum Hals zugedeckt, die Arme müssen unter der Bettdecke liegen.

**Nierenwickel.** Die Durchführung ist wie beim feuchtheißen Brustwickel. Beim Nierenwickel kann eine Wärmflasche zusätzlich in die Nierengegend gelegt werden. Wichtig ist, daß die Tücher unterhalb der Brust abschließen, also von Anfang an tiefer angesetzt werden müssen.

### 15.1.2 Kalte Alkoholwickel

Die Vorbereitungen sind die gleichen wie beim Brustwickel. Anstelle des heißen Wassers wird kaltes abgestandenes Wasser unter Beigabe von etwas Alkohol hergerichtet. Das Tuch wird ebenfalls fest ausgewrungen.
Der **Halswickel** kann kalt oder heiß gemacht werden. Ein Handtuch schmal zusammengelegt und ein Wollschal darüber eignen sich für den Halswickel. Kalte Wickel müssen ebenso fest ausgewrungen werden wie heiße. Nur so kann die zu erwartende Erwärmung und bessere Durchblutung einsetzen. Ein nasser Wickel läßt den Kranken frösteln und wirkt unangenehm.
**Kalte Umschläge** werden gut feucht gemacht. Sie sollen die Schwellung und Hitze nehmen. Kalte Umschläge werden angewandt bei Venenentzündung, Schwellungen und als Wadenwickel bei Fieberkranken. Als Zusätze finden Verwendung: Alkohol 50- und 70%ig, Retterspitz, Essig, evtl. auch Franzbranntwein. Wird Alkohol verwendet, sollte immer nur die für den gerade fälligen Umschlag benötigte Menge zubereitet werden. Halb Wasser, halb Alkohol oder auch weniger Alkohol und mehr Wasser. Alkohol verdunstet. Über alle kalten Umschläge wird ebenfalls ein trockenes Tuch gebreitet. Keine Plastikfolien oder Gummitücher verwenden! Diese Anwendungsart ist veraltet.

### 15.1.3 Einreibungen

Vor der Anwendung eines der vielen im Handel befindlichen Einreibemittel ist es unbedingt notwendig, die Gebrauchsanweisung durchzulesen. Viele dieser Mittel enthalten Stoffe, die einen hautreizenden Effekt haben. Vorsicht! Danach die Hände gründlich waschen und nicht in die Augen fassen!
**Wattepackung:** Zur besseren Wirksamkeit von Einreibungen kann auf die eingeriebenen Stellen eine Wattepackung gelegt und eingebunden werden. Diese Wattepakkungen sind vor allem bei den an Rheuma erkrankten Patienten zu empfehlen, die sehr schmerzhafte Gelenkschwellungen haben. Hier darf die verordnete Salbe nur sehr leicht eingerieben werden. Jede Gewaltanwendung kann die Entzündung nur verschlimmern und die Schmerzen verstärken.

### 15.1.4 Teilbäder mit Wärmereizmedikamenten

Hier muß die Gebrauchsanweisung genau befolgt werden: »Niemals Ganzbäder mit Wärmereizmitteln durchführen!« Das zum Trocknen der Füße oder

Arme benutzte Tuch nach solchen Bädern darf nur für diese Körperteile verwendet werden.

### 15.1.5 Senfwickel

**Wir bereiten vor:** 1 dickes Tuch, Leinenflecke, Verbandmull (Gaze, einfache Schicht), 1 Gefäß zum Anrühren von Senfmehl, 1 Eßlöffel, Senfmehl.
**Und so wird es gemacht:** Ein Leinenflecken wird in der benötigten Größe vorbereitet, das Senfmehl wird gut feucht angerührt (kalt oder etwas überschlagen). Der dicke Brei wird auf den Flecken aufgestrichen und die Gaze darüber gebreitet. Die Seite mit der Gaze wird auf die vom Arzt angegebene Körperstelle gelegt und das dicke Tuch darüber gebreitet. **Wichtig!** Der Senfwickel darf **höchstens zehn Minuten auf der Hau**t bleiben. Nach dem Abnehmen des Senfwickels muß die stark gerötete Hautstelle vorsichtig abgewaschen und gut eingecremt werden! Der Senfwickel bzw. eine Senfauflage wird nur einmal am Tag gemacht und wird bei Rippenfellentzündung verordnet.
**Senföl** erzielt den gleichen Effekt. Es dürfen nur einige Tropfen auf einen Lappen gegeben werden. Dieser Lappen wird dann wie die Senfmehlauflage auf die Haut gebracht, aber ohne Gazeauflage. Die Nachbehandlung ist die gleiche wie beim Senfwickel.

### 15.1.6 Enelbinumschläge (Dauer bis 24 Stunden)

Enelbin ist ein Medikament, dem ätherische Öle beigemengt sind, die Entzündungen an Gelenken usw. durch ihre Wirkung über die Haut zum Abklingen bringen:
**Wir bereiten vor:** 1 warmes Tuch, 1 Leinenfleck zum Aufstreichen der Paste, 1 Topf zum Wasserbad.
**So wird es gemacht:** Die Tube oder der Behälter mit dem Enelbin wird im Wasserbad erhitzt. Anschließend das gut warme Enelbin auf den Lappen streichen. Nun die Seite mit dem Enelbin auf die angeordnete Stelle legen und befestigen.
**Wichtig:** Enelbin kann, wenn es zu heiß aufgetragen wird, Brandblasen verursachen. Um dies zu vermeiden, sollte der Leinenfleck in der doppelten Größe geschnitten sein, damit eine Hälfte über das messerrückendick aufgetragene Enelbin geschlagen werden kann, oder wie beim Senfmehl Gaze daraufdecken. Das Mittel behält trotzdem seine heilende Wirkung, da die Öle durch den porösen Leinenlappen dringen.

### 15.1.7 Trockene Wärmeanwendungen

**Gummiwärmflasche:** Eignet sich durch ihre Beweglichkeit am besten für trockene Wärmeanwendungen. Sie wird mit heißem Wasser bis zur Hälfte gefüllt. Die obere Hälfte wird zum Entfernen der Luft vorsichtig mit der flachen Hand zusammengedrückt und der Verschluß zugeschraubt. Eine Wärmeflasche (griech. Thermophor = Wärmeträger) wird nie ohne Überzug oder Einschlagtuch gegeben.
**Lichtbogen:** Wird ärztlich bei Rheuma, Nervenentzündungen, Vorbehandlung für anschließende Massage, bei Schüttelfrost zum Erwärmen, zum Vorwärmen von Betten usw. angeordnet.
**Wichtig!** Die Haut muß immer durch ein Nachthemd oder durch ein Tuch geschützt werden. Dauer bei Behandlung mit dem Lichtbogen: zehn bis fünfzehn Minuten. Elektrische Widerstandsdrähte erwärmen im Gehäuse die Luft. Asbestplatten mit Löchern schützen vor Berührung. Die Glühbirnen können auf verschiedene Stärken geschaltet werden. Die höchste Temperatur wird bei 50 bis 70°C erreicht und kann auf dem am Scheitel des Kastens angebrachten Thermometer abgelesen werden.
**In der Altenpflege sei besonders zur Vorsicht gemahnt.** Unbedeckte Körperteile wie z. B. die Arme dürfen nicht unter den Kasten gesteckt werden. Bei unselbständigen Menschen ist der Lichtbogen zu überwachen. Am besten wird er auf die halbe Wärme gestellt und die Zeit auf 15 Minuten ausgedehnt. Der oben angebrachte Schalter kann geistig klaren Patienten das Selberschalten ermöglichen.
**Rotlicht.** Dauer fünf, zehn oder fünfzehn Minuten. Der Infrarot-Wärmestrahler wird ärztlich verordnet beispielsweise bei Stirnhöhlen- und Kieferhöhlenerkrankungen, nach Zahnoperationen, bei Ohrenentzündungen usw.
Das Gerät wird so aufgestellt, daß es die jeweils zu bestrahlende Stelle in einem Abstand von 30 bis 50 cm wärmend erreicht. Die Augen werden mit einer Brille oder einem Tuch geschützt. Treten bei der Anwendung zunehmende Schmerzen auf, wird das Rotlicht sofort abgestellt und der Arzt unterrichtet.
**Elektrische Heizkissen** sind in der Altenpflege nicht immer ungefährlich. Auf keinen Fall darf erlaubt werden, daß Menschen, die nicht mehr voll im Besitze ihrer geistigen Fähigkeiten sind, nachts ein Heizkissen benützen.

### 15.1.8 Massagen

Soweit Behandlungen im Segment angeordnet sind, bleiben sie eigens dazu ausgebildeten Kräften vorbehalten. Für die Altenpflegerin bleibt es

bei einer leichten Streichmassage und der ärztlich angeordneten Bürstenmassage.
Die **Streichmassage** beschränkt sich in der Altenpflege auf ein leichtes Streichen an den Extremitäten mit den flachen Händen in Richtung zum Herzen. Man kann sie bei unheilbar Gelähmten mit wenig Aussicht auf Rehabilitation anwenden. Der Kranke erleidet bei dieser leichten Streichmassage keinen Schaden und hat doch den Eindruck, daß etwas für ihn getan wird.
Die **trockene Bürstenmassage** beginnt am rechten Fuß über das ganze Bein, dann folgt der rechte Arm. Nun beginnt man wieder am linken Fuß über das ganze Bein, geht über den linken Arm, danach Gesäß, Rücken, Rumpf, Brust und Hals. Der zu erzielende Effekt ist eine gleichmäßige Rötung der Haut am ganzen Körper. Die Bürstenmassage regt den Kreislauf und die Herztätigkeit an. Eine nicht zu harte Massagebürste wird dafür verwendet.

### 15.1.9 Kneipp-Anwendungen

Fußbäder, Wechselfußbäder, Armbäder, Wassertreten, Tautreten können auch beim alten Menschen, am besten nach Befragen des Arztes, mit gutem Erfolg durchgeführt werden.

**Armbad**
Man richtet eine möglichst tiefe Waschschüssel her, die auf den Tisch gestellt wird. Das Armbad kann auch in einem nicht zu kleinen Waschbecken durchgeführt werden. Wir unterscheiden kalte, warme und ansteigende Armbäder.
Das **kalte Armbad** wirkt erfrischend und beruhigend zugleich. Dauer 20 bis 30 *Sekunden*. Man legt langsam beide Arme bis über die Mitte der Oberarme in die Schüssel oder das Waschbecken in das kalte (abgestandene) Wasser. Es werden dabei die Sekunden gezählt: 21, 22, 23 ..., bis 20 oder 30 Sekunden vorbei sind. Nun werden die Arme langsam wie im Schwung eines großen Pendels geschlenkert. **Nicht abtrocknen!** Nach ca. fünf Minuten Schwingen wird über die noch etwas feuchten Arme ein Jäckchen oder eigens dazu vorbereitete Ärmel gezogen. Bei Bettlägerigen kann auch jeder Arm einzeln gebadet werden.
Das **warme Armbad**. Dauer fünf bis zwanzig *Minuten*. Die Wassertemperatur beträgt 35 bis 38°C. Die Durchführung ist wie beim kalten Armbad. Dieses warme Armbad wird jedoch mit einem kalten Armbad beendet.
Das **ansteigende Armbad** hat eine besonders günstige Wirkung bei Herzkranzgefäßverengung (Angina pectoris). Man beginnt mit einer Temperatur

des Wassers von 29°C und läßt langsam heißes Wasser zufließen. Die Temperatur kann auf 40 bis 41°C erhöht werden. Der Kranke darf jedoch nicht das Gefühl haben, daß es zu heiß geworden ist. Bei diesem Bad können auch Kamille oder Heublumen zugesetzt werden. Die Dauer und die Schlußhandlung (Abkühlung) wie beim warmen Armbad. Das ansteigende Armbad kann auch einseitig durchgeführt werden. Neben seiner krampflösenden Wirkung kann es auch als besonders herzentlastend bezeichnet werden.

**Fußbäder**

Fußbäder regen den Stoffwechsel der Haut und der darunterliegenden tiefen Muskelschichten an. Sie erzielen damit eine gleichzeitige Regelung der Durchblutungsverhältnisse. Auch eine ableitende Wirkung auf andere Organe macht ein Fußbad gesundheitsfördernd.

**Wechselfußbad:** Zur richtigen Durchführung müssen zwei genügend hohe und große Gefäße vorhanden sein. Das Wasser soll über die Unterschenkel bis zum Knie reichen können. Die Temperatur des heißen Wassers beträgt 35 bis 40°C. Durchführung: fünf bis zehn *Minuten* bleiben beide Beine im heißen Wasser. Nun wechselt man fünf bis fünfzehn *Sekunden* in das kalte Wasser und geht sofort wieder in das gut warme Wasser zurück. Das heiße Wasser muß aber auf der hohen Anfangstemperatur erhalten werden. Der Wechsel erfolgt gewöhnlich zweimal und endet in jedem Fall mit kaltem Wasser.

**Wassertreten:** Das Wassertreten kann von Behinderten auch sitzend durchgeführt werden. Auch hier soll das Gefäß so hoch sein, daß das Wasser wenigstens bis über die Hälfte der Unterschenkel reicht. Das Wassertreten wird ebenfalls mit kaltem (abgestandenem) Wasser durchgeführt. Nun werden die Füße wie beim Gehen abwechselnd bewegt. Dauer 30 bis 60 Sekunden. In der Badewanne läßt sich das Wassertreten in vielen Fällen gut durchführen. Die Wassertemperatur sollte ca. 15°C betragen.

**Tautreten:** Das Tautreten hat nichts mit einem Treten regennassen Grases zu tun. Nur Tau mit seinen in den Tautröpfchen enthaltenen Spurenelementen hat diese herrlich erfrischende Wirkung auf den ganzen Körper. Dauer drei bis fünf Minuten oder länger. Die Strümpfe werden über die feuchten Füße gezogen.

### 15.1.10 Trockene Kälte

Die **Eisblase**, auch **Eisbeutel** genannt, ist ein Gummibehälter mit einer größeren Öffnung zur Füllung mit Eisstückchen. Die im Eisbeutel befindliche Luft drückt man durch Drehung der offenen Verschlußstelle heraus.

Die Anwendung des Eisbeutels wird bei Blutungen verordnet. Bei Patienten mit Magenblutung wird die Eisblase auf die Magengegend gelegt. Der gefäßverengende Effekt bei Kälte soll hier die Blutung zum Stillstand bringen. Als Ersatz könnte eine Wärmflasche mit eiskaltem Wasser gefüllt werden. Von kalten Umschlägen ist abzuraten, da sich diese sehr schnell erwärmen. Wenn nur dieser Ausweg bleibt, müssen die kalten nassen Umschläge sehr oft erneuert werden. Auch Einmal-Eisbeutel finden hier Verwendung.

## 15.2 Inhalationen

Für die Inhalationen unterscheiden wir **drei Atemwegsbereiche**:
- Nase-Rachen-Luftröhre
- größere Bronchien
- die tieferen Atemwege mit den feineren und kleinsten Bronchien und Alveolen

**Behandlungsarten und -geräte**
Unter **Inhalationen** versteht man das Einatmen von Dämpfen oder Medikamenten in Form von fein zerstäubter Flüssigkeit. Inhalationen werden besonders bei Erkrankungen der Atemwege verordnet.
Für die Feuchtbehandlung der oberen Luftwege steht uns der Bronchitiskessel zur Verfügung. Für eine Feuchtwarm-Inhalation bieten sich im Fachhandel moderne Zusatzgeräte an. Mit ihnen können nach ärztlicher Verordnung **Vernebelungen** mit körperwarmer Sole, Meerwasser oder Thermalwasser evtl. unter Beifügung ätherischer Öle in Form von Aquasole, durch den Feuchtzerstäuber inhaliert werden. In den Bronchitiskessel sollte nur destilliertes Wasser zum Inhalieren gegeben werden. Der Zusatz von ätherischen Ölen ist unzweckmäßig, da diese durch die Dampfbildung zerstört werden.
Bei der **Aerosol-Inhalation** wird durch eine technisch hochentwickelte Zerstäuberdüse feinster Nebel erzeugt, der durch die Inhalation in die tieferen und feinsten Verästelungen der Bronchien dringen kann. Die Dauer der Inhalation soll 15 Minuten nicht überschreiten. In einer Sitzung dürfen nicht mehr als 2 ml Inhalationsmittel inhaliert werden.
Der **Bronchitiskessel** (Dauer zehn bis fünfzehn Minuten) dient zur Anfeuchtung der Luft und erleichtert Patienten mit einer Bronchitis z. B. ein leichteres Abhusten. Je nach Anordnung können ein bis zwei Tropfen Latschenkiefernöl oder Eukalyptusöl außerhalb des Kessels mit Mulltupfer am Rohr angebracht werden. Da es sich hier um stark riechende Öle handelt, soll man auf keinen

Fall mehr als zwei Tropfen nehmen. Für die Füllung mit Aqua destillata ist die Markierung am Steigrohr zu beachten. Wird der Kessel zu voll eingefüllt, besteht Verbrühungsgefahr. Um dies völlig auszuschalten, heizt man den Bronchitiskessel stets fern vom Patienten an. Erst wenn wir uns überzeugt haben, daß nur Dampf aus dem Rohr strömt, kann das Gerät, dem Patienten zugewandt, aufgestellt werden.
Die Fenster werden geschlossen. Die Haare des Patienten werden mit einem Tuch abgedeckt, die Arme unter die Bettdecke gesteckt. Nun wird das Gerät mit einem Meter Abstand zum Patienten gestellt. Die Höhe des Kessels wird so eingerichtet, daß der Dampf um Mund und Nase des Inhalierenden spielt. Auf keinen Fall darf das Gerät so nah an den Patienten gestellt werden, daß er dadurch in Schweiß geraten könnte.
**Pari-Geräte** sind Aerosolerzeuger, sogenannte Vernebler. Aerosole sind Gase mit darin schwebenden kleinsten Teilchen in flüssigem oder festem Zustand. In der Medizin werden Aerosole künstlich erzeugt. Man vernebelt Arzneistoffe wie ätherische Öle, desinfizierende Mittel, auch Penicillin.

**Achtung!** Ist auf Medikamenten das Wort »Aerosol« zu lesen, so sind diese Mittel nur zum Inhalieren, nicht zum Einnehmen bestimmt.

Die Anwendung des Pari-Gerätes geschieht folgendermaßen: Der mit dem ärztlich verordneten Medikament gefüllte Behälter sowie die Maske werden dem Patienten in die Hand gegeben. Der Patient setzt sich die Maske auf, sie soll mit etwa 1–2 cm Abstand den Mund und die Nase umschließen. Beim Einatmen wird das Knöpfchen (Ventiltaste im Verneblerunterteil) gedrückt, beim Ausatmen losgelassen. Anwendungsdauer: bis das Medikament verbraucht ist.
Zur Säuberung des Gerätes sei zu beachten: Medikamente niemals längere Zeit im Vernebler stehen lassen. Sie zersetzen sich, werden unwirksam und verstopfen die Düsenkanäle. Sofort nach Gebrauch werden Zerstäuber sowie die Maske mit Wasser ausgewaschen. Man kann diese Teile entweder mit Sagrotan oder Tego 103 kalt desinfizieren oder im Autoklaven (bis 134°C) bzw. im Heißluftsterilisator (bis 160°C) keimfrei machen.

## 15.3 Darmrohr, Einläufe, rektale Arzneimittel

### Darmrohr

Bei Schwerkranken kann durch das Einführen eines Darmrohres (Arzt befragen) oft ein Abgehen schmerzhafter Luftansammlung im Darm erleichtert werden.

**Durchführung:** Ein Darmrohr wird eingefettet und vorsichtig eingeführt und etwa 20 cm hochgeschoben. Als Vorlage kann Zellstoff in das Bett gelegt werden. Besser ist es, wenn man das Ende des Darmrohres in eine Urinflasche hängen läßt. Ein Darmrohr kann öfter am Tag über Stunden eingelegt werden.

### Einläufe

Ein Einlauf wird notwendig zur Entleerung des Darmes bei Obstipationen (Verstopfung, Verhärtung), zur Reinigung des Darmes vor Untersuchungen (Rektoskopie, Röntgen usw.).

Zu einem gewöhnlichen **Reinigungseinlauf** werden hergerichtet:

- 1 Darmrohr
- 1 Irrigator mit einem 50 cm langen Schlauch, der ein Glaszwischenstück und einen Absperrhahn haben soll
- Borsalbe oder ähnliches
- Zellstoff
- Gummiunterlage und Deckchen oder z. B. Moltex-Wegwerfunterlagen
- 1 Bettschüssel oder 1 Nachtstuhl
- **Spülflüssigkeit:** ca. 500 ml Wasser, **etwas kühler** als die Körpertemperatur
- **Zusätze** können sein: 1 Teelöffel Salz, 1 Eßlöffel Öl oder statt dessen Kamillentee mit Glyzerin etwa 2 – 3 Eßlöffel oder Wasser mit dem Zusatz von medizinischer Seife. Das Wasser darf nur leicht bläulich schimmern. Kernseife soll nicht verwendet werden. **Alle Zusätze werden nach ärztlicher Anordnung verwendet.** Reizlos ist Kamillosan.

**Durchführung:** Der Einlauf wird in Seitenlage der Patienten gemacht. Nachdem die Luft aus dem langen Schlauch abgelassen und das Darmrohr leicht eingefettet ist, wird der Patient oder die Patientin auf die linke Seite gelegt. Man läßt beim Einführen des Darmrohres die Patienten leicht pressen, dadurch öffnet sich der Schließmuskel. Das Darmrohr wird vorsichtig unter leichter Drehung zirka 20 cm eingeschoben. Der Irrigator wird etwa einen halben Meter über den Patienten gehalten und der Kranke aufgefordert, mit offenem Mund ruhig ein- und auszuatmen.

**Ein »hoher Einlauf«** heißt nicht, daß der Irrigator höher gehalten wird. Hier käme nur ein zu großer Druck zustande, der den Erfolg des Einlaufes in Frage stellt. Beim »hohen Einlauf« wird das Darmrohr statt 20 cm ca. 30 cm eingeführt.

**Klistiere:** Ein Klistier bedeutet ebenfalls eine Einspritzung in den After.

Das **Reinigungsklistier** soll den gleichen Zweck wie der Reinigungseinlauf erfüllen. Gerade bei alten Menschen, die eine größere Flüssigkeitsmenge nicht mehr halten können, kann ein Klistier mehr Erfolg haben. Flüssigkeitsmenge: 50 – 100 – 200 ml mit Zusatz von Öl oder Glyzerin.

Man verwendet den üblichen Klistierballon und füllt diesen zwei- bis dreimal. Besser ist es, wenn man eine 50- oder 100-ml-Spritze hat und diese mit Flüssigkeit aufzieht. Als zusätzliches Ansatzstück kann, wenn vorhanden, das Darmrohr auf das kurze Ansatzstück der Klistierspritze gesetzt werden. Der Vorteil besteht darin, daß man das Darmrohr höher einführen kann und die Flüssigkeit dadurch besser gehalten wird.

**Glyzerinklistier.** Glyzerin soll nicht unverdünnt angewendet werden. Man nimmt am besten halb Wasser, halb Glyzerin.

**Nährklistier.** In manchen Fällen kann Kranken durch den Darm Nahrung zugeführt werden. Es gibt bereits fertige Lösungen. Man könnte auch beispielsweise Milch und Ei als Klysma verabreichen.

**Medikamentenklistiere** werden, ärztlich verordnet, ebenfalls in den Darm gegeben.

**Mikroklist** ist ein bereits fertigabgepacktes apothekenpflichtiges Klistier. Ein **Einmal-Klysma** (salinisch) wirkt bei alten Menschen besonders gut.

**Der Hebe- und Senkeinlauf,** auch »Schaukeleinlauf« genannt, dient zur Anregung der Darmtätigkeit und zum Abgang schmerzverursachender Darmgase. Als Spülflüssigkeit können drei Viertel Liter Wasser oder auch Kamillentee verwendet werden. Hergerichtet und gehandhabt wird alles wie zum Reinigungseinlauf. Nun wird der Darm mit der Spülflüssigkeit immer wieder durch Hochheben des Irrigators (bis gerade noch ein kleiner Rest Flüssigkeit im Irrigator verbleibt) und dann langsames Senken (tiefer als der Patient liegt) durchgespült. Das Heben und Senken soll möglichst rhythmisch durchgeführt werden. Der Erfolg zeigt sich durch abgehende Luft, die man beim Senken des Irrigators feststellen kann.

**Tropfeinlauf.** Auch in der Altenpflege kann durch einen richtig durchgeführten Tropfeinlauf dem Körper sehr kranker und ausgetrockneter alter Menschen eine größere **Flüssigkeitsmenge zugeführt** werden. Den Tropfeinlauf ordnet der Arzt an. Verwendet werden z. B. physiologische Kochsalzlösung (0,9%ig), Traubenzuckerlösung (5 – 10%ig), auch Kamillentee oder Medikamente. Man richtet her wie zum Reinigungseinlauf. Das Darmrohr soll aber nicht zu dick sein, da sonst durch das stundenlange Liegen der After zu sehr gereizt wird. Des weiteren werden hergerichtet:

- 1 Tropfkugel anstelle des Glaszwischenstückes am langen Schlauch
- 1 Klemme zum Einstellen der Tropfenzahl durch Abklemmen des Schlauches
- Leukoplast und eine Schere
- 1 Ständer zum Hochhängen des Irrigators oder des Infusionsgerätes

**Durchführung.** Nachdem das eingefettete dünne Darmrohr 20 cm eingeschoben ist, wird die Klemme am Schlauch so gestellt, daß nur 50 bis 60 Tropfen in der Minute an der Tropfkugel zu zählen sind. Um ein Herausgleiten des Darmrohres zu verhindern, wird dieses am Oberschenkel mit Leukoplast befestigt. Der Irrigator wird am besten durch ein Heizkissen warmgehalten. Die Einlaufflüssigkeit wird im Unterschied zur sonstigen Temperatur auf 40°C erwärmt. Bei allen anderen Einläufen muß die Temperatur der Flüssigkeit ja niedriger als die Körpertemperatur sein.

**Reinigung der Geräte und des Darmrohres**

Das benutzte Darmrohr wird am besten in den bereitgehaltenen Zellstoff eingeschlagen, vom langen Schlauch abgenommen und eigens gereinigt. Nach dem Bürsten wird es in eine Desinfektionslösung gelegt, Wasser zum Kochen gebracht und das Gummirohr in das kochende Wasser gelegt. Der Gummi wird dadurch geschont. Der Irrigator wird, um die ölhaltigen Restbestände zu entfernen, gut heiß durchgespült. Der lange Schlauch wird zum Trocknen so aufgehängt, daß er nicht durch Biegungen brüchig werden kann. **Suppositorien** ermöglichen Arzneianwendung über den Enddarm. Das Medikament ist in einem kleinen Kegel enthalten, der im Enddarm bei Körpertemperatur einschmilzt und das Mittel zur Aufnahme in die Darmschleimhaut freigibt.

## 15.4 Hämorrhoidenbehandlung

Hämorrhoiden sind Knoten, die unter der Schleimhaut des Mastdarms liegen. Es ist die Stelle oberhalb des Übergangs vom Mastdarm zum Afterkanal. Neben der einfachen Vergrößerung der Knoten kann auch ein Vorfall eintreten, der sich aber spontan zurückbilden kann. Es gibt Fälle mit ständig aus dem After austretenden Hämorrhoidalknoten. Diese Hämorrhoidalknoten führen

arterielles Blut. Eine Blutung aus diesen Knoten kann zu großem Blutverlust führen.
Die sogenannten äußeren Hämorrhoiden sind perianale Thrombosen. Man spricht von einem perianalen Hämatom. Sie können starke Schmerzen verursachen. Eventuelle Blutungen sind venös, das Blut ist dunkel.
Beim Einführen eines Fieberthermometers ist wegen der Schmerzempfindlichkeit Behutsamkeit geboten, die Thermometerspitze ist leicht einzufetten. Darmrohr und Klistierspritzen dürfen nicht blindlings eingeschoben werden. Die Ansatzstücke müssen gut eingefettet und vorsichtig eingeführt werden.
**Anwendung von Salben.** Die Salbe wird auf Mulläppchen gestrichen und dieses eingelegt.
Für innere Hämorrhoiden gibt es Ansatzstücke für die Salbentube. Dieses stumpf abgerundete Ansatzstück wird vorsichtig ein wenig in den Mastdarm geschoben und die Salbe durch Druck auf die Tube in den Mastdarm eingebracht.
**Einführen von Suppositorien (Zäpfchen).** Die Zäpfchen lassen sich durch Anfeuchten mit Wasser leichter einführen. Die Dauer der Anwendung von Hämorrhoidalsalben und -zäpfchen sollte unter ärztlicher Kontrolle stehen.

## 15.5 Katheterisieren der Harnblase

Ein Katheter (griech.) ist ein röhrenförmiges Instrument. Sein Durchmesser kann verschieden sein. Er dient dazu, in natürliche Ausführungsgänge des Körpers eingeführt zu werden, um die Entleerung von Flüssigkeiten oder Spülungen durchzuführen.
Es gibt viele Ausführungen von Harnblasenkathetern. Harn wird entweder zu Untersuchungszwecken oder zu therapeutischen Maßnahmen abgelassen oder um eine überfüllte Blase (z. B. bei Gelähmten) zu entleeren.
**Katheterisieren in der Altenpflege:** Wird eine Harnabnahme bei alten Menschen nötig, so kann auch außerhalb einer Klinik, in der häuslichen Pflege, im Altenwohnheim, im Altenheim, vor allem auf einer Pflegestation, ein Katheterismus geboten sein.
Um der sterilen Handhabung und Durchführung des Katheterisierens sicher zu sein, müssen einige Punkte beachtet werden:

- Verwenden Sie nur Einwegkatheter, am besten die heute üblichen Katheter-Sets (Standardpaket).
- Bitten Sie eine zweite Pflegeperson zu assistieren.

- Führen Sie, bevor Sie zum Katheterisieren vorbereiten, eigens noch eine Intimtoilette am alten Menschen durch (gründlich waschen).

**Vorbereitungen zum einmaligen Katheterisieren**

- ein Tablett oder Tischchen in gut erreichbarer Nähe
- 2 sterile Einmalkatheter
- 6 sterile Mulltupfer (im Set mit 2 Schälchen vorhanden)
- 2 sterile Auffangfläschchen
- 2 sterile Einmalhandschuhe
- 2 Nierenschalen
- Desinfektionsmittel (z. B. Oxycyanat 1‰ = einpromillig)
- Moltex-Unterlage oder ähnliche Wegwerftextilien
- Lagerungspolster für die leichte Hochlagerung des Beckens
- Abschirmmöglichkeit für den Patienten

**Wichtiger Hinweis!** Informieren Sie Ihre Patienten, was Sie mit ihnen tun, auch die Verwirrten. Gutes Zureden und die Erklärung, daß der Arzt den abgenommenen Urin zum Untersuchen benötigt, ebenfalls die Versicherung, daß die Abnahme nicht weh tut, haben fast immer Erfolg. Auch die Aufforderung, mit offenem Mund durchzuatmen, erleichtert das Katheterisieren.
**Nie darf beim Katheterisieren Gewalt angewandt werden.** Dies gilt für beide Geschlechter. Katheterisieren ist Übungssache. Es ist keine Schande, wenn es bei einem Patienten einmal nicht gelingt.

**Technik der Harnabnahme bei Frauen**

Die Patientin wird auf eine Unterlage gebettet, nach Bedarf das Becken durch ein Lagerungskissen etwas erhöht. Die Flachlagerung des Oberkörpers ist ebenfalls wichtig, damit ein fachgerechtes Harnabnehmen erfolgen kann. Die Beine werden, soweit es bei alten Menschen möglich ist, gut aufgestellt (angewinkelt) und gespreizt. Nun sollte noch einmal **Intimtoilette** durchgeführt werden.
Die Desinfektionslösung wird nun über die in der Schale liegenden Tupfer gegossen, eine Nierenschale wird der Länge nach zwischen die gespreizten Beine der Patientin gestellt, die zweite Nierenschale lassen wir quer an die erste anschließen. Die Handschuhe werden angezogen; wenn zwei Personen das Katheterisieren durchführen, tragen selbstverständlich beide sterile Einmalhandschuhe. Die Assistentin reicht nun der ausführenden Pflegeperson die Schale mit den in der Lösung getränkten Tupfern zu.

- Die Desinfektion der äußeren Genitalien wird mit den ersten beiden Tupfern begonnen. Mit der behandschuhten Hand spreizt man die beiden großen Schamlippen – mit je einem Finger rechts und links - auseinander. Jede Schamlippe wird mit einem Tupfer von der Symphyse weg nach hinten zum Anus hin gesäubert. Der benutzte Tupfer wird sogleich in die zweite, quer bereitstehende Schmutzschale gelegt.

- Nun erfolgt in der gleichen Weise die Desinfektion der kleinen Schamlippen mit zwei weiteren sterilen und mit Desinfektionslösung getränkten Tupfern.
- Mit dem fünften Tupfer desinfiziert man die nun sichtbar gewordene Urethraöffnung.
- Der sechste Tupfer wird auf den Vaginaleingang (unterhalb der Harnröhrenöffnung) gelegt. Jetzt erst kann der Katheter vorsichtig, ohne jede Gewaltanwendung, in die Urethraöffnung eingeführt werden.
- Sobald Urin fließt, wird der Katheter ruhig gehalten und der Harn je nach Bedarf für Untersuchungszwecke in die bereitgestellten sterilen Röhrchen aufgefangen.
- Um einen möglichst sterilen Urin, ohne Blutbeimengung, zu erhalten, lassen wir die ersten Tropfen Harn in die bereitgestellte Nierenschale ablaufen und fangen dann erst den Harn in das Gläschen ab. Eine Blutbeimengung im Harn kann ohne Verschulden der Pflegeperson infolge des leichten Reizes an der Harnröhre beim Einführen, besonders bei etwas stärkeren Kathetern, entstehen.
- Der restliche Harn kann nun in die Nierenschale abgelassen werden. Beim Herausziehen des Katheters verschließen wir dessen Öffnung mit dem behandschuhten Finger und legen den Katheter in die Abfallschale.

Die Handschuhe werden von der Hand gestülpt und zum Abfall gelegt. Die Nierenschalen müssen vorsichtig aus dem Bett genommen werden. Die Patientin wird sogleich wieder in ihre normale Lage gebettet.

**Technik der Harnabnahme bei Männern**

Das Katheterisieren von Männern bleibt dem Arzt oder besonders erfahrenen Pflegern vorbehalten. Für Männer werden meist weiche Katheter (Gummi, Nelaton) verwendet.

Hergerichtet werden:

- Männerkatheter (Nelaton, selten Metall)
- sterile Pinzette
- steriles Gleitmittel (z. B. Katheterpurin)
- sterile Tupfer

- Nierenschale
- Urinflasche
- Gummihandschuhe, steril
- Tupfer und desinfizierende Lösung
- Anästhetikum nach ärztlicher Wahl

**Durchführung:** Der Patient bleibt in Rückenlage. Zur Reinigung der Harnröhre und der Umgebung muß die Vorhaut zurückgeschoben werden. Der Katheter wird mit der sterilen Pinzette gefaßt, mit dem Gleitmittel mittels sterilen Tupfers bestrichen. Zum Einführen wird der Katheter vorne nur mit der Pinzette gehalten, das Ende zwischen kleinem und Ringfinger der einen Hand ergriffen. Nur mit der sterilen Pinzette darf der Katheter nachgeschoben werden, bis Harn kommt.

> Bei Männern kann die Prostata den Weg versperren, bei Frauen kann es eine Verkrampfung (Spasmus) sein. Man läßt die Patienten mit offenem Mund ein- und ausatmen, dies verhindert eine eventuelle Verkrampfung. Bleibt dieser Versuch erfolglos, so sieht man im Augenblick vom Katheterisieren ab. Eine erfahrene und geübte Kraft soll es nochmals versuchen. Andernfalls muß ein Arzt gebeten werden.

**Katheterisieren zu besonderen Zwecken**

**Überlaufblase.** Besonders bei Gelähmten kann eine überfüllte Blase die Ursache von Unruhe und Unbehagen sein. Sie zu erkennen, ist unbedingt die Aufgabe der Schwester oder des Pflegers. Der Kranke ist laufend naß. Die überfüllte Blase läßt sich durch Abtasten des Unterbauches sehr gut feststellen Wird dann katheterisiert, dürfen auf keinen Fall mehr als 800 ml, höchstens 1000 ml auf einmal abgelassen werden. Man wiederholt einige Stunden später das Katheterisieren und entleert die Blase.

**Die Gefahr bei einer Überlaufblase:** Durch die große Ausdehnung der Blase und das plötzliche vollkommene Entleeren kann es zu einer Reibung der dadurch rasch zusammenfallenden Blasenwände kommen. Es kann eine Entzündung, evtl. sogar eine Blutung entstehen.

Das gleiche gilt bei **Harnverhaltung**. Hier muß unbedingt der Arzt benachrichtigt werden.

**Blasenspülung.** Die verordneten Lösungen müssen steril sein. **Man richtet her:** Eine sterile Schüssel, eine sterile 50- oder 100-ml-Spritze sowie alle zum Katheterisieren angegebenen Gegenstände. Die Lösung wird im heißen Wasser auf Körpertemperatur gebracht.

Der zur Blasenspülung eingeführte Katheter sollte zweckmäßigerweise ein Ansatzstück aus Gummi haben. Nachdem die Blase vollkommen entleert ist, wird die mit Lösung vollgezogene Spritze am Gummiansatz des Katheters angeschlossen und die Flüssigkeit ohne großen Druck in die Blase eingelassen. Man läßt die Spülflüssigkeit durch den Katheter wieder abfließen.

**Blaseninstillation.** Bei einer Instillation wird in die vollkommen entleerte Harnblase durch den Katheter ein Medikament eingeflößt. Damit das Medikament in der Blase bleibt und dort möglichst lange verweilt, wird der Katheter, sobald die Flüssigkeit eingeführt ist, herausgezogen. Der Kranke soll möglichst lange nicht auf die Toilette gehen oder die Schüssel benützen.

**Dauerkatheter.** Dauerkatheter werden im Krankenhaus von der Schwester, dem Pfleger oder vom Arzt selbst gelegt. In der häuslichen Altenpflege oder auch im Pflegeheim wird der Arzt diese Aufgabe meist übernehmen.

Der Dauerkatheter soll täglich mit einer sterilen Flüssigkeit, Kochsalzlösung oder destilliertem Wasser z.B., durchgespült werden. Eine Verstopfung des Katheters durch abgelagerte Salze muß dem behandelnden Arzt gemeldet werden.

### Reinigung der Katheter

Nach Gebrauch durchspülen, in Lösung legen und anschließend sterilisieren. Wenn keine Möglichkeit zur Sterilisation besteht, sollen am besten Einmalkatheter verwendet werden. – Empfehlenswert ist ein komplettes steriles Katheter-Einmal-Set.

## 15.6 Maßnahmen an den Augen

### Augenpflege

Nicht immer genügt die normale Reinigung der Augengegend, wie es beim täglichen Waschen geschieht. Oftmals sondert das Auge ein Sekret ab, das zur Verkrustung führen kann. Wenn ärztlicherseits keine spezielle Pflegemaßnahme angeordnet wurde, kann die Augenpflege wie folgt ausgeführt werden: Mit einem Wattebausch, den man in lauwarmen Kamillentee taucht, können die Lider sehr vorsichtig angefeuchtet und ausgewischt werden. Dies soll mehrmals täglich wiederholt werden. (Die Augen sind dabei geschlossen.)

Auch physiologische Kochsalzlösung (0,9%ig) ist dafür gut geeignet.

Bei Patienten mit Apoplexie kann durch das herabhängende Augenlid oder durch zu seltene Lidschläge die Gefahr einer Austrocknung entstehen. Zum Schutz davor können ärztlich empfohlene Salben angewandt werden.

Der **Uhrglasverband** wird ärztlich verordnet und kann in schweren Fällen wie eine feuchte Kammer auf das vom Austrocknen bedrohte Auge wirken. Wichtig ist auch hier die gute Reinigung und tägliche Erneuerung.
**Kontaktlinsen.** Das sind Haftschalen, die durch die Tränenflüssigkeit auf der Hornhaut haften und sich leicht bei Bewegung hin und her verschieben. Ihre Anbringung und Entfernung erfordert schon einige Übung. Sie müssen mit einer kleinen Saugvorrichtung am besten vom Patienten selbst entfernt werden. Ein bereitgestellter Behälter hat die Beschriftung »rechts« und »links«. Dementsprechend werden die Kontaktlinsen auch eingelegt.

### Augenerkrankungen

**Katarakt (grauer Star).** Katarakt bedeutet eine Trübung der Linse. Die Aufgabe der Pflegeperson besteht darin, dafür zu sorgen, daß der Betroffene regelmäßig dem Augenarzt vorgestellt wird, der dann den günstigsten Zeitpunkt für eine Operation bestimmt. Bei der Operation wird die getrübte Linse entfernt. Später erhält der Patient eine Starbrille.

**Glaukom (grüner Star).** Es liegt beim Glaukom ein erhöhter Augeninnendruck vor, der auf einem Mißverhältnis zwischen Zu- und Abfluß des Kammerwassers beruht. Die Anzeichen für ein Glaukom sind: Kopfschmerzen, Lichtringe, bei Abdeckung eines Auges wird evtl. nur hell oder dunkel erkannt. Manchmal werden gar keine Anzeichen verspürt.
Um so wichtiger ist es, daß Angehörige und Pflegepersonen um die Gefahr dieser Erkrankung wissen und für augenärztliche Untersuchungen Sorge tragen. Nicht immer ist sogleich eine Operation erforderlich. In diesen Fällen kann der Arzt durch Verordnung von Augentropfen den erhöhten Augendruck in Grenzen halten. Auch wenn eine Operation notwendig geworden ist, muß nach dem Eingriff weiter getropft werden. Die gewissenhafte Einhaltung der Tropfung kann ausschlaggebend für die erfolgreiche Behandlung des Glaukoms sein.
**Entzündliche Augenerkrankungen** (Konjunktivitis = Bindehautentzündung). Diese Erkrankung kann epidemisch auftreten und ist dann sehr anstekkend (Kontaktinfektion durch Berührung). Die Inkubation dauert elf Tage. Nach etwa vierzehn Tagen klingt die Entzündung wieder ab. Als Komplikation könnte es zu einer nachfolgenden Hornhautentzündung kommen. Es kann ebenfalls auch der Augendruck beeinflußt werden.
Bindehautentzündungen können chronisch verlaufen, sie können auch allergisch bedingt sein.

**Augenverletzungen**
Es gibt eine Vielfalt von Augenverletzungen:
- nicht perforierende
- perforierende
- stumpfe
- Verletzungen der Schutzorgane (Augenlider)
- Verätzungen, Verbrennungen
- Strahlenschäden (Verblitzungen)

Stets ist ein schnelles Handeln notwendig, vor allem bei perforierten oder stumpfen Verletzungen. Das verletzte Auge wird mit einer sterilen Kompresse (keine Salbe) ohne Druck abgedeckt und der Patient sofort zum Augenarzt oder, wenn möglich, sogleich in die Augenklinik gebracht (siehe auch Erste Hilfe, Kap. 19.8.1).
Bei **Verätzungen** muß das betroffene Auge sofort intensiv gespült werden. Am besten ist dafür physiologische Kochsalzlösung geeignet; wenn nicht vorhanden, muß die Spülung mit klarem Wasser durchgeführt werden.
Falls noch Partikelchen am Auge hängen, können diese mit einem Mulltupfer vorsichtig entfernt werden. Und erst nach reichlicher Augenspülung wird der Verletzte rasch zum Augenarzt gebracht .
Bei **Blutergüssen** ist ebenfalls an evtl. Knochenbrüche zu denken (siehe Erste Hilfe, 19.8.2).

**Spezielle Behandlungsmaßnahmen**
**Augentropfen** werden am besten in die Mitte des unteren Augenlides eingeträufelt.
**Anleitung:** Der Kopf des Patienten wird gut nach hinten gebeugt, das untere Augenlid mit einem Finger leicht nach unten gezogen; nunmehr den Tropfen mittels einer Pipette oder durch leichten Druck auf das Plastikgefäß, das in kleiner Entfernung vom Auge von oben her gehalten wird, eintropfen lassen. Anschließend wird das Augenlid noch einen Moment festgehalten, damit der Tropfen vom Bindehautsack aufgenommen wird und nicht wieder ausfließt (Abb. 33a).
**Augensalbe** wird mit einem in die Salbe getauchten Glasstäbchen oder der bereits mit langem Ansatz versehenen Salbentube in das Auge eingestrichen.
**Anleitung:** Das Stäbchen mit der Salbe im Nasenwinkel auf das untere Augenlid legen, das Auge schließen lassen. Nun wird das Stäbchen unter einer leichten Drehung durch das Auge gezogen. Auch mit der Salbentube wird innen angefangen und die Tube nach außen unten durchgezogen (Abb. 33b).

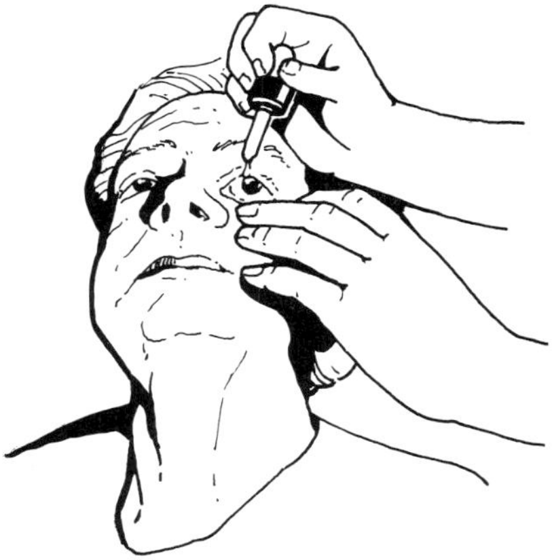

a)

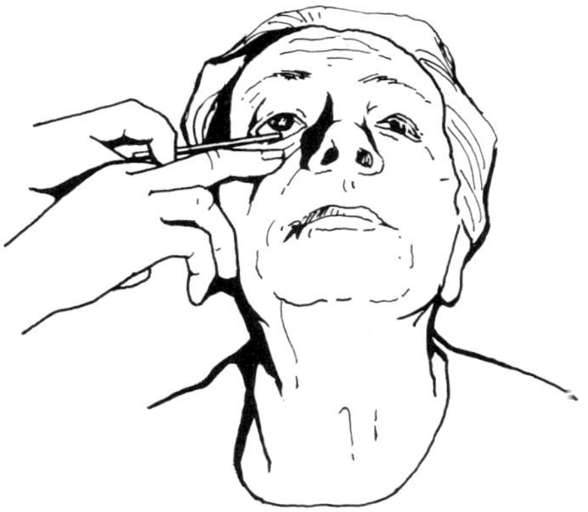

b)

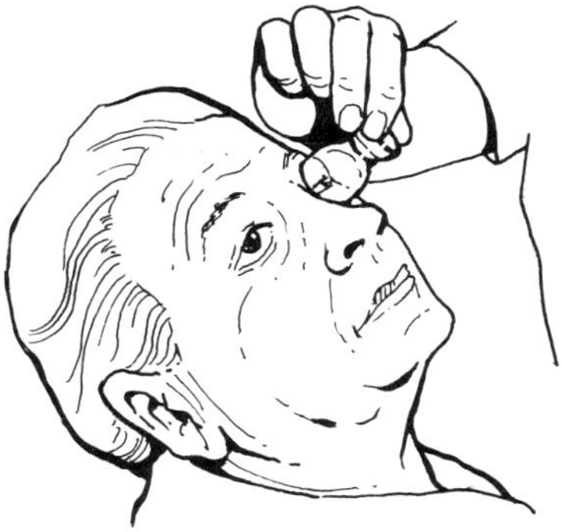

c)

Abb. 33 Maßnahmen am Auge.
a) Einträufeln von Augentropfen.
b) Einstreichen von Augensalbe.
c) Augenbad.

**Zum Augenbad** eignet sich nur die eigens dazu bestimmte Augenbadewanne (Abb. 33c).

**Anleitung:** Die Augenbadewanne wird bis zur Hälfte mit der verordneten Flüssigkeit gefüllt. Der Patient beugt sich nach vorn und schließt die gefüllte Augenbadewanne gut über das geschlossene Auge an. Nun wird der Kopf weit zurückgebeugt und das Auge zum Baden geöffnet. Dauer fünf bis zehn Minuten.

> **Wichtig!** Tropfen, Salbe und Augenbadeflüssigkeit werden vor dem Gebrauch leicht temperiert. Wurden die Medikamente kalt aufbewahrt, so kann man diese vor Gebrauch in ein Wasserbad stellen.

**Augenprothese**

Menschen, die eine Augenprothese haben, können diese auch meistens selbst herausnehmen und wieder einsetzen. Für die Pflegeperson sind jedoch folgende Punkte von Wichtigkeit:

Es muß darauf geachtet werden, daß die Augenhöhle sowie das Kunstauge täglich mit Wasser, evtl. mit Kamillosanzugabe, gereinigt werden.

**Einsetzen der Augenprothese.** Nach dem Reinigen der Augenhöhle wird das saubere Glasauge eingesetzt. Der Patient wird aufgefordert, nach unten zu sehen; das Oberlid wird dabei nach oben gezogen. Man kann anstelle der Fingerspitzen auch ein Glasstäbchen benutzen.

**Herausnehmen der Augenprothese.** Der Patient schaut nach oben, während die Pflegeperson das Unterlid nach unten zieht und mit einem Glasstäbchen den Prothesenrand greift. Nun wird die Prothese festgehalten und vorsichtig mit den Fingern herausgezogen.

> Die Augenprothese besteht aus einer dünnen gewölbten Schale und ist sehr leicht zerbrechlich. Vorsicht, nicht fallen lassen! Der Patient selbst soll diese Handhabungen (Einsetzen, Herausnehmen) über einer weichen Unterlage vornehmen. Er kann dies z.B. über dem Bett tun.

Das Herausnehmen und Einsetzen einer Augenprothese durch die Pflegeperson kann am besten beim liegenden Patienten durchgeführt werden.

# 16 Injektionen

Injektionen sind Einspritzungen von Lösungen in den Körper. Im Aufgabenbereich der Altenpflege kommt nur die Einspritzung unter die Haut und in den Muskel in Betracht. Die Durchführung erfolgt auf ausdrückliche Anordnung des Arztes. Infusionen, bei denen größere Flüssigkeitsmengen ebenfalls durch eine Kanüle verabreicht werden können, sind im Kapitel 14.3.1.3 beschrieben.

## 16.1 Geräte

**Spritzen** gibt es in vielen verschiedenen Größen und Formen, die mitunter besonderen Verwendungszwecken Rechnung tragen (z.B. Insulin- bzw. Tuberkulinspritzen, Abb. 34).
Heute werden fast ausschließlich steril abgepackte Einmalspritzen und Einmalkanülen benutzt, die überwiegend aus Kunststoff bestehen und niemals wiederverwendet werden dürfen. Die früher gebräuchlichen Rekordspritzen,

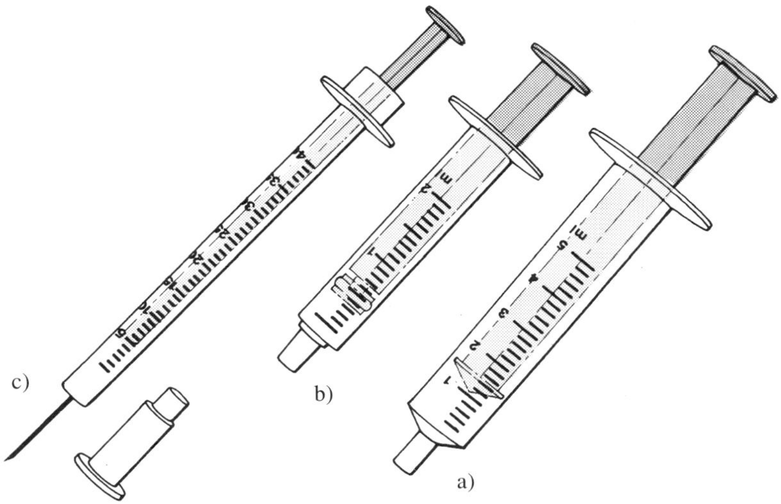


Abb. 34 Spritzentypen.
a) Standard-5-ml-Spritze für aufgesetzte Kanüle; jeder »Teilstrich« entspricht 0,2 ml.
b) Standard-2-ml-Spritze für aufgesetzte Kanüle; jeder »Teilstrich« entspricht 0,2 ml.
c) 1-ml-Insulinspritze mit integrierter Kanüle und Schutzdeckel. Die Skala ist in Insulineinheiten unterteilt.

die einen Glaskolben mit Armaturen und Stempel aus Metall aufweisen, sind nur noch speziellen Zwecken vorbehalten (z.B. Spülungen). Sie können sterilisiert werden (s. Abschnitt 16.3).

**Kanülen** (spitze Hohlnadeln) werden durch Nummern bezeichnet: Je höher die Zahl, um so feiner die Nadel. Für subkutane Injektionen werden feinere Kanülen verwendet als für intramuskuläre Injektionen (s. u.).

Einige Medikamente sind bereits abgefüllt in **Fertigspritzen** mit Kanüle erhältlich.

## 16.2 Durchführung

**Wir unterscheiden folgende Injektionsmöglichkeiten:**

- intrakutan = in die Haut
- subkutan (s.c.) = unter die Haut
- intramuskulär (i.m.) = in den Muskel
- intravenös (i.v.) = in die Vene
- intraarteriell = in die Arterie

Intravenöse und intraarterielle Injektionen dürfen nur vom Arzt vorgenommen werden. Anhand eines schematischen Querschnitts durch die Haut und das darunterliegende Gewebe verdeutlicht Abb. 35 die Einstichrichtung und -tiefe bei subkutanen und intramuskulären Injektionen.

| Sterile Ausführung ist bei allen Injektionen oberstes Gebot! |
|---|

**Zurechtstellen zur Injektion:**

- das Medikament
- Ampullenfeile
- Injektionsnadeln (Kanülen), steril
- Spritze
- Alkohol 70- oder 80%ig
- Zellstofftupfer oder Verbandmull
- kleiner Leukoplaststreifen
- Nierenschale

**Wichtig!** Bei jeder Injektion muß, bevor man einspritzt, Gewißheit bestehen, daß man nicht in eine Vene oder Arterie geraten ist, sondern nur in den Muskel oder in das Gewebe. Diese Sicherheit verschaffen wir uns, indem der **Stempel**

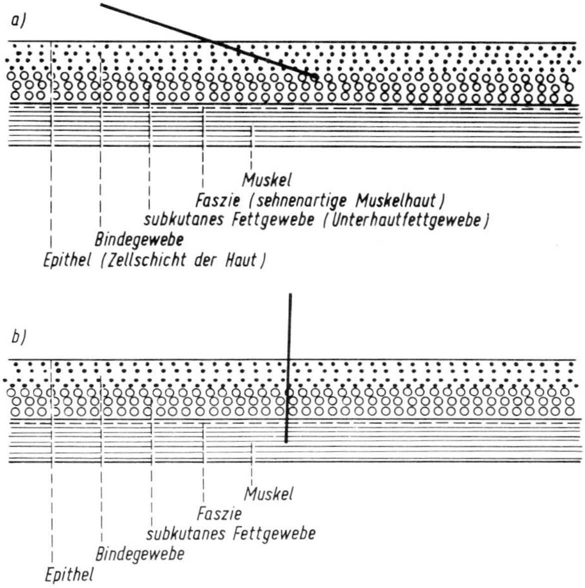


Abb. 35 Schematische Darstellung des Haut- und Muskelgewebes mit Einstichtiefen und Richtung a) für subkutane (s.c.-) und b) für intramuskuläre (i.m.-) Injektionen.

**etwas zurückgezogen** wird. Sollten wir wirklich ein Gefäß erwischt haben, so käme Blut in die Spritze. In diesem Fall sollte man sicherheitshalber Injektionsflüssigkeit, Nadel und Spritze vollständig wechseln und erneut injizieren. Das Einspritzen soll immer langsam erfolgen. Nach der Injektion ziehen wir aber die Nadel möglichst rasch heraus und drücken mit der anderen Hand fest den Tupfer auf die Einstichstelle. Sollte es trotz aller Sorgfalt einmal nachbluten, kleben wir ein kleines Pflaster auf die Injektionsstelle. Dieses Nachbluten braucht nichts mit dem Anstechen eines Gefäßes wie beschrieben zu tun zu haben.

## Die subkutane Injektion

Von allen Substanzen wird Insulin am häufigsten subkutan injiziert (Besonderheiten dazu s.a. Kap. 4.16). Heparin zur Gerinnungshemmung wird ebenfalls oft subkutan verabreicht (s. Kap. 22.4.6). Für die subkutane Injektion können die Außenseite des Oberarmes sowie des Oberschenkels, die Streckseite des Unterarmes und auch die Bauchhaut genommen werden. Zur subkutanen Injektion eignen sich Kanülen Nr. 12, 14 oder 16.
Die Haut wird kräftig mit dem in Alkohol getränkten Tupfer abgerieben. Das Stück abgeriebener Haut soll nicht zu klein begrenzt sein, damit der Einstich dann auch wirklich auf der keimarm gemachten Stelle zustande kommt. Nun

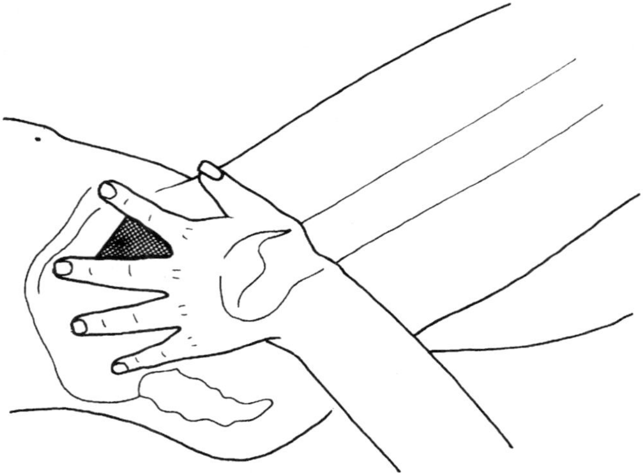

a)

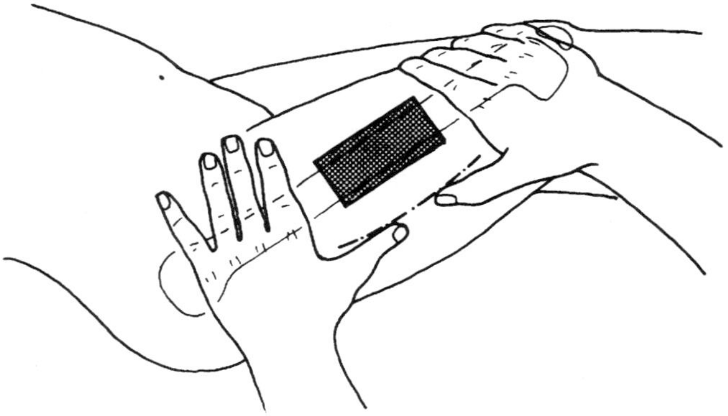

b)

Abb. 36 Sachgerechte Durchführung von intramuskulären Injektionen (Methode nach v. Hochstetter):

a) Injektion in die Gesäßgegend (»ventrogluteal«). Die linke Hand wird so aufgelegt, daß die Handinnenfläche über dem tastbaren Hüftknochen liegt. Der vordere der »Schwurfinger« liegt auf dem vorderen oberen Darmbeinstachel, der hintere wird entlang des Beckenkamms so weit wie möglich abgespreizt. Die Injektion erfolgt im Dreieck zwischen den Grundgliedern der beiden Finger, wobei die Nadelrichtung diese Finger nicht unterkreuzen soll.

b) Injektion in den seitlichen Oberschenkel. Handgriff zur Festlegung des Einstichortes im seitlichen Muskel. Die Knochen des Kleinfingers liegen an der Kniescheibe bzw. am großen Hüftgelenkvorsprung. Die abgespreizten Daumen liegen in der seitlichen Längsfurche des Oberschenkels. Das Einstichfeld liegt in der Mitte der Linie zwischen dem Hüftgelenk und der Kniescheibe, die Stichrichtung ist senkrecht zur Haut in Richtung auf den langen Hüftknochen.

wird mit Daumen und Zeigefinger eine Hautfalte abgehoben, während mit der anderen Hand die Spritze schreibfederartig, oder von oben her gehalten, ganz nah an die Einstichstelle herangeführt wird. Nun erst erfolgt rasch der Einstich. Schräg zur Hautoberfläche (siehe Abb. 35a) wird die subkutane Injektion gemacht. Die Kanüle soll nicht ganz bis zum Ansatzstück eingeführt werden, denn eine Nadel bricht immer nur an der Ansatzstelle ab. Nachdem die Nadel in das Unterhautzellgewebe eingeführt ist, wird die Hautfalte wieder losgelassen. Am besten hält die nun frei gewordene Hand die Kanüle oder die Spritze zur Kanüle. Dadurch wird verhindert, daß sich die Nadel von der Spritze löst und ein Teil des Medikamentes statt in das Gewebe des Kranken zwischen Spritze und Nadel herausläuft und so verlorengeht. Man achte darauf, daß die Nadel auf keinen Fall in der Haut hin und her gezogen wird, das verursacht dem Patienten sonst ein unangenehmes Ziehen.

**Die intramuskuläre Injektion**
Altenpfleger dürfen intramuskuläre Injektionen nur auf ärztliche Anweisung und unter Aufsicht einer examinierten Krankenschwester vornehmen.
Zur intramuskulären (i.m.-) Injektion nimmt man gröbere und längere Kanülen (Nr. 1 oder 2) als bei der subkutanen Injektion.
Eine i.m.-Injektion darf nur in kräftiges Muskelgewebe erfolgen. Am günstigsten ist der **obere-äußere Gesäßbereich** unterhalb des Darmbeinkamms („ventroglutäal", s. Abb. 36a): Der Patient wird auf die Seite gelegt. Der Handballen der Pflegeperson wird auf den tastbar vorspringenden Hüftknochen gesetzt, so daß der Darmbeinkamm mit den Spitzen der gespreizten Finger getastet und die gereinigte Haut zwischen den Fingern gespannt wird. Die große Gefahr bei Nichtbeachtung der erlaubten Partie ist die Verletzung des Ischiasnerven oder eines seiner Ausläufer (Lähmungen, Untergang von Gewebe).
Eine i.m.-Injektion in die **Außenseite des Oberschenkels** (Technik s. Abb. 36b) darf nur an einem Patienten vorgenommen werden, der nicht zu mager ist und bei dem der Muskel am Oberschenkel einen tieferen Einstich gestattet.

## 16.3 Reinigung bzw. Entsorgung von Spritzen und Kanülen

Heute sind überwiegend steril verpackte **Einmalspritzen** und **Einmalkanülen** vorgeschrieben, deren Gebrauch die Reinigungsarbeit wesentlich erleichtert und – vor allem – die Infektionsgefahr vermindert. Sie dürfen nicht sterilisiert und wiederverwendet werden. Insbesondere die Nadeln müssen in geeigneten Behältern mit kleiner Öffnung entsorgt werden, damit sich niemand daran verletzen kann.

Für die wenigen Fälle, in denen **sterilisierbare Rekordspritzen** noch Anwendung finden, gilt:

Sofort nach dem Gebrauch werden die Spritze und die Nadel mit Wasser durchgespült. Anschließend können sie in eine der gebräuchlichen Lösungen (Edisonite, Grotanat, Satina, Satinasept usw.) gelegt, gebürstet und durchgespült, dann mit warmem Wasser gründlich nachgespült werden. Die Spritzen werden getrocknet und die Nadeln mit einem Gummiball nochmals durchgeblasen. Man betastet die Nadelspitzen und sortiert stumpf gewordene Nadeln aus. Dann erfolgt die Sterilisation im Trockensterilisator oder Autoklaven.

Zur Sterilisation müssen alle Spritzen offen eingelegt werden. Nadeln werden mit ihrem Behälter, der ebenfalls aufgedeckt in den Sterilisator gestellt wird, eingerichtet. Ein Glas mit einer Pinzette wird mitsterilisiert.

Die Gegenstände müssen vor dem Aufräumen abgekühlt sein.

# 17 Pflege und Aufbewahrung von Gebrauchsgegenständen im Pflegebereich

**Gummiartikel**

**Allgemeines:** Gummiartikel dürfen niemals geknickt oder zusammengelegt werden. Gummi bricht an Biegestellen.

**Sterilisation** von Gummiartikeln: Alle Gummiartikel werden gesäubert, getrocknet, dann in Tücher eingeschlagen und im Autoklaven sterilisiert. Gummiringe, Gummischüsseln, Eisblasen, Eiskrawatten etc. werden nach der Reinigung (abwaschen mit Desinfektionslösung) – evtl. Flecken können durch Abreiben mit Benzin beseitigt werden – leicht mit Luft gefüllt und aufbewahrt.

**Gummiunterlagen** werden in lauwarmer Lösung (Sagrotan, Lysolin usw.) gewaschen, abgetrocknet und zum Trocknen aufgehängt. Nicht in die Sonne, nicht an den Heizkörper! Zur Aufbewahrung werden die Gummitücher leicht mit Talkum gepudert und ordentlich auf einen Stiel oder Stock gerollt.

**Gummischläuche**, Darmrohre, Sonden, Katheter etc. werden immer in kochendes Wasser gelegt und fünf bis zehn Minuten ausgekocht.

**Wasserkissen** werden zum Trocknen aufgehängt. Ist genügend Platz vorhanden, kann das Wasserkissen ebenfalls leicht mit Luft gefüllt und in ein Tuch eingeschlagen liegend aufbewahrt werden. Die andere Möglichkeit ist: das Wasserkissen muß gut getrocknet sein, bevor man es auf die Zwischenlage von etwas Wellpappe oder Zeitungspapier rollt und in einer Schachtel aufbewahrt.

**Schaumstoffartikel**

Schaumstoffartikel werden ebenfalls gewaschen, der Sonne sowie der Heizung fern getrocknet und ungefaltet und nicht zusammengepreßt aufbewahrt. Gummihandschuhe werden immer leicht gepudert aufbewahrt. Ein ungepuderter Handschuh gleitet nicht.

**Federbetten und Matratzen**

Federbetten und Matratzen werden vor der Aufbewahrung gut gelüftet, evtl. chemisch gereinigt oder desinfiziert, locker liegend, in Tücher als Staubschutzhülle eingeschlagen, trocken aufbewahrt. Zum Einschlagen kann man ebenfalls Plastikbeutel verwenden.

Desinfektionsmittel für Betten und Matratzen (Spray) werden von mehreren Firmen geliefert.

# 18 Unfallverhütung in der Altenpflege

Pflegepersonen können bei Körperbeschädigungen wegen fahrlässiger Körperverletzung vom Gericht schuldig befunden und verurteilt werden. Finden die hier aufgezeichneten Gefahren die nötige Beachtung, wird es erst gar nicht zu einem Unfall kommen.

**Unfallverhütung in der allgemeinen Pflege**

**Im Bett:** Unruhige Patienten müssen durch Anbringung von Bettgittern vor einem Sturz aus dem Bett gesichert werden. Fixieren durch Bauchgurt kann trotz Gitter noch erforderlich sein.

Bei freistehenden Betten muß das Betten von zwei Pflegepersonen durchgeführt werden, so daß ein Herausfallen des Patienten aus dem Bett unmöglich gemacht wird.

Der Fußschemel kann besonders beim Heraussteigen aus dem Bett zum Verhängnis werden. Durch Umkippen dieses Schemels kann sich der Patient Knochenbrüche zuziehen.

Fahrbare Nachtstühle müssen richtig festgestellt werden.

**Am Waschbecken:** Werden Patienten zum Waschen an das im Zimmer befindliche Becken gesetzt, muß darauf geachtet werden, daß der Heißwasserhahn abgedreht und das Wasser bereits in der richtigen Temperatur vorbereitet ist. Meist läßt sich der Hahn am Waschbecken unten abstellen. Andernfalls ist es ratsamer, das Waschwasser in einer Schüssel hergerichtet dem Pflegebedürftigen an sein Bett zu bringen. Auch beim **Baden** darf der Pflegebefohlene nie unbeaufsichtigt bleiben. Im **Sitzbad** könnte der Kranke versehentlich durch Festhaltenwollen den Heißwasserhahn öffnen. Ein Gleitschutz in der Wanne kann Rippenbrüche weitgehend verhindern.

**Gebrauchsgegenstände** wie Messer, Gabeln, Scheren, Gürtel, Glockenschnüre können geistig Verwirrten gefährlich werden.

**Aufenthalt außerhalb des Bettes:** Werden Hilfsbedürftige auf einen Stuhl gesetzt, so eignet sich dazu am besten ein Armlehnenstuhl. Damit in einem unbewachten Augenblick kein Unfall passieren kann, wird der Patient mit dem Stuhl immer so gestellt, daß er am Tisch sitzt, oder der Lehnstuhl wird zum Bett gedreht. Somit wird verhindert, daß bei evtl. auftretendem Schwindelanfall der Patient aus dem Lehnstuhl fallen kann.

**Speisen und Getränke:** Vorsicht bei Schluckgelähmten! Keine festen Speisen, keine rauhen Breie wie Zwiebackbrei, Grießbrei verabreichen. Besser eignen sich Mondamin oder Kartoffelbrei. Alle Speisen und Getränke müssen bereits die richtige Temperatur haben. Ein noch heißes Glas Tee ans Bett gestellt kann Verbrühungen verursachen.

**Feuer und Licht:** Oftmals müssen Gashähne gesichert werden. Streichhölzer und Kerzen sind von verwirrten Menschen fernzuhalten. In schlimmen Fällen muß evtl. sogar das Fenster gesichert werden. Allerdings wird bei dem geringsten Versuch eines Patienten, sich aus dem Fenster zu stürzen, sofort Meldung an den Arzt gemacht, ebenso natürlich bei jedem Suizidversuch anderer Art!

**Bodenbeläge:** In Häusern und Heimen mit behinderten und alten Menschen sind blankgewachste Fußböden fehl am Platz. Türschwellen und Stufen sollen möglichst gekennzeichnet werden. Teppiche müssen rutschfest aufliegen.

**Unfallverhütung bei Behandlungsmaßnahmen**

**Medikamente:** Arzneimittel werden nur unter Aufsicht verabreicht. Unfähige Patienten dürfen keine Medikamente in Reichweite haben.

Eine große Gefahr können auch Desinfektionslösungen, Alkohol zum äußerlichen Gebrauch bestimmt, Putzmittel usw. bedeuten. Diese Artikel müssen immer verschlossen bleiben.

**Bei Bewußtlosigkeit kein Erbrechen auslösen!**

| Alle therapeutischen Maßnahmen müssen überwacht werden. |
|---|

**Anwendungen:** Der **Bronchitiskessel** muß unbedingt in einer Entfernung von 80 cm bis 1 m aufgestellt sein. Die Hände des Kranken gehören während der Inhalation unter die Bettdecke.

Der **Lichtbogen** wird besser nur auf die halbe Lichtstärke eingeschaltet, über die zu wärmenden Körperteile muß ein Tuch oder wenigstens das Nachthemd gebreitet sein. Die Hände bleiben außerhalb des Lichtkastens! Wenn notwendig, bleibt die Pflegeperson während der Behandlung im Zimmer.

Bei **feuchtheißer Wärmeanwendung** muß darauf geachtet werden, daß der Wickel stets gut ausgewrungen wird. Kein Leinen dafür verwenden!

Beim Fönen darauf achten, daß dieser nicht zu heiß wird.

# 19 Erste Hilfe in der Geriatrie

## 19.1 Kreislaufschwäche

Die **Anzeichen** sind: Blässe, spitze Nase, kalter Schweiß auf der Stirn und auch am Handgelenk, schwacher noch tastbarer Puls.
**Erste Hilfe:** Flachlagern, warm zudecken; erholt sich der Patient nicht nach kurzer Zeit, so ist sogleich ein Arzt zu verständigen.

## 19.2 Schlaganfall

Die **Anzeichen** sind: Meist plötzliches, schlagartiges Aussetzen einer Funktion des Gehirns. Der Betroffene stürzt. Bei Halbseitenlähmung kann der herabhängende Mundwinkel auffällig sein. **Schnellstens** einen Arzt rufen!
**Erste Hilfe:**

- Bei blassem Aussehen - Flachlagerung,
- bei rotem Gesicht - sitzende Lagerung,
- bei Bewußtlosigkeit - Seitenlagerung.

## 19.3 Herzstillstand

Die **Anzeichen** sind: Kein tastbarer Pulsschlag, keine Bewegung des Brustkorbes, bei Überprüfung der Atmung (wir halten unser Auge ganz nah an den Mund des Patienten) ist kein Hauch zu spüren.
**Erste Hilfe:** Kleidung öffnen, Mundhöhle freimachen (Prothesen entfernen), sofort mit der Atemspende oder künstlichen Beatmung beginnen. Eine weitere Person sorgt für rasche ärztliche Hilfe. Herzmassage! (s.a. Abschnitt 19.15).

## 19.4 Hitzschlag

Die Ursache ist eine Wärmestauung im Körper. Beim alten Menschen kann eine zu warme Bekleidung im Sommer zum Hitzschlag führen. Die **Anzeichen** sind: Hochrote Gesichtsfarbe, quälender Durst, Schwindel, plötzliche Bewußtlosigkeit; es besteht **Lebensgefahr!**

**Erste Hilfe:** Lockerung und Öffnung der Kleidung. Lagerung des Patienten mit erhöhtem Oberkörper an einem kühlen Platz. Ist der Betroffene bei Bewußtsein, kann in Abständen Flüssigkeit, am besten leicht gesalzenes Wasser, verabreicht werden.

## 19.5 Sonnenstich

Wird der unbedeckte Kopf zu starker Sonneneinwirkung ausgesetzt, so kann es zu einem Sonnenstich kommen.
**Anzeichen:** Hochrotes, heißes Gesicht, Kopfschmerzen, schneller Puls, Erbrechen, eventuell Bewußtlosigkeit.
**Erste Hilfe:** wie beim Hitzschlag.

## 19.6 Elektrischer Schlag

**Erste Hilfe:** Den Verunglückten nicht berühren! Nach Möglichkeit zuerst die Sicherung ausschalten. Um dem Verunglückten so schnell wie möglich zu helfen, nimmt man ein trockenes Kleidungsstück oder ein Bettuch, schlägt es wie ein Lasso um den Verletzten und zieht ihn von der Stromquelle weg. Bei Atemstillstand sofort mit künstlicher Beatmung beginnen (Kap. 19.15.2).

## 19.7 Vergiftungen

### 19.7.1 Gasvergiftung

**Erste Hilfe:** Räume nicht mit offenem Licht betreten! Kein Licht einschalten, auch nicht die Türglocke betätigen (Funkenbildung)! Sofort Fenster und Türen öffnen. Den Bewußtlosen oder Benommenen nach Möglichkeit sofort an die frische Luft bringen (Rautekgriff anwenden) (Kap. 19.15.4). Bis zum Eintreffen eines Sauerstoffgerätes kann mit der künstlichen Beatmung (Atemspende) begonnen werden. Für raschen Abtransport in ein Krankenhaus ist zu sorgen.

### 19.7.2 Orale Giftaufnahme (durch den Mund)

**Erste Hilfe:** Möglichst frühzeitig Erbrechen auslösen. Der Finger wird vorsichtig in den Schlund gesteckt. Als Brechmittel kann ein Glas warmes Wasser mit drei Eßlöffeln Salz aufgelöst gegeben werden. Auch Nahrungsmittelvergiftungen zählen zur Giftaufnahme durch den Mund.

> **Bei Bewußtlosigkeit kein Erbrechen auslösen!**
> Wichtig für alle Vergiftungen ist die rasche ärztliche Hilfe!

Tabelle 7 faßt Adressen und Telefonnummern der Informations- und Behandlungszentren der Bundesrepublik Deutschland zusammen.
Erbrochenes kann über das noch unbekannte Gift Aufschluß geben. Für Untersuchungszwecke im Labor wird etwas davon aufgehoben. Leere Tablettenröhrchen geben Hinweise auf das eingenommene Medikament und dessen Wirkungsweise. Daher Tablettenröhrchen dem Arzt geben.
**Adsorbenzien** sind Stoffe mit einer großen Oberfläche, die nahezu alle Giftstoffe binden. **Tierkohle** (Carbo medicinalis), etwa 30 g in reichlich Wasser aufgelöst und dem Patienten zugeführt, ist das beste Adsorbens für die Erste Hilfe. Damit die mit Giftstoffen beladene Kohle möglichst schnell den Magen-Darm-Kanal verläßt, ohne erneut Gift abzugeben, muß gleichzeitig ein salinisches Abführmittel (ein bis zwei Eßl. Glaubersalz) verabreicht werden.

Tab. 7 Informations- und Behandlungszentren für Vergiftungen in der Bundesrepublik Deutschland (24-Stunden-Dienst, wenn nicht anders angegeben) Stand: Februar 1987

Beratungsstelle für Vergiftungserscheinungen an der Universitätskinderklinik
Pulsstraße 3-7
**1000 Berlin 19**
Tel.: Vorwahl: 030
Durchwahl: 3 02 30 22
FS: 183 191 bgi d

Freie Universität Berlin
Universitätsklinikum
Charlottenburg
Reanimationszentrum
Spandauer Damm 130
**1000 Berlin 19**
Tel.: Vorwahl: 030
Durchwahl: 30 35-4 66
30 35-22 15
30 35-4 36
Zentrale: 30 35-1
Pforte: 22 04

Informationszentrale gegen Vergiftungen an der Universitätskinderklinik
Adenauerallee 119
**5300 Bonn 1**
Tel.: Vorwahl: 02 28
Durchwahl: 26 06-2 11
Zentrale: 26 06-1
FS: 8 869 546 klbo d

Auskunft über Vergiftungsfälle im Städt. Klinikum
Salzdahlumer Str. 90
**3300 Braunschweig**
Tel.: Vorwahl: 05 31
Durchwahl: 6 22 90
Zentrale: 6 88-0
Pforte: 6 88-22 20

Zentralkrankenhaus
Klinikum für Innere Medizin
Intensivstation
St.-Jürgen-Straße
**2800 Bremen 1**
Tel.: Vorwahl: 04 21
Durchwahl: 4 97-52 68
4 97-36 88
Zentrale: 4 97-1

Informationszenntrale für Vergiftungen
Universitäts-Kinderklinik
Mathildenstraße 1
**7800 Freiburg**
Tel.: Vorwahl: 07 61
Durchwahl: 2 70-43 61
Zentrale: 2 70-1
Pforte: 2 70-43 00
2 70-43 01
FS: 77 274 020 uf d

Universitätskinderklinik und Poliklinik
Humboldtallee 38
**3400 Göttingen**
Tel.: Vorwahl: 05 51
Durchwahl: 39 62 39
39 62 41
Zentrale: 39 62 10
39 62 11
FS: 9 6 703 uni goe

Giftinformationszentrale Hamburg
I. Med. Abt.
Allg. Krankenhaus
Barmbek
Rübenkamp 148
**2000 Hamburg 60**
Tel.: Vorwahl: 0 40
Durchwahl: 63 85-33 45
63 85-33 46
Zentrale: 63 85-1

Beratungsstelle für Vergiftungsfälle im Kindesalter
Univ.-Kinderklinik
**6650 Homburg/Saar**
Tel.: Vorwahl: 0 68 41
Durchwahl: 16 22 57
16 28 46
Zentrale: 160

Zentralstelle zur Beratung bei Vergiftungsfällen
I. Med. Universitätsklinik
Schittenhelmstraße 12
**2300 Kiel**
Tel.: Vorwahl: 04 31
Durchwahl: 5 97-42 68
Zentrale: 59 70
Pforte: 5 97-13 93
5 97-13 94

Städt. Krankenhaus
Kemperhof Koblenz
I. Medizinische Klinik
Entgiftungszentrale
Koblenzer Straße 115
**5400 Koblenz**
Tel.: Vorwahl: 02 61
Durchwahl: 4 99-6 48
Zentrale: 4 99-1

Entgiftungszentrale im Klinikum der Stadt Ludwigshafen
Medizinische Klinik C
Bremserstraße 79
**6700 Ludwigshafen/Rhein**
Tel.: Vorwahl: 06 21
Durchwahl: 5 03-4 31
Zentrale: 5 03-1

Beratungsstelle bei Vergiftungen
II. med. klin. u. Poliklinik der Universität Mainz
Langenbeckstraße 1
**6500 Mainz**
Tel.: Vorwahl: 0 61 31
Durchwahl: 23 24 66
Zentrale: 171

Giftnotruf München
Toxikologische Abteilung der II. Medizinischen Klinik re. d. Isar der Techn. Universität München
Ismaninger Straße 22
**8000 München 80**
Tel.: Vorwahl: 0 89
Durchwahl: 41 40-22 11
Zentrale: 41 40-1
FS: 5 24 404 klire d

Beratungs- u. Behandlungsstelle für Vergiftungserscheinungen
Medizinische Universitätsklinik Abt. B
Albert-Schweitzer-Str. 33
**4400 Münster**
Tel.: Vorwahl: 02 51
Durchwahl: 83 62 45
83 61 88
Zentrale: 8 31
Pforte: 83 80 01

II. Medizinische Klinik
Klinikum Nürnberg
Informations- und Behandlungszentrale für Vergiftungen
Toxikologische Intensivstation
Flurstraße 17
**8500 Nürnberg 90**
Tel.: Vorwahl: 09 11
Durchwahl: 3 98-24 51
Zentrale 39 80
FS: 06 22 903 stnbg d

Pädiatrische Abteilung des Marienhospitals
Hauptkanal rechts 75
**2990 Papenburg 1**
Tel.: Vorwahl: 0 49 61
Zentrale: 83-0
(noch kein 24-Stunden-Dienst)

## Mobile Gegengift-Depots

Mobiles Gegengiftdepot
Toxikologische Abteilung der II. Medizinischen Klinik re. d. Isar der Techn. Universität München
Ismaninger Straße 22
**8000 München 80**
Tel.: Vorwahl: 0 89
Durchwahl: 41 40-22 11
Zentrale: 41 40-1
oder über Berufsfeuerwehr München (innerhalb des Ortsnetzes) 112
FS: 5 24 404 klire d

Berufsfeuerwehr
Brücktorstraße 30
**4200 Oberhausen 1**
Tel.: Vorwahl: 02 08
Durchwahl: 88 51
oder über Notruf (innerhalb des Ortsnetzes) 112

---

**Milch als Antidot:** Die Verabreichung von Milch kann in vielen Fällen sogar gefährlich werden.

Der Glaube, Milch wäre ein gutes Gegenmittel, geht zurück auf die antike Medizin und deren Anwendung verschiedenster Milcharten (vom Kamel, Esel, Stuten- und Frauenmilch) bei verschiedenen Krankheiten und Vergiftungen. In der Volksmedizin blieb diese Lehrmeinung als Aberglauben hängen. Man nahm an, Milch gerinne im Magen und binde das Gift an ihre Flocken, diese absorptive Bindung könne das Gift an der Aufnahme ins Blut hemmen. Heute wissen wir, daß Milch eine sehr geringe Bindungsfähigkeit hat. Die schnell verdaulichen Eiweißpartikelchen müssen das Gift rasch wieder freigeben. Da eine große Zahl von Arzneimitteln und Giften fettlöslich ist, würde eine Zufuhr von Milch die Vergiftung noch verstärken.
Erfolgreich ist die **Anwendung von Milch** nur bei Säuren- und Laugenvergiftungen. Dazu wäre auch das Eiweiß eines Hühnereies brauchbar.

### 19.7.3 Alkoholvergiftungen

**Anzeichen ist der Geruch.** Vor allem Erbrochenes kann stark nach Alkohol riechen. Der Betroffene kann sehr niedergeschlagen wirken, oft kann sich aber auch eine starke Unruhe zeigen. Das Gesicht ist evtl. stark gerötet. Es kann zur Bewußtlosigkeit kommen. Die Körpertemperatur sinkt stark ab (unter 36°C).
**Erste Hilfe**: Den Betroffenen in ein vorgewärmtes Bett legen, gut zudecken, den Kopf etwas zur Seite drehen, damit der Patient bei Erbrechen nicht ersticken kann. Da der Kreislauf mit beeinträchtigt wird, ist **ärztliche Hilfe oft lebensnotwendig.**

## 19.8 Verletzungen

### 19.8.1 Weichteilverletzungen

Der **Bluterguß** (Hämatom) ist eine Blutansammlung im Unterhautzellgewebe.
**Erste Hilfe:** Um eine Ausdehnung der Blutung zu verhindern, wird ein kalter Umschlag gemacht. In den folgenden Tagen helfen weitere Umschläge und das Auftragen von gerinnungshemmenden Salben.

**Bluterguß und Schwellung am Auge**
**Erste Hilfe:** Kalter Umschlag mit Wasser. Der Patient sollte auch einem Augenarzt vorgestellt werden (Jochbeinbruch?). Beidseitige Blutergüsse an

Auge (»Brillenhämatom«) können ein Hinweis auf einen Schädelbasisbruch sein (s. Abschnitt 19.8.2).

**Prellungen** können durch Stoß, stumpfe Gewalt verursacht werden. Die starken Schmerzen drängen den Betroffenen in ärztliche Untersuchung (evtl. Röntgenuntersuchung).

Eine **Verstauchung** ist eine Zerrung der Gelenkkapselbänder, wobei es zu Gefäßzerreißungen und damit zu Blutergüssen kommen kann.

**Erste Hilfe:** Kalte Alkoholumschläge, Auftragen von gerinnungshemmenden Salben. Eine Röntgendiagnose kann klären, ob es nur eine Verstauchung ist (evtl. ist ein Knochen verletzt).

### 19.8.2 Kopfverletzungen

**Gehirnerschütterung**

**Anzeichen:** Kopfschmerzen, Benommenheit, Erbrechen, Übelkeit, Gedächtnislücke (Vergessen des Unfallherganges), Bewußtlosigkeit.

**Erste Hilfe:** Den Patienten flach legen, bei Bewußtlosigkeit ihn in Seitenlage bringen, beobachten, Pulskontrolle durchführen und, wenn möglich, viertelstündlich aufschreiben. Auch wenn nicht alle Symptome zu erkennen sind, ist ärztliche Hilfe notwendig.

**Schädelbruch**

Weichteilschwellung, Druckschmerz über dem Bluterguß, häufig Bewußtlosigkeit, Übelkeit und Erbrechen als Zeichen der Gehirnerschütterung.

**Schädelbasisbruch**

**Anzeichen:** Blut oder Liquor aus Mund, Nase und (oder) Ohren, Blaufärbung um die Augen, das sogenannte Brillenhämatom.

**Erste Hilfe bei Schädelverletzungen:** Vorsichtige Seitenlagerung, für raschen Abtransport im Rettungswagen ist zu sorgen. Bei Basisbruch mit Blutung oder Liquorfluß aus dem Ohr steriler Verband.

> **Achtung:** Viele Verletzungen erscheinen oft zunächst leicht und oberflächlich, dabei können sich aber lebensgefährliche Folgezustände entwickeln.

**Offene Verletzungen**

**Kopfplatzwunden.** Bei Kopfplatzwunden werden die Haare nicht abge-

schnitten, sondern nur beiseite gestrichen. Nun erst kann man feststellen, ob es nur eine kleine Schramme oder eine tiefere Wunde ist.
**Erste Hilfe:** Kleine Verletzungen vorsichtig mit einem Wunddesinfektionsmittel (Alkohol, Kodantinktur, Merfen, Sepso-Tinktur, Sagrotanwasser, Wasserstoffsuperoxyd, Arnika-Tinktur) betupfen. Nach Möglichkeit einen kleinen Schutzverband anbringen. Vorsicht beim Frisieren! Größere Verletzungen sauber abdecken und sofort zum Arzt gehen (s. a. Kap 19.12 Wundversorgung).

### 19.8.3 Knochenverletzungen

*19.8.3.1 Luxation (Verrenkung)*
Die Luxation geht über eine einfache »Verdrehung« (Distorsion) hinaus und verschiebt dadurch zwei in einem Gelenk verbundene Knochenenden.
**Erste Hilfe: Keinen** Versuch des Einrenkens unternehmen, z. B. mit einem Armtragetuch (Mitella) stützen und sofort in ärztliche Behandlung bringen. Die **Mitella** ist ein Armtragetuch aus einem Dreiecktuch angefertigt (Abb. 37). Der Knoten sollte immer auf der gesunden Seite liegen. Eine Mitella darf nur begrenzte Zeit getragen werden, da auf die Dauer das Schultergelenk zu Schaden käme (Versteifung).

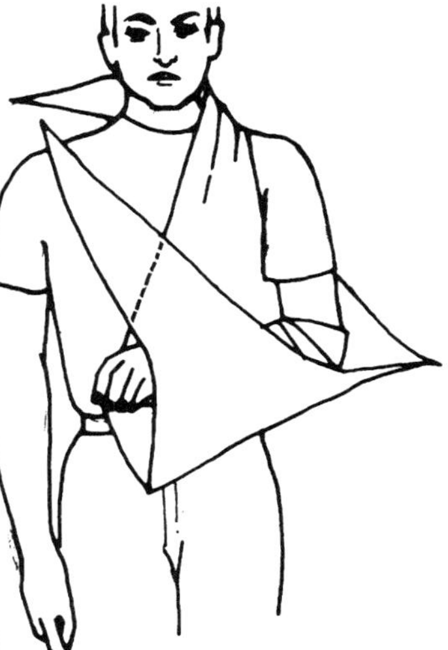
a)

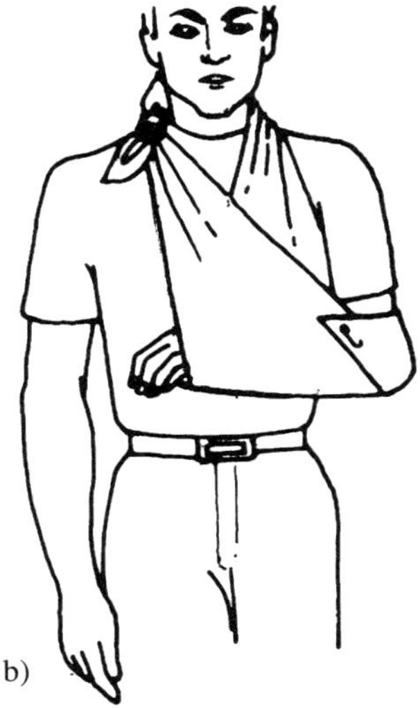
b)

Abb. 37a und b Armtragetuch oder Mitella.

#### *19.8.3.2 Knochenbrüche*

**Anzeichen:** Schmerzen, besonders bei Bewegung, Schwellung, Bluterguß. Durch den Bruch ist die Stützfunktion des Knochens unterbrochen, daher entsteht eine unnatürliche Lage und Form.

Die häufigsten Knochenbrüche im Alter sind:

**Schenkelhalsbruch:** Das Bein rollt nach außen. Klopft man leicht an die Ferse, entsteht ein Schmerzempfinden am Schenkelhals.

**Erste Hilfe:** Den Verunglückten am besten nur zu dritt anheben. Stationäre Behandlung ist erforderlich.

**Handgelenkbruch** (Radiusfraktur): Die Hand hängt herunter.

**Erste Hilfe:** Der Unterarm und die Hand werden vorsichtig in ein Armtragetuch (Mitella) gelegt und der Verunglückte sofort zum Arzt gebracht.

**Fußknöchelbruch:**

**Erste Hilfe:** Bei Schwellung evtl. kalte Umschläge. Für den Transport ins Krankenhaus fertigt man eine Behelfsschiene an. Eine zusammengerollte Decke, die vom Fuß bis über das Knie angelegt wird, kann bereits als Behelfsschiene gelten.

**Schlüsselbeinbruch:** Ein Schlüsselbeinbruch kann durch eine Fernwirkung verursacht werden, d. h. durch einen Sturz auf die Hand kann er ausgelöst werden.

**Anzeichen:** Schlaff herunterhängender Arm.

**Erste Hilfe:** Armtragetuch anlegen und in ärztliche Behandlung bringen.

**Rippenbrüche:** Es entsteht ein stechender Schmerz beim Atmen, Druckschmerzhaftigkeit.

**Erste Hilfe:** Der Verunglückte wird auf die verletzte Seite gelegt. Ärztliche Behandlung ist erforderlich. Bei angeordneter Bandage des Brustkorbes mit einer breiten elastischen Binde muß der Verletzte zuvor ausatmen (Ruhigstellung).

## 19.9 Krampfaderverletzungen

**Anzeichen:** Dunkles Blut fließt aus der geplatzten oder eingerissenen Vene.
**Erste Hilfe:** Hochlagerung des Beines und Anlegen eines Druckverbandes.

## 19.10 Verbrennungen

**I. Grad:** Rötung der Haut.
**Erste Hilfe:** Wenn möglich, kann die geschädigte Stelle unter fließendes Leitungswasser gehalten werden. Sonst Auftragen von Wund- und Brandgelee **Kein** Mehl oder Öl auftragen!

**II. Grad:** Blasenbildung.
Keine Blase aufmachen oder abtragen! Die Blase gibt der verbrannten Haut einen keimfreien Schutz.
**Erste Hilfe:** Wenn möglich, sofort unter kaltes Wasser halten, dann bei einer kleinen Fläche Brandgelee oder ein Brandbindenpäckchen als Schutzverband. Größere Flächen werden nur möglichst keimfrei abgedeckt, für rasche ärztliche Behandlung wird gesorgt.

**III. Grad:** Gewebszerstörung.
**Erste Hilfe:** Der Verletzte wird ruhig hingelegt. Die Kleidung wird an den Stellen nicht losgerissen, sondern nur umschnitten. Die Brandwunden keimfrei abdecken. Kein Medikament, keine Hausmittel auf die Wunden bringen! Je nach Größe kann ein gebügeltes Bettuch oder Handtuch zum Abdecken verwendet werden. Rascher Abtransport in die Klinik kann lebenswichtig sein. Bis zum Eintreffen des Krankenwagens kann dem Verletzten nach Möglichkeit schluckweise Tee verabreicht werden. Die Flüssigkeitszufuhr soll den Verlust der Körperflüssigkeit verringern. Erbricht der Verletzte, muß die Flüssigkeitszufuhr sofort eingestellt werden.

Drei große Gefahren bedrohen Verbrennungsverletzte:
- Schock
- Vergiftung durch Gewebszerfall
- Infektion

## 19.11 Schock

Der Schock galt früher als eine allgemeine Reaktion des Nervensystems auf ein Trauma (Trauma = griechisches Wort für Wunde, heute in umfangreicherer Bedeutung gebraucht für: Gewalteinwirkung von außen auf den Körper). Heute ist die frühere Abgrenzung gegenüber dem Kreislaufkollaps weitgehend aufgegeben, und unter Schock werden im allgemeinen Sprachgebrauch

Zustände von Kreislaufversagen verstanden. Schock bedeutet immer Lebensgefahr. Der Großteil des sonst im Kreislauf vorhandenen Blutes versackt in den Bauchgefäßen, kann aber auch durch Blutung aus dem Körper ausgetreten sein.

**Anzeichen für einen erlittenen Schock:**
- blasses, verfallenes Aussehen
- Unruhe
- meist kühle und feuchte Haut
- stark beschleunigter, schwacher, oft kaum tastbarer Puls

**Pflegerische Sofortmaßnahmen:**
- flache Lagerung mit erhöhten Beinen
- warm zudecken
- wenn keine inneren Verletzungen bestehen und der Kranke bei Bewußtsein ist, wird ihm schluckweise warmer Tee (nie Kaffee oder Alkohol) eingeflößt.

**Ohnmacht und Kollaps** sind schockähnliche Zustände. Erste Hilfe wie bei Schock.

## 19.12 Wundversorgung

**Kleine Verletzungen aller Art** können mit Hansaplast versorgt werden. Zur Desinfektion können verwendet werden: ein jodfreies Mittel (Kodantinktur, Merfen, Sepso usw.), Alkohol, Arnikatinktur, Wasserstoffsuperoxyd, Wund- und Brandgelee, Dermatolpuder, Sagrotanwasser (siehe Gebrauchsanweisung!). **Salben dürfen nicht verwendet werden.** Ein Auftragen von Salben auf frische, meist doch leicht verunreinigte Wunden bedeutet einen Nährboden für Bakterien.

Tiefere Wunden müssen unbedingt innerhalb von sechs Stunden von einem Arzt versorgt werden.

**Erste Hilfe:** Eine sterile oder wenigstens saubere Wundauflage wird vorsichtig angelegt. Nur bei stark blutenden Verletzungen (Venen, Arterien) wird ein Druckverband gemacht.

### 19.12.1 Wundschnellverbände

Wundschnellverbände sind: Hansaplast, Poroplast, Porofix-Klammerpflaster, Curaplast.
**Hansaplast** erhält man in starrer und elastischer Form in Apotheken. Es besitzt durch seine weiche Wundauflage, die antiseptisch imprägniert ist, eine wohltuende, nichtklebende und heilende Wirkung.
Flüssiges Pflaster, Spray (Vorsicht! Nicht in die Augen sprühen!)

> **Achtung!** Die Tiefe oder Größe einer Wunde ist kein Maßstab für die **Wundstarrkrampfgefahr (Tetanus).**

Die Entscheidung über die wichtige Tetanusprophylaxe obliegt dem Arzt.

**Der Notverband** (Krawatte). Die Krawatte wird aus dem Dreiecktuch gefaltet und eignet sich bestens zum Anlegen von Notverbänden oder zum Befestigen von Schienen (Abb. 38).

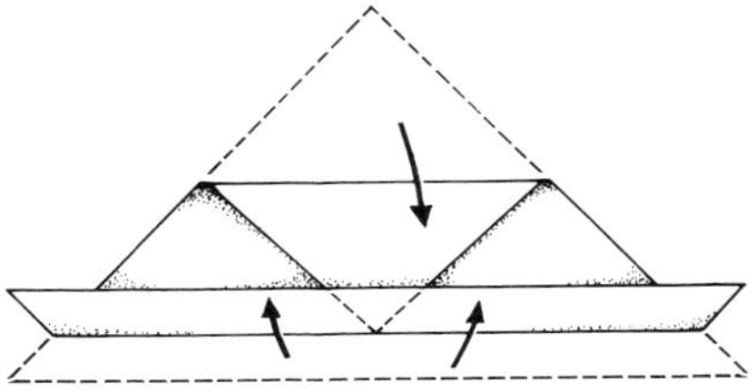

a)

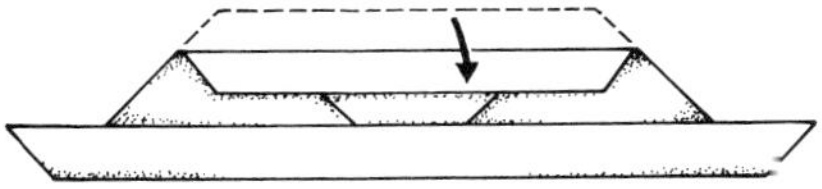

b)

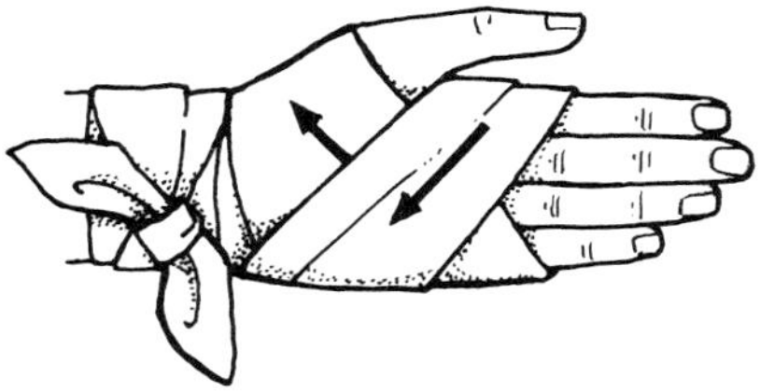

c)

Abb. 38 Krawattenverband.
a) und b) Legen der »Krawatte«
c) fertiger Krawattenverband

### 19.12.2 Wundverband

Der Wundverband besteht aus einer sterilen Wundauflage, einer Polsterung und einer Befestigung.

**Richtige Handhabung von Wundauflagen**
**Wundauflagen werden immer mit der Pinzette entnommen.** Nie darf die Wundauflage durch die Hand verunreinigt werden. Das heißt also, wird aus technischen Gründen ein Anfassen mit der Hand notwendig, so darf die Wundauflage nur am äußersten Ende festgehalten werden.
**Polsterung:** Eine Polsterung kann aus Watte, Zellstoff oder dicker Mullauflage bestehen. Auf keinen Fall darf die Polsterung so dick sein, daß sie die Luftzufuhr zur Wunde verhindert. Aus diesem wichtigen Grund werden Stoffe verwendet, die so verarbeitet sind, daß sie trotz Polsterung und Saugfähigkeit luftdurchlässig sind, z. B. Zemuko (Zellstoff-Mull-Kompresse) oder auch eine aus Verbandmull hergestellte Polsterung eignen sich dazu.
**Befestigung:** Als Befestigung kann Leukoplast verwendet werden. Um die Hautreizung zu vermindern, werden Heftpflaster mit poröser Klebeschicht hergestellt (z.B. Porofix).
**Verbandmaterial:** Als Verbandmaterial kommen Mullbinden, die neueren elastischen Mullbinden (z. B. Transelast) oder auch elastische Binden in Frage.

**Verband bei Pflasterempfindlichkeit:** Wird Pflaster nicht vertragen, kann eine Kunstharzlösung, Mastix, Arasol, Mastofix usw. verwendet werden.
**Durchführung:** Man bereitet vor:
- Watteträger (Stäbchen mit Watte umwickelt)
- Kunstharzlösung
- sterile Wundauflage
- Verbandmullfleckchen (einfach!), das die Wundauflage an allen vier Seiten um wenigstens 1 – 2 cm überragt.

Jetzt erst wird mit dem Verbinden begonnen. Nachdem die Wundauflage liegt, wird mit dem in die Kunstharzlösung getauchten Watteträger an allen vier Seiten neben der Wundauflage die Haut gut eingestrichen. Jetzt wird das Gazefleckchen mit beiden Händen gespannt und so gespannt über die Wundauflage gehalten und angeklebt. Es empfiehlt sich, bei großen Flächen diesen Mullfleck zu zweit aufzukleben, da man mit vier Händen besser spannen kann. Wird der Fleck nicht richtig gespannt, rutscht die darunterliegende nur locker befestigte Wundauflage von der Wunde. Selbstverständlich wird der Mastix-

oder Kunstharzlösungsverband nur an solchen Körperteilen angewendet, an denen bei Pflasterempfindlichkeit eine Befestigung der Wundauflage durch Binden nicht möglich ist (z. B. Dekubitus am Gesäß, Wunden am Rumpf usw.) Bei Pflasterempfindlichkeit bieten sich heute im Fachhandel unter anderem an: steriler, hautfreundlicher Sprühkleber, poröser, hypoallergener, selbstklebender Mull, poröses, transparentes Verbandpflaster aus leicht reißbarer Folie.

## 19.13 Wundinfektion

Verunreinigte Wunden entzünden sich und sondern Eiter ab. Pus = Eiter besteht vorwiegend aus Leukozyten und wenig Serum sowie den verschiedenen Bakterien, z. B. Staphylokokken. Die Anzeichen einer Entzündung sind:
- Rötung
- Schwellung
- Hitze
- Schmerz
- gestörte Funktion

Ein evtl. sichtbarer roter Streifen am Unterarm, wenn zum Beispiel eine Verletzung an der Hand besteht, deutet darauf hin, daß die Lymphgefäße die Abwehr gegen eingedrungene Bakterien aufgenommen haben. Dieser Streifen ist keine echte Blutvergiftung, aber eine Warnung (sofort zum Arzt gehen!).

### 19.13.1 Blutvergiftung (Sepsis)

**Anzeichen:** Schüttelfrost, hohes Fieber. Die Krankheitskeime sind in die Blutbahn gelangt. Der Verletzte schwebt in **Lebensgefahr!**

### 19.13.2 Phlegmone

Phlegmonen sind Zellgewebsentzündungen mit Ausbreitung der Eiterung im Unterhautzellgewebe.
**Anzeichen:** Starke Schmerzen, die auch bei Ruhigstellung nicht nachlassen. Ärztliche Behandlung ist dringend erforderlich.

**Erste Hilfe:** Lockerer Verband mit kalten Umschlägen von Kochsalzwasser (1 Teelöffel Salz auf 1 Liter Wasser), evtl. verdünnte Alkoholumschläge 1:1.

## 19.14 Blutungen

### 19.14.1 Blutungen bei Verletzungen

Ein **Druckverband** reicht bei vielen Verletzungen aus, um eine Blutung zum Stillstand zu bringen. Über die bereits liegende Wundauflage und deren Befestigung wird – ohne diese zu lösen – eine weitere dicke Mullauflage, im Notfall ein dick zusammengelegtes Handtuch oder ähnliches mit einer weiteren Binde, am besten einer elastischen Binde, befestigt. Das verletzte Bein oder der verletzte Arm wird hochgelagert oder hochgehoben.
Ein **Abbinden** oberhalb der Blutungsquelle, wodurch der Blutzufluß gestoppt wird, darf nur dann erfolgen, wenn durch den bereits dritten angelegten Wundverband immer noch eine starke Blutung zu sehen ist. Nach praktischer Erfahrung sind aber Abbindungen nur sehr selten geboten.
Ein Abbinden von Gliedmaßen ist nur möglich am Oberschenkel oder Oberarm. Abgebunden wird zwischen der Wunde und dem Herzen, also immer oberhalb der Wunde. Zum Abbinden eignen sich: breite Gürtel, ein breites Gummiband, ein Schal. Ungeeignet zum Abbinden sind: Draht, Bindfaden.
Drei Dinge sind bei einer Abbindung genau schriftlich festzuhalten:

- der genaue Zeitpunkt der Abbindung
- die Art der Verletzung
- der Name des Verletzten

Bei einer Abbindung darf keine Blutstauung entstehen. Um eine Blutstauung zu vermeiden, werden die Gliedmaßen *vor* dem Abbinden hochgelagert oder hochgehoben. Dauer der Abbindung insgesamt nicht länger als eineinhalb Stunden. Jede Abbindung muß halbstündlich gelockert werden.
Wenn die Blutung zum Stillstand kommt, ist die Abbindung ausreichend.

### 19.14.2 Nasenbluten

**Erste Hilfe:** Der Patient wird auf einen Stuhl gesetzt und als erstes aufgefordert, mit dem Finger außen am Nasenflügel gegen die Nasenscheidewand zu drücken. Dadurch kommen kleinere Gefäßblutungen meist bald zum Stillstand. Ist die Blutung sehr stark, beruhigt man den Blutenden und fordert ihn dazu auf, daß er seinen Kopf in beide Hände stützt und das Blut in die vor ihm stehende Schüssel laufen läßt. Durch kalte, feuchte Tücher, die in den Nacken des Patienten gelegt werden, versucht man, über eine Beeinflussung der Gefäße (Kälte verengt) die Blutung zu verringern. In solchen Fällen muß für ärztliche Behandlung gesorgt werden. Die aufgefangene Blutmenge ist für den Arzt aufzubewahren.

### 19.14.3 Innere Blutungen

**Magenblutung**
**Anzeichen:** Kaffeesatzartiges Erbrechen.
**Erste Hilfe:** Auflegen eines Eisbeutels. Wenn kein Eisbeutel vorhanden ist, wird eine Gummiwärmflasche mit eiskaltem Wasser gefüllt und aufgelegt. Die Eisblase kann auch durch immer wieder erneuerte kalte feuchte Umschläge ersetzt werden. Ärztliche Behandlung ist lebensnotwendig!

**Gebärmutterblutung**
**Erste Hilfe:** Saubere Vorlage (Camelia) zwischen die Beine legen. Die Beine werden gestreckt überkreuzt. Für baldige ärztliche Untersuchung ist zu sorgen.

## 19.15 Besondere Maßnahmen der Ersten Hilfe

### 19.15.1 Der »lebensrettende Handgriff«

Der »lebensrettende Handgriff« ist eine der wichtigsten Sofortmaßnahmen am Unfallort. In vielen Fällen kommt es bei bereits bestehendem Atemstillstand wieder zur Spontanatmung, das heißt, der Verunglückte atmet wieder von selbst.

**So wird es gemacht:**
- Verletzter liegt in Rückenlage.
- Der Helfer kniet seitlich am Kopf des Verletzten.
- Eine Hand liegt an der Stirnhaargrenze, die andere am Kinn.
- Der quer unter der Unterlippe liegende Daumen drängt diese gegen die Oberlippe und schließt dadurch den Mund.
- Der Kopf wird mit beiden Händen stark nackenwärts gehalten (Abb. 39a).

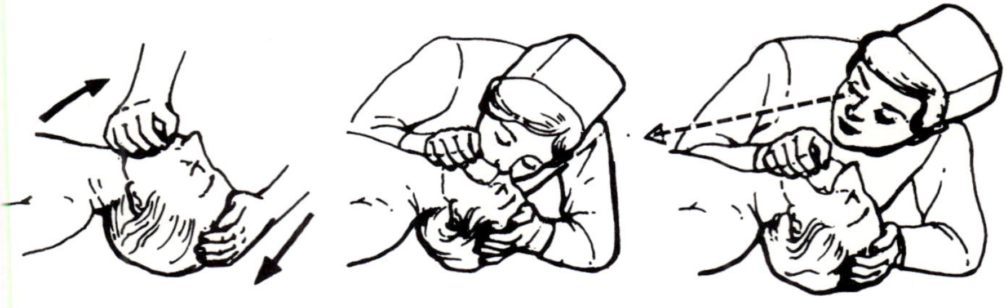

a) b) c)

Abb. 39 Atemspende. Aus hygienischen Gründen ist es zweckmäßig, dabei den Mund des Patienten mit einem Tuch (z.B. einem Taschentuch) zu bedecken.
a) Lagerung
b) Atemspende 1. Phase
c) Atemspende 2. Phase

Durch diese Maßnahme werden der Unterkiefer und der Zungengrund angehoben und nach vorne geschoben und geben so die Atemwege frei. Die wieder einsetzende Spontanatmung ist sichtbar und auch zu hören. Setzt nach Durchführung des »lebensrettenden Handgriffs« keine Atmung ein, muß sofort mit der Atemspende begonnen werden.

### 19.15.2 Künstliche Beatmung

**Anwendungsbereich:** Bei Ertrunkenen, Verschütteten, vom Blitz oder elektrischen Schlag Getroffenen, Erhängten, Erwürgten.
**Vorbereitungen:** Atemwege freimachen, beengende Kleidung entfernen. Den Scheintoten auf den Rücken legen. Unter den Rücken wird eine Decke oder ein zusammengerolltes Kleidungsstück gelegt. Da der Mensch nur drei Minuten ohne Sauerstoff sein kann, muß rasch gehandelt werden. Während ein Helfer mit der Beatmung beginnt, soll bereits eine weitere Person den Arzt verständigen und für ein Beatmungsgerät sorgen.
**Atemspende.** Der Helfer spendet seinen Atem. Die Atemspende kann von Mund zu Mund oder von Mund zu Nase durchgeführt werden, bis ein Beatmungsgerät zur Verfügung steht.
Die richtige Lagerung ist für die Wiederbelebung ausschlaggebend.
**So wird es gemacht** (Abb. 39 a bis c):
- Kopf in den Nacken, Kinn nach oben.
- Den Unterkiefer nach vorn ziehen, bei Nasenbeatmung den Mund zuhalten.

- Ein Taschentuch über die Nase legen.
- Der Spender atmet ein und bläst seine Luft dem Scheintoten in die Nase, wobei der Mund des Scheintoten zugehalten wird. Die Lippen des Helfers dichten die Nase gut ab.
- Dann wird die Nase freigegeben und der Helfer holt erneut Luft und wiederholt das Ganze. Die Beatmung soll zehn bis fünfzehn Atemzüge pro Minute sein.
- Damit gleicht sie sich der normalen Atmung an.

Die Tatsache, daß wir 16 % von den zirka 20 % Sauerstoff, die eingeatmet werden, wieder ausatmen, ermöglicht uns die Atemspende.

### 19.15.3 Absicherungslagerung

Bewußtlose sollen entweder mit dem Kopf seitlich gelegt oder, wenn möglich, in Seitenlage gebracht werden. Erbrochenes kann dadurch abfließen und verlegt nicht die Atemwege.
**So wird es gemacht** (Abb. 40):

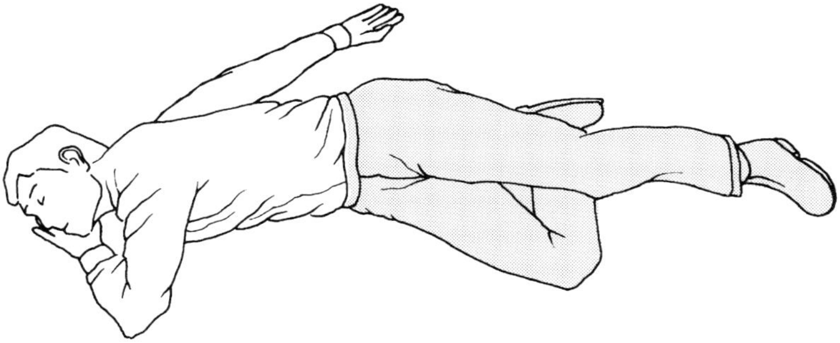

Abb. 40 Stabile Seitenlagerung bei Bewußtlosigkeit (sog. NATO-Lagerung).

Der anscheinend Bewußtlose wird angesprochen. Man fragt ihn nach seinem Namen, erkundigt sich, was denn passiert sei. Wenn keine Reaktion erfolgt, ist er bewußtlos.

- Wir knien auf einer Seite des Bewußtlosen nieder, schieben dessen auf dieser Seite befindlichen Arm unter sein Gesäß.
- Nun fassen wir mit einer Hand unter die Kniekehle des auf dieser Seite befindlichen Fußes, mit der anderen Hand halten wir das Handgelenk des Armes der anderen Seite fest in unserer Hand.

- Jetzt ziehen wir das Kniegelenk so hoch an, daß es mit dem Handgelenk des Bewußtlosen in gleiche Höhe kommt.
- Nun wird langsam aber sicher der Körper zu uns her auf die Seite gelegt. Der zu Anfang untergeschobene Arm wird vorsichtig hinten herausgeholt und am Rücken des Bewußtlosen abgewinkelt angestützt oder gerade gelegt. Die andere Hand wird ihm unter das Gesicht gelegt, der Kopf etwas zurückgelegt.
- Das herübergezogene Bein liegt abgewinkelt über dem anderen auf dem Boden. Diese Lagerung verhindert ein Zurückrollen oder Abgleiten des Bewußtlosen.

**Wichtig!** Diese Lagerung ist nicht in jedem Fall durchführbar, beispielsweise bei schweren Verletzungen, die nicht abzusehen sind, bei Knochenbrüchen, bei Wirbelsäulenverletzungen.

### 19.15.4 Rautek-Griff

Der Rautek-Griff ermöglicht uns, auch schwere Menschen aus einer Gefahrenzone zu bringen.
**So wird es gemacht:** Die Beine des Verunglückten werden überkreuzt, dadurch entsteht nur eine Schleifspur. Der Retter geht oben am Kopfende in beide Knie. Der Kopf des Bewußtlosen wird in den Schoß gelegt. Nun kann unter die Schultern gegriffen werden. Wir lehnen uns gegen den aufzurichtenden Oberkörper. Jetzt fassen unsere Hände unter die Arme und ergreifen beide, bei Verletzungen auch nur einen Arm des Bewußtlosen. Unsere Finger, inbegriffen der Daumen jeder Hand, übergreifen den Unterarm.
Erst jetzt stehen wir auf und ziehen den Bewußtlosen weg.

### 19.15.5 Heimlich-Handgriff

Der Heimlich-Handgriff (Abb. 41) stellt eine Notfallmaßnahme dar, die nur angewendet werden darf, **wenn infolge eines Fremdkörpers in der Luftröhre Erstickungsgefahr besteht** (z.B. bei Aspiration = »Verschlucken« von Erbrochenem, Nüssen, Bonbons etc.). Für die Situation sind ein auffallend starker Hustenreiz, pfeifende Atemgeräusche oder ein kompletter Atemstillstand charakteristisch.
Zunächst sollte man versuchen, den Fremdkörper durch kräftige Schläge zwischen die Schulterblätter und dadurch ausgelöste Hustenstöße wieder

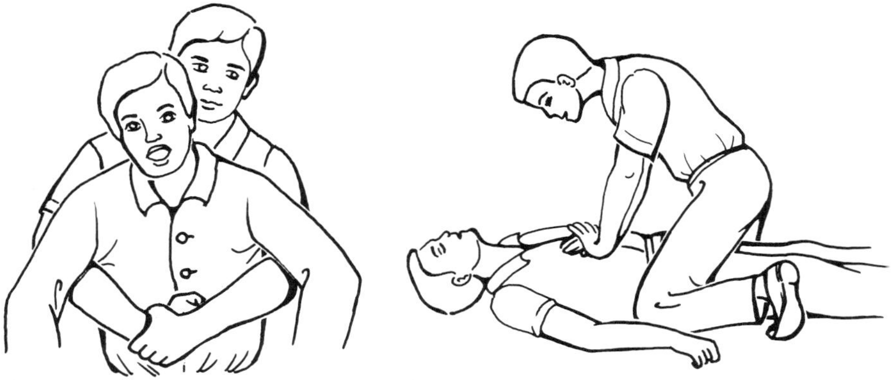

a) b)

Abb. 41 Heimlich-Handgriff.
a) am stehenden Patienten
b) am liegenden Patienten

herauszubringen; der Patient soll sich dabei in Kopf-Tieflage befinden. Wenn diese Maßnahmen nicht erfolgreich sind, ist der Heimlich-Handgriff anzuwenden:

- Man umfaßt den stehenden oder sitzenden Patienten von hinten und legt beide Hände übereinander oder zur Faust geballt zwischen Rippenbogen und Nabel und übt ein- oder mehrmals einen kräftigen ruckartigen Druck in Richtung auf das Zwerchfell aus.
- Beim liegenden Patienten preßt man in ähnlicher Weise die Hände gegen den Oberbauch.

In jedem Fall – und zwar auch nach erfolgreicher Anwendung dieses Handgriffs – sollte der Patient einem Arzt vorgestellt werden, da die an sich lebensrettende Maßnahme auch gefährliche Verletzungen zur Folge haben kann.

## 19.16 Verbrechen, Todesfälle

Liegen bei der Ersten Hilfe Umstände vor, die ein Verbrechen nicht ausschließen, sind am Tatort keine Veränderungen vorzunehmen. Bei der Erste-Hilfe-Leistung ist darauf besonders zu achten. Doch geht die Hilfe für den Verletzten vor.

**Wichtige Rufnummern (zum Notieren) sind:**
Hausarzt, Stellvertreter, nächster Arzt, Transport, Rotes Kreuz oder Rettungsdienst, Krankenhaus, nächste Apotheke, Polizei, Gaswerk, Elektrizitätswerk, Feuerwehr. An Wochenenden kann in Notfällen das nächstliegende Polizeirevier einen Arzt vermitteln.

# 20 Verbandlehre

Der Verband zur Versorgung von Wunden, der Stützverband oder auch der Entlastungsverband sind so alt wie die Heilkunde selbst.

Es ist bis heute noch nicht überholt, zum Erlernen der zweckmäßigen Verbände die altbewährten Schulverbände mit rotgestreiften Binden zu üben.
Beim Schulverband wird ohne Wundauflage usw. gearbeitet. Es wird im wesentlichen auf die richtige Haltung der Binde und die Tourenfolge geachtet. Für die Praxis ist es wichtig, sich vor allem die Grundtouren einzuprägen. Nur so wird eine zweckmäßige und haltbare Anlegung von Verbänden möglich.

## 20.1 Grundbegriffe

Eine Binde wird so in die Hand genommen, daß der Bindenkopf oben ist und in die Binde hineingesehen werden kann (Abb. 42).
Um diese richtige Bindenführung beizubehalten, bleibt man beim Beginn oben und legt den Anfang der Binde unter das zu verbindende Glied.
Wichtig für einen gutsitzenden aber nicht absperrenden Verband ist die Anlegung des Verbandes durch Abrollenlassen der Binde. Das soll heißen, daß der Bindenkopf immer eng an dem zu verbindenden Körperteil abgerollt

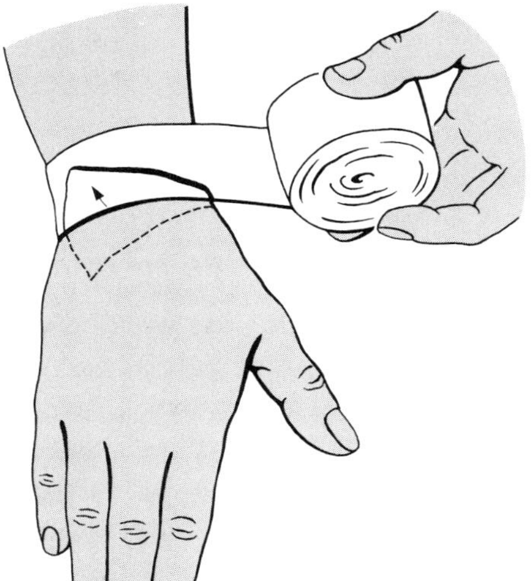

Abb. 42 Richtiges Halten des Bindenkopfes und Verankerung des Bindenanfangs.

werden muß. Es ist falsch, wenn der Verbindende ein bereits lang abgerolltes Bindenstück über die zu verbindende Stelle zieht.

## 20.2 Die gebräuchlichen Schulverbände in der Altenpflege

### 20.2.1 Knöchelstützverband

Die Bindenbreite beträgt 6 cm. Man beginnt mit einer Rundtour über den Fußrücken – das Bindenanfangsstück liegt unter der Fußsohle –, geht dann sofort unterhalb des Fußknöchels nahe der Ferse um das Fußgelenk herum und zurück über den Fußrücken. Dies wird unter allmählich höher steigenden Touren immer wiederholt, bis der Knöchel gut gestützt ist. Der Verband endet mit einer Rundtour über dem Fußgelenk. Um evtl. Ödeme (Stauungen) zu vermeiden, kann mit einer letzten Tour auch noch das Fersenloch, also die Ferse selbst mit eingewickelt werden (Abb. 43).

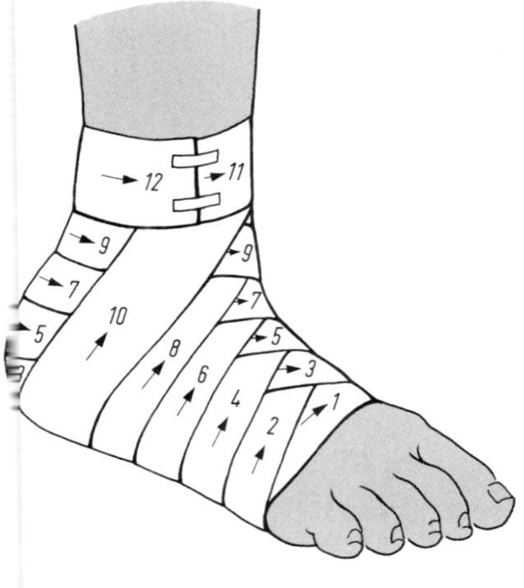


Abb. 43 Kornährenverband des Fußes (Knöchelstützverband).

### 20.2.2 Handrückenverband

Bindenbreite 6 cm. In der Praxis als Wundverband angewandt, wird er ebenfalls als Schulverband geübt. Man beginnt mit zwei Rundtouren über den Fingern, geht über den Handrücken zum Handgelenk, macht dort eine Rundtour und geht nun von der anderen Seite zurück zu der Kreistour über den

Fingergliedern. Die nun überkreuzten ersten Touren des Handrückens müssen die Rundtour der Fingerendglieder überdecken und dadurch befestigen. Nun geht die nächste Tour wieder zurück zum Handgelenk, macht eine Rundtour um das Handgelenk und geht auf der anderen Seite wieder hoch zu den Fingerendgliedern. So wird der Verband weiter fortgesetzt, bis der Verband unter Bildung der Kornähre (so wird das Muster der roten Streifenbinde genannt) den ganzen Handrücken bedeckt. Als Abschluß wird wieder die Kreistour um das Handgelenk gemacht.
Bei all diesen Verbänden ist es wichtig, daß die Kreistouren auch wirklich die anderen Touren festhalten. Das heißt also, daß die Kreistouren immer auf die Kreuztouren zu liegen kommen und nicht irgendwo hinter den absteigenden Touren liegen, wo sie ja vollkommen unzweckmäßig wären (Abb. 44).

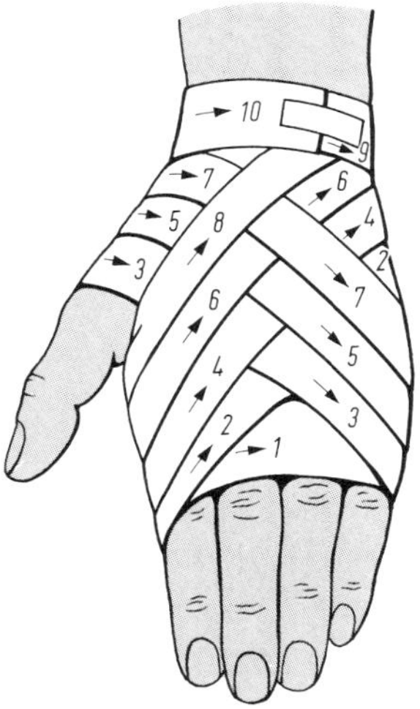


Abb. 44 Kornährenverband an der Hand (Handrückenverband).

## 20.2.3 Ellenbogenschildkrötenverband

Bindenbreite 6 cm und mehr. Seinen Namen erhielt der Verband daher, weil er bei richtiger Anlegung das Ellenbogenspitzchen wie den Kopf einer Schildkröte aus dem Panzer herausschauen läßt. Vor dem Anlegen des Verbandes wird das Gelenk ganz angewinkelt (Beugestellung des Armes).
Man beginnt am besten mit einer Kreistour über den Unterarm, jedoch ganz nahe dem Ellenbogen, also in der Ellenbeuge. Nun gehen wir gleich über den Ellenbogen. Wir machen einige Touren übereinander, die wir dann gut abdecken können. Das heißt, nachdem der Ellenbogen überdeckt ist, werden

mit je einer Tour einmal unterhalb des Ellenbogens und einmal oberhalb des Ellenbogens die Mitteltouren befestigt. Und dies geschieht in so engen Touren, daß wirklich das Ellenbogengelenk nur noch ganz klein frei bleibt. Bei richtiger Tourenführung entsteht wieder die Kornähre. Das Ende dieses Verbandes läßt man am Unterarm verlaufen (Abb. 45).

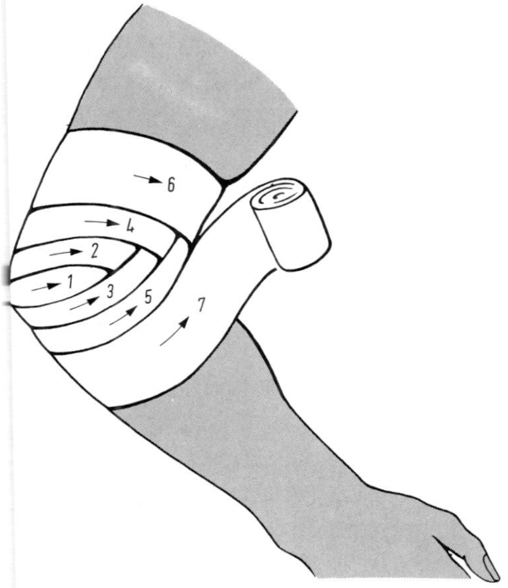


Abb. 45 Schildkrötenverband am Ellenbogen.

### 20.2.4 Knieschulverband

Bindenbreite 8 cm oder mehr. Das Knie wird ganz abgewinkelt. Man beginnt mit dem Verband auch wieder mit einer Kreistour um den Unterschenkel nahe der Kniekehle. Jetzt geht man wie beim Ellenbogenverband ebenfalls sofort über das Knie selbst. Wieder werden mehrere Touren über das Knie geführt. Nun wird wieder eine Tour einmal oberhalb und einmal unterhalb des Knies gemacht, wobei die Mitteltouren ebenfalls wieder fixiert werden. Beim Knie sei jedoch erwähnt, daß die oberen Touren etwas höher liegen sollen, also nicht ganz einen kleinen Zwischenraum wie am Ellenbogen bilden, da beim Gehen der Verband sonst zu leicht über das Knie abrutscht (vgl. Abb. 45).

### 20.2.5 Fersenverband

Bindenbreite 8 cm oder mehr. Der Fersenverband beginnt mit einer Kreistour über den Fußrücken. Das Anfangsstück des Verbandes liegt unter der Fußsohle wie beim Knöchelstützverband. Anschließend an die Kreistour über den Fußrücken gehen wir gleich mit mehreren Touren über die Ferse. Die folgenden Touren müssen sehr eng an die Mitteltouren angelegt werden, damit der Verband stets gut hält. Sie werden ebenfalls wieder einmal oberhalb und einmal unterhalb, jedoch sehr eng an die Mitteltouren gehalten, bis die Ferse fast ganz bedeckt ist. Die Kornähre entsteht auf der Innenseite und Außenseite des Fußes. Die Schlußtour kann über das Fußgelenk gemacht werden.

### 20.2.6 Verband an der ganzen Hand

Bindenbreite 8 cm oder mehr. Wir beginnen mit einer Tour direkt über die mittleren Finger. Das heißt, wir beginnen am Handrücken, gehen über die Finger zur Handinnenfläche. Nun schlagen wir noch zwei große Schlaufen, und zwar eine rechts und eine links der Mitteltour, ebenfalls vom Handrücken über die Finger zur Handinnenfläche. Diese drei über die ganzen Finger gehenden Touren werden jetzt mit einer Kreistour über die Fingerendglieder befestigt. Anschließend gehen wir über den Handrücken zum Handgelenk, kreisen dort einmal um das Handgelenk und gehen wieder hinauf zur Kreistour über den Fingern, die wieder zurück zum Handgelenk führt. Der richtig angelegte Handverband steigt auch in Kornährenform abwärts und deckt allmählich die ganze Hand. Er endet am Handgelenk mit einer Kreistour. Dieser Verband ist in der Altenpflege sehr wichtig, denn er wird mit sehr guter Polsterung ähnlich bei Durchblutungsstörungen an den Füßen angewandt (s. Kap. 4.13 Arterieller Verschluß).

### 20.2.7 Pflasterverband

Kleine Verbandstoffkissen werden mit Heftpflastern zu fertigen Wundschnellverbänden verarbeitet. Die Schutzstreifen werden vor dem Anlegen so vom Pflaster abgezogen, daß die Wundabdeckung nicht berührt wird (Abb. 46).

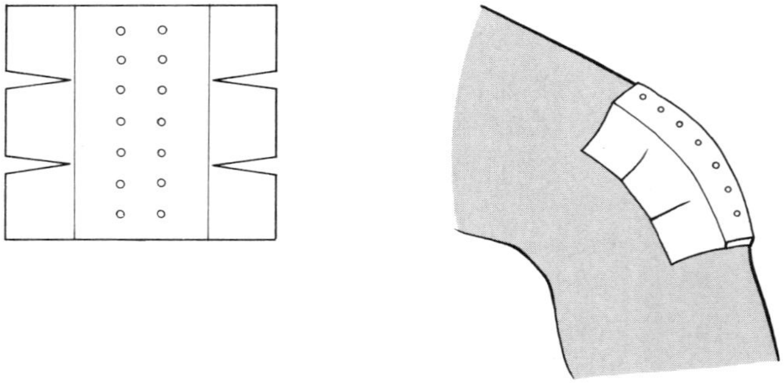

Abb. 46 Wundschnellverband: Vor dem Anlegen an gewölbten Körperstellen (Knie oder Ellenbogen) wird der Klebestreifen seitlich eingeschnitten, damit sich das Pflaster besser anschmiegt.

## 20.2.8 Augenverband

Der einseitige und doppelseitige Augenverband kann mit einem zur Krawatte gefalteten Dreiecktuch ausgeführt werden (Abb. 47, s.a. Abb. 38).

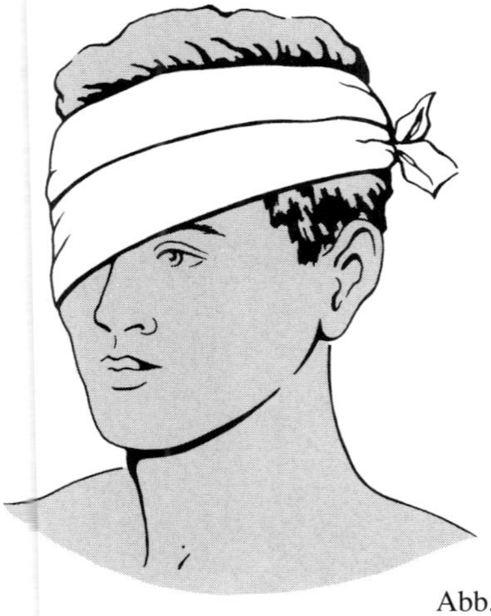

Abb. 47 Einseitiger Augen- oder auch kleiner Kopfverband.

### 20.2.9 Kopfverband

Bindenbreite 8 cm und mehr. Eine lange Mullbinde wird von beiden Enden her zur Mitte aufgerollt. Nun wird die Binde so gehalten, daß, wenn man die Binde am Hinterkopf anlegt, die Bindenköpfe nach außen zeigen. Man geht mit beiden Bindenköpfen nach vorn zur Mitte der Stirn. Nun wird ein Bindenkopf festgehalten, mit dem anderen gehen wir über die Mitte des Kopfes (Scheitel) nach hinten. Wenn wir dort angelangt sind, wird der bis jetzt vorn festgehaltene Teil der Binde über die Stirn nach hinten geführt und der Bindenteil der Scheiteltour fixiert. Nun halten wir diesen Teil der Binde fest, während wir mit dem ersten Teil der Binde wieder über die Scheitelgegend nach vorn zur Stirn hin abwickeln. Erst wenn wir diese Tour nach vorn geführt haben, folgt wieder die andere Bindenhälfte als Kreistour nach vorn über die eben gemachte Scheiteltour. Auch hier wird die Mitteltour einmal von rechts und einmal von links abgedeckt. Immer wieder führen wir den einen Teil der Binde über den Kopf und den anderen Teil lassen wir als Kreistour um die Stirn gehen. Den Abschluß macht eine Tour über die Stirn. Wichtig für das Gelingen dieses Verbandes ist: 1. Immer die gleiche Hälfte der Binde wird über den Kopf geführt, und 2. stets die gleiche Hälfte der Binde wird als Kreistour gehalten. Es ist darauf zu achten, daß die Kreistouren gut auf der Stirn liegen und nicht nach oben abrutschen können (Abb. 48).

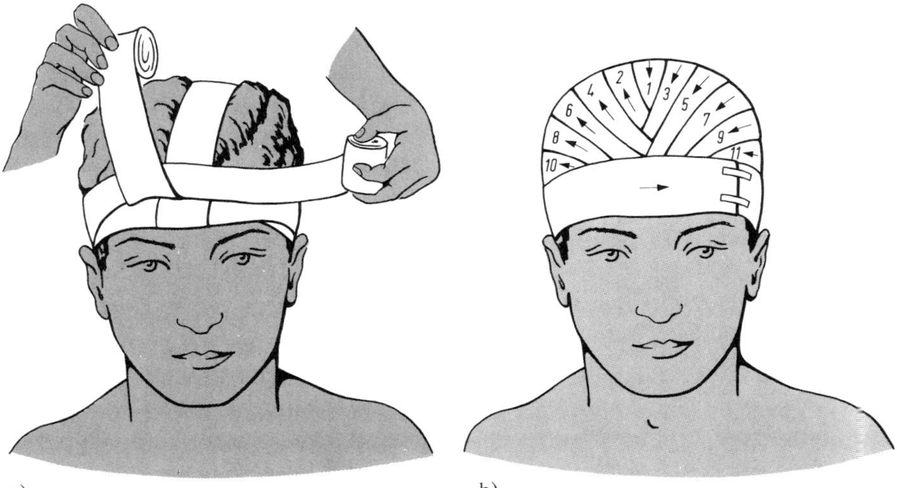


Abb. 48a und b Kopfkappenverband (Mitra Hippokratis).

## 20.2.10 Fingerverband

Bindenbreite 4 bis 6 cm. Soll ein Fingerverband mit einer nicht zu fest gebundenen Mullbinde sitzen, beginnt er am Handgelenk mit einer Rundtour, wobei der Bindenanfang leicht umgeschlagen, durch eine zweite Anfangstour befestigt wird. Am Finger ist eine saubere Wundauflage (Verbandmull) angebracht. Muß nun die Fingerkuppe mit eingebunden werden, gehen wir vom Handgelenk über den Handrücken einige Male mit Decktouren über die Fingerkuppe. Diese Decktouren müssen, so lang wie der Finger ist, gemacht werden. Die lockeren Schlaufen werden immer mit unserem Zeigefinger und Daumen am Fingergrund festgehalten. Nun kommt der Verschluß der Fingerkuppe. Wir halten immer noch die Schlaufen mit unserem Zeigefinger und Daumen fest, während wir mit der Binde zurück zur Fingerkuppe gehen und diese mit einer gutsitzenden Rundtour umschließen. Jetzt umwickeln wir den ganzen Finger zurück zum Grundglied, überkreuzen den Handrücken, umrunden das Handgelenk und führen die nächste Tour wieder über den Handrükken, und zwar so, daß sie sich mit der abgeführten Tour kreuzt und dieses Bindenkreuz gut die Fingertouren am Fingeranfang, also in Nähe der Mittelhandknochen, überdeckt. Nur so hält der Fingerverband. Der Verband endet mit einer Rundtour über das Handgelenk. Selbstverständlich muß die Verletzung gut verbunden sein, es soll nicht so aussehen, als wäre die meiste Länge des Verbandes über dem Handgelenk (Abb. 49).

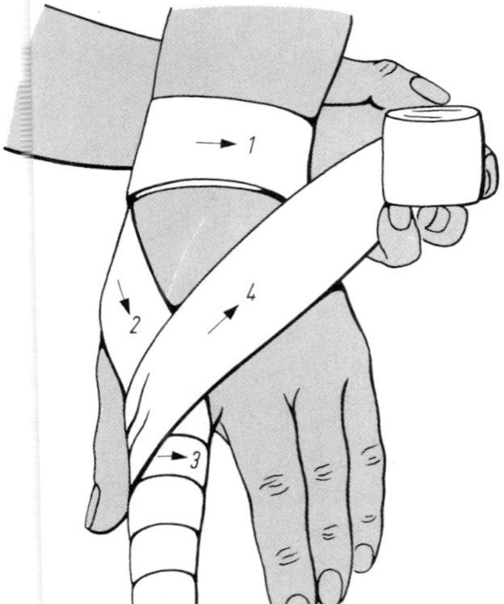


Abb. 49 Fingerverband.

### 20.2.11 Mullverbände

**Zehenmullverband:** Bindenbreite 6 cm. Der Wundverband einer Zehe wird wie der Fingerverband angelegt (vgl. Abb. 49). Wir beginnen am Fußgelenk und gehen sofort über die Zehenkuppe, die mit einer Wundauflage versehen ist. **Wichtiger Hinweis!** Soll der Zehenverband halten, müssen diese Touren länger wie die Zehe sein. Wir lassen also die Binde in langen Schlaufen über die Zehe hängen. Die Schlaufen müssen so lang sein, daß wir sie am Schluß mit ein paar Rundtouren über dem Fußrücken befestigen können.
**Andere Mullbindenverbände** (am Knie, an der Ferse, am Vorderfuß und an der Hand, am Fuß- und Handrücken, am Auge, an beiden Augen, am Kopf) werden wie die beschriebenen Schulverbände, selbstverständlich mit Wundauflagen und evtl. Polsterung mit etwas Zellstoff oder Watte durchgeführt.
Das Angebot an Verbandmaterial ist sehr vielfältig, vom Vlieswundschnellverband bis hin zum Vliesverbandpflaster, das hautfreundlich und wasserdicht ist. Es gibt Polsterbinden mit Klettverschlüssen, elastische Mullbinden, jetzt auch noch elastische Wundauflagen.
**Wichtiger Hinweis:** Bei unsachgemäßem Umgang nützen alle fortschrittlichen Angebote wenig. Denken Sie beim Anlegen eines Bindenverbandes an das Abrollen der Binde am Körper. Ein zu fest angelegter Verband kann für den Patienten zur Qual werden und dabei auch noch die Heilung beeinträchtigen.

## 20.3 Bandagen

### 20.3.1 Venenbandage

Eine der wichtigsten Bandagen ist die Venenbandage. Der Zweck einer Bandage ist, die Gefäße zu stützen und beim Gehen leicht zu massieren. Dadurch wird eine bessere Durchblutung erzielt und Stauungen verhindert. Dies kann aber nur erreicht werden, wenn die Bandage richtig angelegt wird. Zur Venenbandage stehen uns heute verschiedene Ausführungen von **elastischen Binden** zur Verfügung. Erforderlich ist, daß die Bandage wenigstens bis unter die Kniekehle angelegt wird.

**Unterschenkelbandage**
Wir beginnen mit einer Rundtour über den Fußrücken, der Bindenanfang legt also unter der Fußsohle. Wir gehen nun um das Fußgelenk (Knöchel gut

einschließen) zurück über den Fußrücken, nunmehr nochmals zurück zum Fußgelenk und jetzt erst wird am Unterschenkel in gleichmäßigen Touren hochbandagiert. Evtl. soll die Ferse durch eine Decktour mit eingeschlossen werden. Die Binde muß auf alle Fälle bis **gut unter die Kniekehle** reichen (Abb. 50). Die dazu verwendeten Binden sind für einen Unterschenkel normalerweise ausreichend. Bei einer Bandage genügt es, wenn die Bindentouren sich halb überdecken. Man braucht also nicht zu eng aneinander zu wickeln. Die Breite der Binden kann ca. 8 bis 10 cm sein.

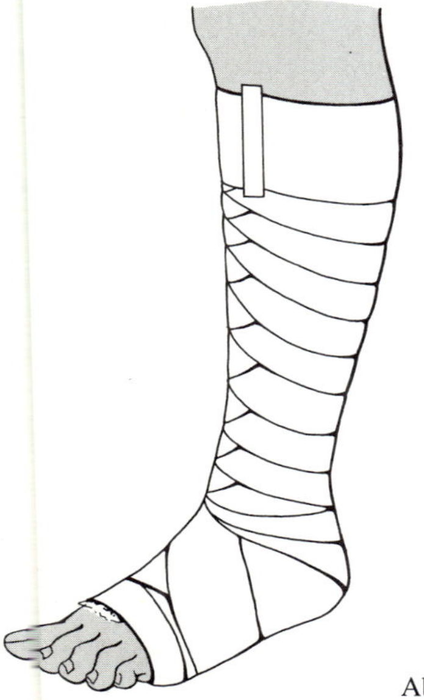

Abb. 50 Venenbandage.

**Venenbandage über das ganze Bein**

Wir benötigen in jedem Falle zwei elastische Binden. Die Bandage wird am Unterschenkel wie beschrieben ausgeführt, dann wird unter der Kniekehle mit der zweiten Binde überwickelt. Nun wird das Bein abgewinkelt wie zum Knieverband. Wir gehen mit einer Tour über den Oberschenkel in Knienähe, einmal mit einer Bindentour direkt über das Knie. Nun decken wir, wie beim Knieverband, diese Knietour einmal unten, also am Unterschenkel in Kniehöhe ab, dann decken wir oben am Oberschenkel die Knietour ab und jetzt können wir normal in schönen gleichmäßigen Touren den Oberschenkel bandagieren. Elastische Dauerverbände werden im allgemeinen vom Arzt angelegt, etwa mit Elastoplast-Binden.

### 20.3.2 Andere Bandagen

Bandagen werden in der Praxis auch am Knie, am Fußgelenk oder am Handgelenk angelegt. Am Knie und am Fußknöchel ist die Technik die gleiche wie beim Schulverband. Am Handgelenk kann mit einer 6 cm breiten Binde mit zwei Haltetouren begonnen werden. Man geht zwischen Zeigefinger und Daumen durch und um die Mittelhandknochen herum zurück zum Handgelenk. Diese Touren werden höchstens dreimal gemacht. Die Schlußtour führt wieder über das Handgelenk.
In unserer modernen Verbandtechnik stehen neben den normalen Mullbinden auch elastische Mullbinden (Transelast) zur Verfügung. Wichtig für Mullbindenverbände, die ausgesprochene Wundverbände sind, ist auch hier die richtige Bindenführung. Die normalen Mullbinden, die kaum eine Elastizität besitzen, dürfen nicht absperren, das heißt, sie dürfen nicht zu straff angelegt werden. Auch hier kommt es wieder auf das schon erwähnte Abrollenlassen an.

## 20.4 Verbandtechnik mit Schlauchverbänden

Fortschrittlich ist die Verbandtechnik mit Schlauchverbänden, einem trikotähnlichen Verbandstoff, der sich in Schlauchform in verschiedenen Breiten hervorragend für Verbände aller Art bewährt. Durch Stülpen wird selbst ein schwieriger Kopfverband in kürzester Zeit angelegt. Die Größen reichen von Nr. 1 für Finger bis K 1 und K 2, mit denen Verbände am Rumpf oder am Oberkörper gemacht werden können. Auch der sonst schwierige Brustverband, z.B. bei Geschwürbildung, kann leicht und zweckmäßig angelegt werden. Die Technik der Schlauchverbände muß durch Übung erlernt werden.
Elastofix ist ein Schlauch-Netzverband. Das Material ist ein nach einem Spezialverfahren aus einer gut hautverträglichen Kombination von Baumwoll-Polyamid- und Gummifäden gewebter, extrem elastischer, weitmaschiger Netzverband.

**Fäustlingsverband ohne Applikator** (Abb. 51 a bis e)
Reichlich drei Handlängen Schlauchmull werden abgeschnitten und bis zum Unterarm über die Hand gezogen. Das freie Ende wird vor den Fingerspitzen gerafft und durch Drehen oder durch Umknoten mit einem Faden oder einem etwa 1 cm breiten Schlauchmullstreifen geschlossen. Der Rest des Schlauch-

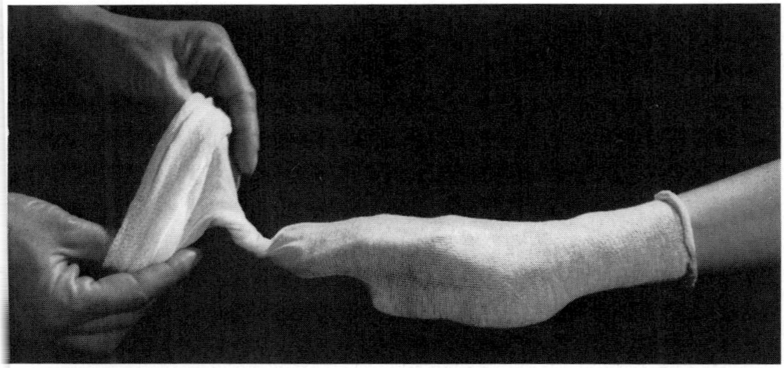

a)

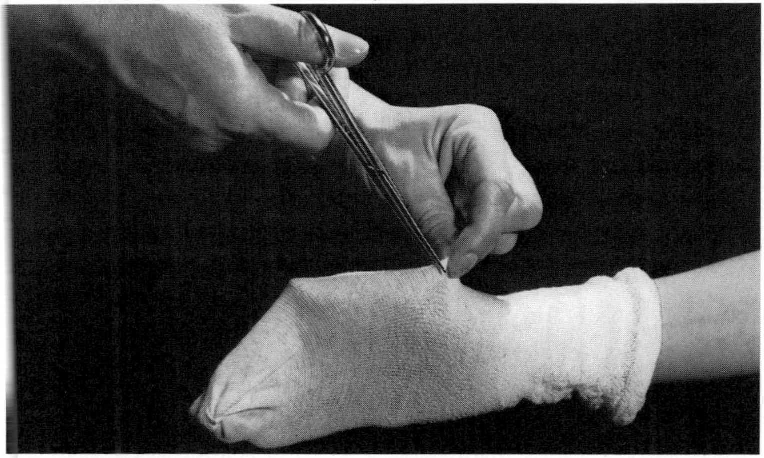

b)

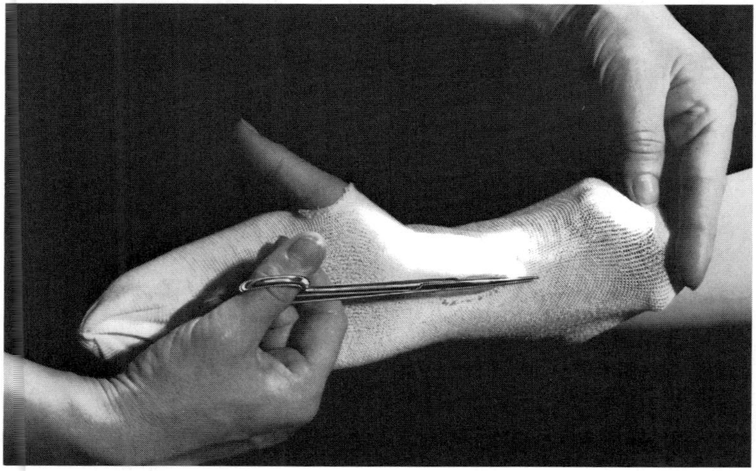

c)

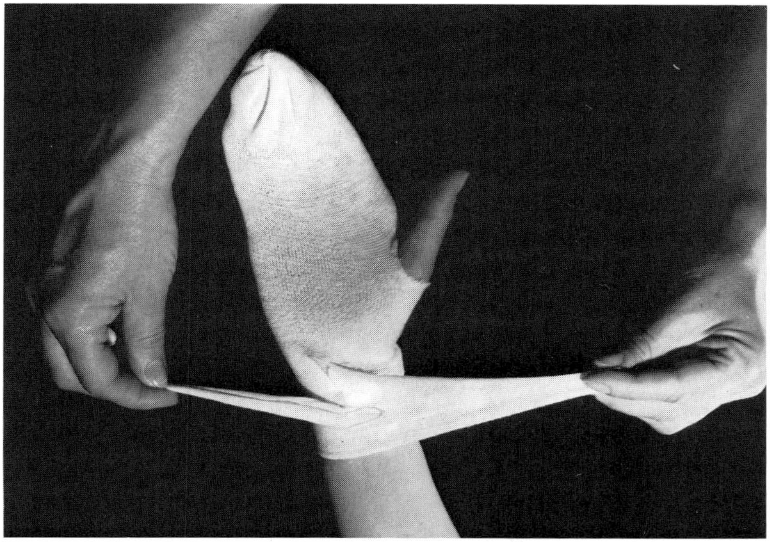

d)

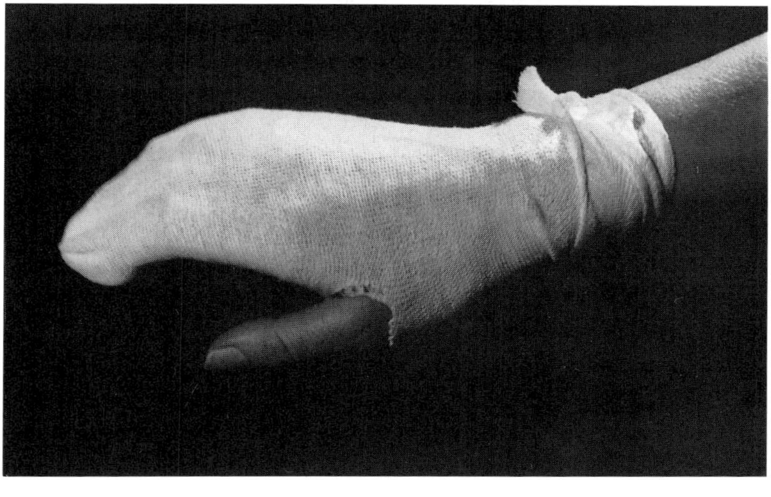

e)

Abb. 51 Fäustlingsverband.

a) Nach Überziehen der Hand mit der ersten Lage Schlauchmull wird der Verband vor den Fingerspitzen durch Abdrehen oder Abbinden geschlossen und der restliche Schlauchmull als zweite Lage hochgestreift.
b) Einschnitt am Daumengelenk durch beide Lagen Schlauchmull zur Freilegung des Daumens
c) Schlitzen der äußeren Schicht des Schlauchmulls am Unterarm und Bildung zweier Zipfel zum Umschlingen des Handgelenkes
d) Der eine Zipfel wird durch den Schlitz an der Basis des zweiten Zipfels gezogen.
e) fertiger Fäustlingverband

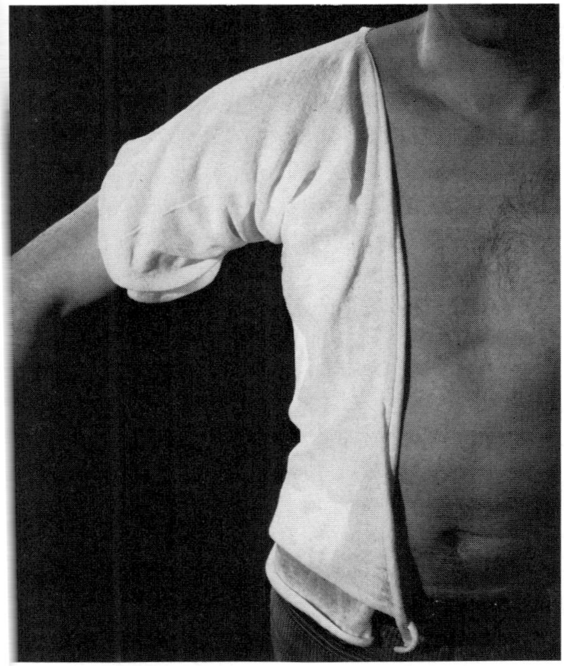

a)

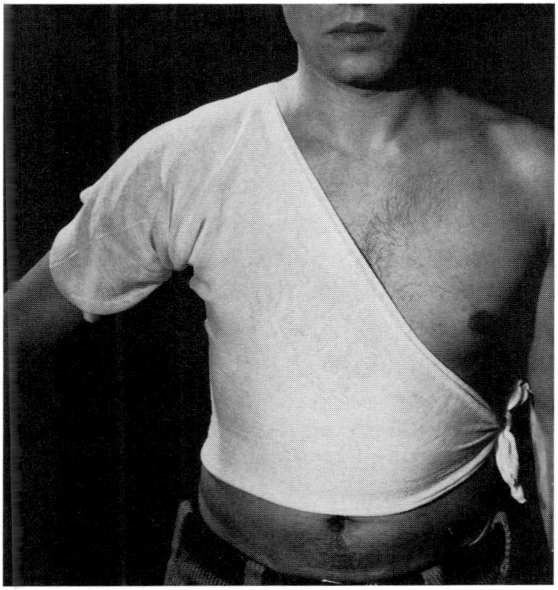

b)

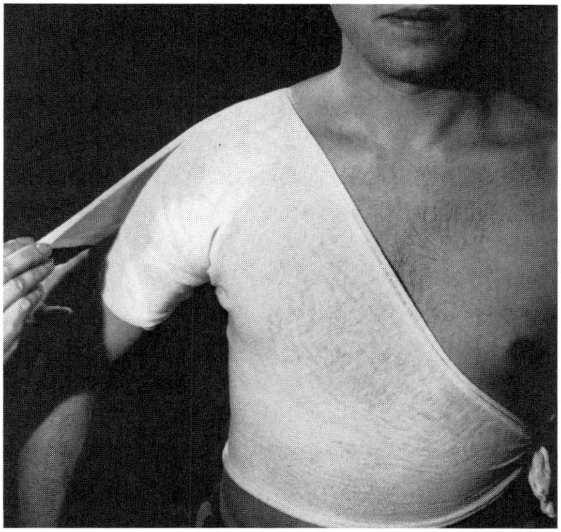

c)

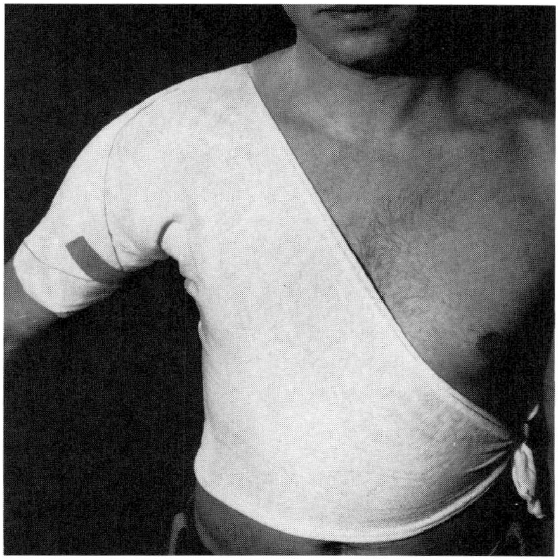

d)

Abb. 52 Brustverband.

a) Der drei Schulterbreiten lange, gedoppelte und zu zwei Drittel aufgeschnittene Schlauchmull wird über den Arm gezogen.
b) Die freien Zipfel des Schlauchmulls werden an der gesunden Brustseite geknüpft.
c) Am Oberarm wird der Schlauchmull gerafft und nach Einlegen einer Längsfalte mit einem Heftpflasterstreifen fixiert.
d) fertiger Brustverband

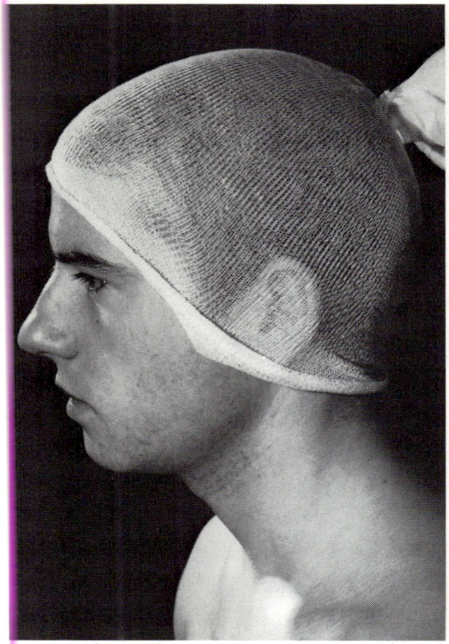

a)

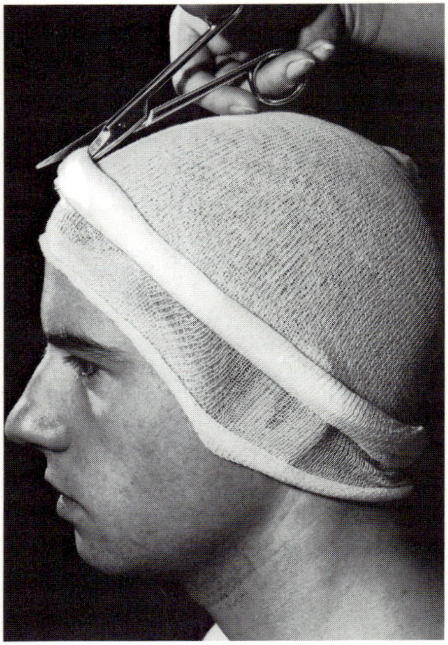

b)

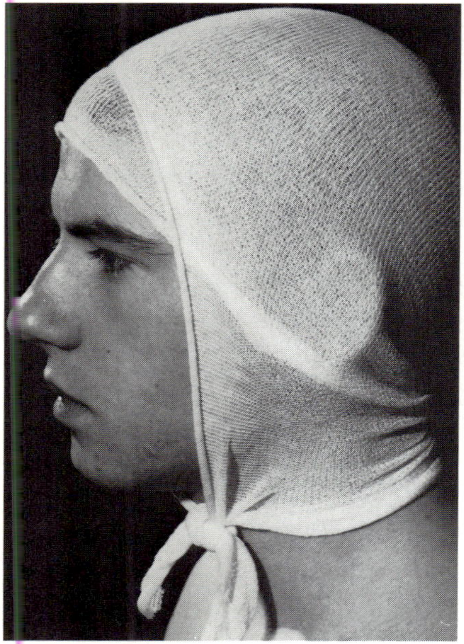

c)

Abb. 53 Kopfverband.

a) Ein Schlauchmullstück von dreifacher Kopflänge wird im Verhältnis 1 : 2 abgebunden und das kürzere Ende über den Kopf gezogen.
b) Das längere Ende Schlauchmull wird gerafft und als zweite Lage über den Kopf gezogen. Der Rest wird an der Stirn aufgeschnitten.
c) Die durch den Schnitt entstandenen Zipfel werden unter dem Kinn verknüpft.

mulls bildet die zweite Verbandlage auf der Hand. Am Daumengrundgelenk wird durch beide Lagen ein Loch für den Daumen geschnitten, zum Abschluß wird auf der Beugeseite des Unterarmes die äußere Schicht des Schlauchmulls in Längsrichtung eingeschnitten und die beiden entstehenden Zipfel werden um das Handgelenk geschlungen und verknüpft. Damit dieser Verbandschluß noch glatter ausfällt, kann der eine Zipfel durch einen kleinen lochförmigen Einschnitt an der Basis des anderen Zipfels durchgezogen werden. Das Verknüpfen der beiden Zipfel an der Streckseite des Unterarmes erfolgt in gleicher Weise.

**Brustverband ohne Applikator** (Abb. 52 a bis d)
Etwa drei Schulterbreiten Schlauchmull werden abgeschnitten und gedoppelt. Dies geschieht sehr einfach, indem eine Hand durch den Schlauchmull hindurchgreift, das untere Ende faßt und durch das Rohr zurückzieht. Der doppelt liegende Schlauch wird dann an einer Kante etwa in zwei Drittel der Gesamtlänge aufgeschnitten und das geschnittene Stück mit dem Einschnitt voraus so über den Arm gezogen, daß der Einschnitt auf die Schulterhöhe kommt. Die frei herabhängenden Enden am Brustkorb werden um den Rumpf geführt und auf der gesunden Seite geknüpft. Am Oberarm wird der Schlauchmull nach Einlegen einer Längsfalte mit einem Heftpflasterstreifen fixiert.

**Kopfverband ohne Applikator** (Abb. 53 a bis c)
Ein Stück Schlauchmull von dreifacher Kopflänge, gemessen von der Scheitelmitte über das Ohr zur Unterkiefermitte, wird abgeschnitten und mit einem Faden oder mit einem 1 cm breiten Schlauchmullstreifen im Verhältnis 1:2 abgebunden. Das kürzere Stück wird so über den Kopf gezogen, daß die Abbindestelle auf dem Hinterkopf liegt. Das herabhängende längere Ende des Schlauchmulls wird gerafft und als zweite Lage über den Kopf gezogen. Einschneiden des restlichen noch gerafften Schlauchmulls vorn über der Stirn und Verknüpfen der auf beiden Seiten nach unten gezogenen Zipfel unter dem Kinn.

**Helmverband ohne Applikator** (Abb. 54 a bis c)
Dieser Verband wird in gleicher Weise wie der Kopfverband begonnen (vgl. Abb. 53). Dann werden beiderseits an den Ohrläppchen Schlitze in die erste Lage Schlauchmull eingeschnitten und der Verband entsprechend fortgesetzt. Die Zipfel der zweiten Lage werden durch die seitlichen Schlitze an den Ohrläppchen durchgezogen und unter dem Kinn verknüpft.
Am Scheitel offene Kopfverbände lassen sich durch die Verwendung eines beim Nackenverband dargestellten Schlauchmullringes herstellen.

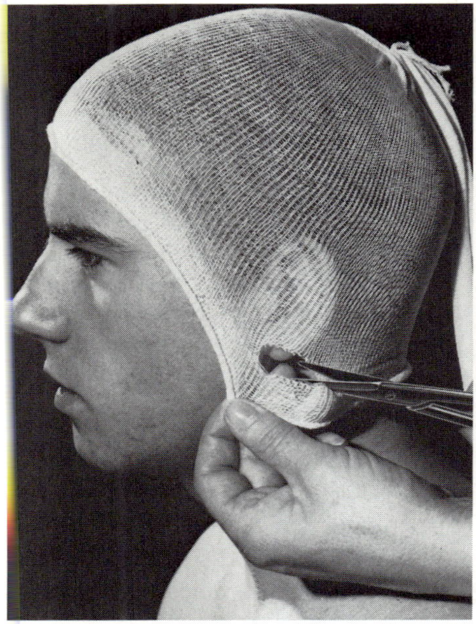

a)

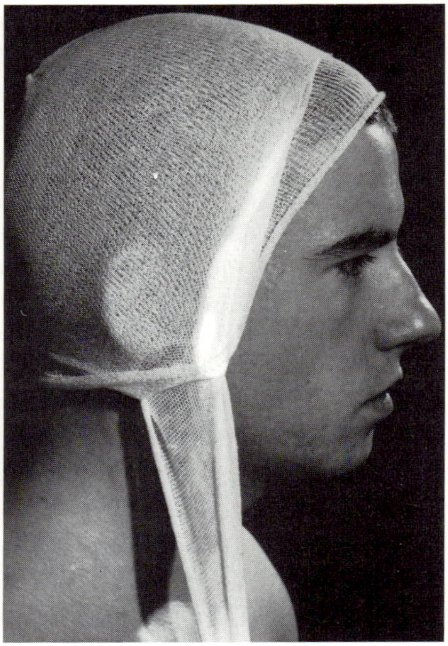

b)

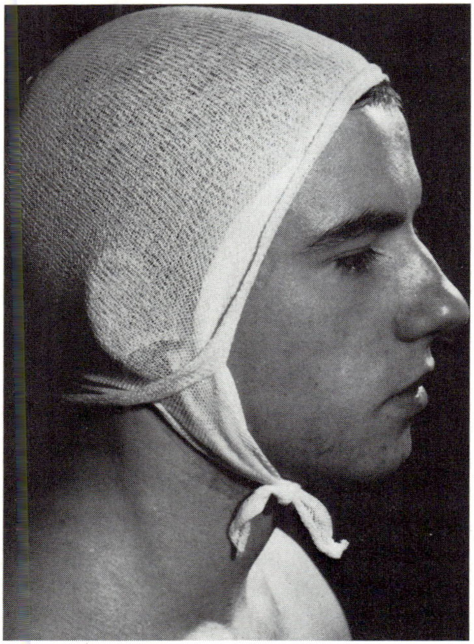

c)

Abb. 54 Helmverband.

a) Beginn wie beim Kopfverband (Abb. 53), dann Einschneiden kleiner Schlitze in Höhe der Ohrläppchen
b) Durchziehen der Zipfel der zeiten Lage durch die Schlitze der ersten Lage
c) fertiger Helmverband

# 21 Hygiene und Altenpflege

## 21.1 Hygiene in der Ambulanz (Offene Pflege)

Die Gesundheitspflege des alten Menschen beginnt beim Pflege- oder Betreuungsdienst in der Wohnung. Man trage Sorge für Frischluftzufuhr und Keimverminderung durch feuchtes Wischen der Wohnräume. Nach Möglichkeit soll ein Desinfektionsmittel (s. Abschnitt 21.2) verwendet werden.
Körperpflege ist wichtig, vor allem auch die Mundpflege. Nach neueren statistischen Feststellungen sind alte Menschen zahnärztlich schlecht versorgt. In einer Untersuchung von 500 Heiminsassen wurden allein bei 216 Personen krankhafte Veränderungen der Mundschleimhaut festgestellt. Die Ursache waren schlechtsitzende Prothesen. Eine Umfrage ergab, daß nur 6 % der alten Menschen regelmäßige zahnärztliche Überwachung und Betreuung für notwendig halten. Eine angepaßte Ernährungsweise, Ernährungsberatung oder eventuelle Sorge für das »Essen auf Rädern« (mit Einmalgeschirr) ist mit ein lebenswichtiger Punkt in der Ambulanz.
Leib- und vor allem auch Bettwäschewechsel in vernünftigen Zeitabständen sollte immer wieder angeregt werden.
In einzelnen Fällen kann eine Überwachung der Nahrungsaufnahme erforderlich sein. Verdorbene Nahrungsmittel müssen rechtzeitig aus den Zimmern entfernt werden.
**Im Altenheim** gehört neben den oben aufgeführten Punkten eine besondere Hygiene in den gemeinschaftlich benutzten Räumen zur Selbstverständlichkeit. Die Toiletten müssen ausreichend mit Toilettenpapier versorgt werden. Seifenspender und Einmalhandtücher sind bewährte Hygienemittel. Trotz Personalmangels sollte immer wieder die Möglichkeit eines Reinigungsbades für die alten Leute bestehen.
**Die Pflegeabteilung** ist zugleich Krankenstation. Der infektiöse Hospitalismus findet hier vor allem durch die Verschleppung von Staphylokokken und Kolibakterien Eingang. Alterstuberkulose und Dauerausscheider von Keimen, z.B. Typhus, sind weitere Gefahren in der Altenpflege.
**Vorbeugende Maßnahmen:** Der Gebrauch von Einwegartikeln, z. B. Einweghandschuhe, Einmalspritzen, Einwegunterlagen, evtl. sogar Einwegwäsche.
**Selbstschutz:** Katheterisieren, Einführen von Darmrohren oder Zäpfchen, Reinigung verschmutzter Kranker, Versorgung von Wunden und Geschwüren nur mit Einmalhandschuhen durchführen.

**Die persönliche Hygiene** der Pflegepersonen ist zum Eigenschutz, aber auch zum Schutz der Kranken von größter Bedeutung. Neben der selbstverständlichen körperlichen Reinlichkeit ist auf die Sauberkeit der Dienstkleidung besonders zu achten.

## 21.2 Desinfektion

Desinfizieren heißt: einen Gegenstand in den Zustand versetzen, daß er nicht mehr infizieren kann. Durch die Desinfektion werden die krankmachenden (pathogenen) Keime abgetötet.

### 21.2.1 Keime (Mikroorganismen)

Die wichtigsten Gruppen von Mikroorganismen sind (Abb. 55):
**Bakterien:** eine große Gruppe kleinster Organismen, die sich durch Querteilung rasch vermehren können, erst bei 600facher Vergrößerung werden sie im Mikroskop sichtbar. Die wichtigsten Bakterienarten sind Kokken, Stäbchen, Schrauben. Die Namen beschreiben ihr Aussehen. Zu den Kugeln (Kokken) zählen beispielsweise die Staphylokokken (häufige Eitererreger). Zu den Stäbchen zählen: Ruhr-, Koli- und Pestbakterien. Zu den Schrauben zählen z.B.: Choleravibrionen, Syphilisspirochäten.
**Pilze,** die zur untersten Gruppe der Pflanzen gehören, z. B. die Erreger von Fuß- und Handmykosen, Bartflechte, Kopfgrind.

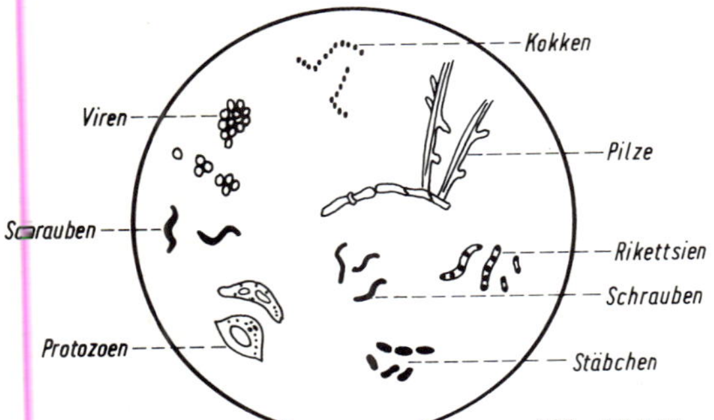


Abb. 55 Mikroorganismen (Keime) im Mikroskop.

**Viren** sind noch kleiner als Bakterien und können sich nur innerhalb der lebenden Zelle vermehren, z. B. die Erreger von Pocken, Masern, Grippe und Kinderlähmung.
**Rickettsien** verhalten sich ähnlich wie Viren, gelten jedoch als Bakterien. Beispiele sind: die Erreger des Fleckfiebers.
**Protozoen** sind kleinste tierische Lebewesen, die in Körperzellen eindringen, z. B. die Erreger der Schlafkrankheit und der Malaria.

### 21.2.2 Desinfektionsarten

**Feindesinfektion**: Zur Feindesinfektion wird die Desinfektion der Hände, der Gebrauchsgegenstände sowie von Instrumenten und Spritzen gerechnet.
**Grobdesinfektion**: Damit ist die Reinigung der Fußböden, etwa aus Holz Kunststoff, Metall, Textilien, als Sammelbegriff die sogenannte Scheuer- und Inventardesinfektion gemeint. Ebenso gehört die chemische Wäschedesinfektion dazu.
Unter dem Begriff chemo-thermische Wäschedesinfektion ist die Desinfektion der Wäsche während des Waschprozesses in der Waschmaschine zu verstehen. Es gibt Desinfektionswaschmittel mit bakteriziden, tuberkuloziden und fungiziden (pilztötenden) Eigenschaften. Der Desinfektionseffekt wird bereits bei 50°C erreicht, so daß solche Waschmittel besonders für nicht kochfeste Textilien geeignet sind.
**Desinfektion von Ausscheidungen**: Ausscheidungen enthalten Fette, Eiweiß oder andere Substanzen, die erst aufgelöst werden müssen, ehe die darin eingebetteten Krankheitskeime vom Desinfektionswirkstoff erreicht und abgetötet werden können. In Tab. 8 sind die Krankheiten zusammengefaßt, bei denen bestimmte Ausscheidungen und Körperflüssigkeiten desinfiziert werden müssen.
**Briefe** an die Angehörigen müssen in einer gut verschlossenen Kassette unter Einwirkung von Formalintabletten (24 Std.) keimfrei gemacht werden.
Wenn der Arzt damit einverstanden ist, können die Briefe heiß gebügelt werden, jedoch ist die Methode wenig sicher.
**Schlußdesinfektion**: Die Schlußdesinfektion kann nur vom Gesundheitsamt durchgeführt werden. Sie wird notwendig bei meldepflichtigen Krankheiten. Das Krankenzimmer mit allen Gegenständen, die der Kranke benützt hat, wird nach Genesung oder Ableben des Kranken der Schlußdesinfektion unterzogen. Das heißt: Es genügt nicht die starke Lösung zum Reinigen, sondern der Raum wird von der Gesundheitsbehörde, der jede der aufgeführten Infektions-

Tab. 8 Laufende Desinfektion von Ausscheidungen bzw. Körperflüssigkeiten ist erforderlich bei den jeweils aufgeführten Krankheiten

| Nasenschleim bei | Rachenschleim und Auswurf bei | Erbrochenes bei |
|---|---|---|
| Diphtherie | Diphtherie | bakterieller Lebensmittelvergiftung |
| Genickstarre | Genickstarre | Diphtherie |
| übertragbarem Keuchhusten | übertragbarem Keuchhusten | Genickstarre |
| Kinderlähmung | Kinderlähmung | übertragbarem Keuchhusten (da stark mit Schleim vermischt) |
| | Lungenmilzbrand | |
| Masern | Masern | |
| | Lungentuberkulose | Kinderlähmung |
| Rotz | Papageienkrankheit | |
| Scharlach | Scharlach | Scharlach |
| | Typhus | Typhus |
| Aussatz, Pest | Aussatz, Pest | Aussatz, Pest |
| Pocken | Pocken | Pocken |

| Harn bei | Stuhl bei | Blut bei | Eiter bzw. Wundsekret bei |
|---|---|---|---|
| bakterieller Lebensmittelvergiftung | bakterieller Lebensmittelvergiftung | | Erysipel (Wundrose) |
| übertragbarer Genickstarre | übertragbarer Genickstarre | Kindbettfieber | Wunddiphtherie |
| | | | Gonorrhoe |
| | | | Kindbettfieber |
| Kinderlähmung | Kinderlähmung | | Körnerkrankheit |
| | Darmmilzbrand | Milzbrand-Sepsis | Milzbrandkarbunkel |
| Nierentuberkulose | Darmtuberkulose | | Sepsis |
| Typhus | Paratyphus | Miliartuberkulose | Rotz |
| | Ruhr | Sepsis | Syphilis |
| | | Syphilis | Tularämie (im Primärgeschwür) |
| | | Tularämie | |
| Weilscher Krankheit | Typhus | Typhus | Typhus |
| Aussatz | Weilscher Krankheit | Weilscher Krankheit | Aussatz |
| Pest | Aussatz | Aussatz | Pest |
| Pocken | Cholera | Pest | Pocken |
| | Pest | Pocken | |
| | Pocken | | |

krankheiten zu melden ist, mit Formaldehyd-Gasdämpfen desinfiziert. Die Spielsachen der Kinder läßt man am besten im Raum mit desinfizieren, dann können die Kinder ihre so liebgewonnenen Gegenstände behalten.

### 21.2.3 Durchführung der Desinfektion

Bei der **Wahl eines Desinfektionsmittels** ist darauf zu achten, daß es nach den Richtlinien der Deutschen Gesellschaft für Hygiene und Mikrobiologie geprüft und für wirksam befunden ist.

Sagrotan kann für die Fein- und Grobdesinfektion eingesetzt werden. Für die Desinfektion der Raumluft und des Inventars stehen auch Sprays zur Verfügung.
Wichtig für die Anwendung von Desinfektionsmitteln ist die vorgeschriebene Dosierung, die auf jeder Flasche ersichtlich ist. Auf keinen Fall dürfen verschiedene Desinfektionsmittel – auch wenn sie vom Hersteller für den gleichen Anwendungsbereich empfohlen werden – miteinander vermischt werden, da möglicherweise die Wirksamkeit und Verträglichkeit eines Präparates beeinflußt werden könnten.
Alkohol sollte, wenn er zur Desinfektion der Hände oder Instrumente gebraucht wird, 80%ig sein.

## 21.3 Meldepflichtige ansteckende Krankheiten

Nach dem »Gesetz zur Verhütung und Bekämpfung übertragbarer Krankheiten beim Menschen« (Bundesseuchengesetz) vom 18. Juli 1961 besteht die Meldepflicht für die in Tabelle 9 aufgeführten ansteckenden Krankheiten.
Zur Meldung sind verpflichtet:

- der behandelnde oder hinzugezogene Arzt
- jede sonstige mit der Behandlung oder Pflege des Betroffenen berufsmäßig beschäftigte Person
- die hinzugezogene Hebamme
- das Familienoberhaupt
- der Leichenbeschauer

Die Meldung ist dem für den Aufenthalt des Betroffenen zuständigen Gesundheitsamt unverzüglich, spätestens 24 Stunden nach erlangter Kenntnis, zu erstatten.

Tab. 9 Meldepflicht bei bestimmten Erkrankungen, Verdacht auf Erkrankung, Todesfall an bestimmten Erkrankungen und Ausscheider bestimmter Krankheitserreger

---

**a) Meldepflichtig ist jeder Fall einer Erkrankung, des Verdachts einer Erkrankung und eines Todes an**

1. Aussatz
2. Botulismus
3. Cholera
4. Enteritis infectiosa
   a) Salmonellose
   b) übrige Formen
5. Fleckfieber
6. übertragbarer Gehirnentzündung
7. Gelbfieber
8. übertragbarer Kinderlähmung
9. Mikrosporie
10. Milzbrand
11. Ornithose
    a) Psittakose
    b) übrige Formen
12. Paratyphus A und B
13. Pest
14. Pocken
15. Rückfallfieber
16. Ruhr
    a) bakterieller Ruhr
    b) Amöbenruhr
17. Tollwut
18. Tuberkulose
    a) der Atmungsorgane
    b) der Haut
    c) der übrigen Organe
19. Tularämie
20. Typhus abdominalis

---

**b) Meldepflichtig ist jeder Fall einer Erkrankung und eines Todes an**

1. Brucellose
   a) Bangsche Krankheit
   b) Maltafieber
   c) übrige Formen
2. Diphtherie
3. übertragbarer Hirnhautentzündung
   a) Meningokokken-Meningitis
   b) übrige Formen
4. Hepatitis infectiosa
5. Kindbettfieber
   a) bei oder nach Geburt
   b) bei oder nach Fehlgeburt
6. Leptospirose
   a) Weilsche Krankheit
   b) Feldfieber
   c) Canicolafieber
   d) übrige Formen
7. Malaria
   a) Ersterkrankung
   b) Rückfall
8. Q-Fieber
9. Rotz
10. Scharlach
11. Toxoplasmose
12. Trachom
13. Trichinose
14. Wundstarrkrampf

**Meldepflichtig ist jeder Todesfall an**

1. Grippe (Virusgrippe)
2. Keuchhusten
3. Masern

**Meldepflichtig ist jeder Ausscheider von Erregern von**

1. Enteritis infectiosa (Salmonellose)
2. Paratyphus A und B
3. bakterieller Ruhr
4. Typhus abdominalis

Eine Verletzung durch ein tollwutkrankes oder tollwutverdächtiges Tier sowie die Berührung eines solchen Tieres oder Tierkörpers gilt als Fall des Verdachts einer Erkrankung an Tollwut.

---

# 21.4 Sterilisation

Sterilisieren heißt, einen Gegenstand keimfrei zu machen. Die Sterilisation vernichtet neben den pathogenen (krankheitserregenden) auch die apathogenen, also die unschädlichen Mikroorganismen.

## 21.4.1 Sterilisation von Gegenständen

Sterilisationsverfahren, die den Vorschriften des DAB 7 entsprechen, sind: Heißluftsterilisation, Sterilisation mit ultravioletten (UV-)Strahlen und Gassterilisation.

**Heißluftsterilisation**

**Durch trockene Hitze** (Ausglühen): Durch Erhitzen im Heißluftsterilisator bei 180 bis 200°C über 30 bis 60 Minuten können Gegenstände keimfrei gemacht werden. Es muß Material sein, wie Instrumente, Spritzen (Rekordspritzen sind auf 200°C geeicht), Metall-, Glas-, Porzellangeräte, Talkum bzw. Puder usw., das derartig hohe Temperaturen verträgt.

**Durch feuchte Hitze:** Erhitzen des Sterilisiergutes mit gespanntem, gesättigtem Wasserdampf im Hochdrucksterilisator, dem sogenannten Autoklaven, auf 120 bzw. 134°C. Im Gegensatz zur Heißluft-Trockensterilisation kann mit diesem Verfahren praktisch alles sterilisiert werden, wie Operationswäsche, Verbandstoffe, Instrumente und Glasgegenstände. Gummihandschuhe werden im Autoklaven am besten nur bei 120°C sterilisiert.

**Das Auskochen** der Instrumente oder **Einlegen in Alkohol** ist nur Behelfsmaßnahme und gilt heute nicht mehr als Sterilisation.

Die Erfahrung hat gelehrt, daß nicht alle Erreger durch Auskochen abgetötet werden können. Zum Beispiel der Erreger (Virus) der Hepatitis epidemica (infektiöse Gelbsucht).

Auskochen von Gegenständen wie Spritzen und Injektionsnadeln ist nur noch zulässig, wenn sie nur für den gleichen Patienten und für keinen anderen verwendet werden, z. B. bei Diabetikern.

Insulin-Spritzen und Kanülen dürfen nicht mit Alkohol gereinigt oder in Alkohol gelegt werden, da das Hormon Insulin durch Alkohol verändert werden kann. Am besten werden heute Insulin-Einwegspritzen mit Einwegkanülen verwandt.

**Sterilisation mit ultravioletter Strahlung**
Wird angewandt zur Keimverminderung in Operationssälen und für Zentralsterilisationen.

**Gassterilisation**
Die Gassterilisation ist für die Chirurgie von großer Bedeutung. Die Methode gehört in den Bereich der Kaltsterilisation. Beispiel: In der Gewebebank werden Knochenspäne vor der Gefriertrocknung bei Kühlschranktemperatur eine Stunde lang in flüssiges Äthylenoxydgas (ÄO) eingelegt (Keimfreiheit über 97 %). Bemerkenswert ist die Bedeutung des Wassers für die Wirkung des ÄO. Bei völliger Trockenheit entfaltet das Gas keine bakterizide Wirkung. Kaltsterilisationsverfahren sind immer chemische Sterilisationsverfahren.

### 21.4.2 Sterilisation von Medikamenten

Lösungen werden mit strömendem Wasserdampf behandelt. Bei Gefahr einer Veränderung der Lösung durch zu hohe Grade wird die Methode der fraktionierten Sterilisation angewandt. An vier aufeinanderfolgenden Tagen wird die Flüssigkeit 40 bis 60 Minuten lang einer Temperatur von 70 – 80°C ausgesetzt. In der Zwischenzeit wird immer eine Temperatur von 30°C beibehalten. Meistens werden Ampullen auf diese in der Vorschrift des Deutschen Arzneibuches angegebene Art keimfrei gemacht. Als Lösungsmittel muß immer das chemisch und bakteriell bereits reingemachte destillierte Wasser verwendet werden.

### 21.4.3 Umgang mit sterilen Gegenständen und Medikamenten

**Medikamente:** Der Inhalt muß unter Wahrung der Sterilität aus der Ampulle in die sterile Spritze aufgezogen werden.
Sterile Fläschchen mit Gummistopfen werden stets vor dem Entnehmen des Inhaltes wenigstens mit 70%igem Alkohol und Tupfer gereinigt. Nur halb verbrauchte Ampullen sollen nicht aufgehoben werden. Auch das an manchen Orten noch übliche Verkleben mit Leukoplast kann die Sterilität dieser Medikamente nicht wahren.
**Instrumente**: Die Entnahme von sterilen Instrumenten oder Gegenständen aus einer sterilen Schale oder Trommel, auch Injektionsnadeln, wird nicht mit der Hand vorgenommen. Eine dazu bereitgestellte sterilisierte Pinzette in

einem sterilisierten Glas wird nach jedem Gebrauch auch sofort wieder in dieses Glas zurückgestellt und nicht irgendwo hingelegt.

**Verbandmaterial:** Steriler Verbandmull wird mit einer Pinzette oder, wenn eine Kornzange vorhanden ist, mit dieser aus der Trommel oder dem Behälter entnommen. Nur das benötigte Stück darf berührt werden.

Für ärztliche Maßnahmen vorbereitete sterile Gegenstände müssen auf einem sterilen Tuch liegen. Sie werden bei längerer Wartezeit auch noch mit einem sterilen Tuch bedeckt.

Die Gewissenhaftigkeit jeder Pflegeperson verlangt, daß nie ein Gegenstand, der durch unvorsichtiges Handhaben oder durch Herabfallen auf den Boden unsteril wurde, obwohl es ja niemand gesehen hat, verwendet wird.

# 22 Arzneimittel

## 22.1 Grundsätzliches zur medikamentösen Behandlung in der Geriatrie

Die Alterung, die auch die inneren Organe betrifft, kann eine verlangsamte Aufnahme sowie Ausscheidung des Medikamentes bewirken. Ebenso können Medikamente eventuell nicht zur Wirkung kommen, weil beim alternden Organismus wichtige Voraussetzungen fehlen. Beispielsweise kann die für eine Strophanthinwirksamkeit notwendige Vitamin-$B_1$-Reserve im Herzmuskel fehlen. Die oben erwähnte Ausscheidungsverzögerung kann je nach Art des Medikamentes, auch wenn nur die geltende »Normaldosis« verabfolgt wurde, doch beim Greis Vergiftungen oder wenigstens eine zunehmende und damit zu starke Wirkung hervorrufen. Der Wasser- und Elektrolythaushalt (WEH) wird durch die Alterung ebenfalls betroffen. Es tritt ein Verlust von intrazellulärer Flüssigkeit und dadurch ein Kaliumverlust der Zellen ein. Ein häufiger Abführmittelmißbrauch kann diese allgemeine Funktionsminderung und Verlangsamung der energetischen Vorgänge mit Elektrolytverarmung und Kreislaufverschlechterung beeinträchtigen.

**Pflegerische Aufgaben:**
- gute Beobachtung der Kranken
- rechtzeitige Meldung an den Arzt bei Verdacht auf Nebenwirkungen von Medikamenten
- keine selbständige Änderung der ärztlich verordneten Dosis ohne Rücksprache mit dem behandelnden Arzt
- genügende Flüssigkeitszufuhr. Zur Arzneigabe eignen sich besonders: Tee, Kaffee, Fruchtsäfte, Fleischbrühe oder ein Glas frisches Wasser.

Während ein Teil der alten Menschen therapeutischen Maßnahmen, vor allem der Einnahme von Medikamenten, mißtrauisch und ablehnend gegenübersteht, ist eine andere Gruppe geradezu abhängig davon, möglichst viel zu erhalten. Auch hier muß die Pflegeperson, die ja die ärztlichen Verordnungen durchzuführen hat, mit Geschick und Umsicht den richtigen Weg finden. Da die meisten Medikamente in verschiedenen Formen im Handel sind, kann der Arzt, von der Pflegekraft über die bei der Verabfolgung des Medikamentes entstehenden Probleme unterrichtet, vielfach eine für den jeweiligen Patienten günstige Form wählen.

## 22.2 Umgang mit Arzneimitteln

### 22.2.1 Zubereitung und Formen

Die **Zubereitung** von Arzneimitteln ist gesetzlich nur dem Apotheker erlaubt. Weder der Arzt noch die Schwester sind berechtigt, Arzneimittel selbst herzustellen. Diese Vorschrift dient der Sicherheit des Kranken. Es soll nicht durch Unkenntnis ein Mensch Schaden erleiden.
Als **äußere Formen** der Arzneimittel unterscheiden wir:
- **Lösungen**, meist in Wasser gelöste Salze oder andere Stoffe.
- **Tinkturen**, meist auf alkoholischer Basis gewonnene dünnflüssige Auszüge aus tierischen oder pflanzlichen Stoffen.
- **Extrakte** sind Auszüge aus Pflanzen. Extrakte können dünnflüssig oder trocken hergestellt werden.
- **Spezies** sind Teegemische.
- **Tabletten, Pillen, Dragees** sind drei feste Formen, in denen Medikamente gut dosiert verabreicht werden können.
- **Kapseln,** Gelatinekapseln eignen sich gut zur Verabreichung von schlecht schmeckenden oder unangenehm riechenden Medikamenten. Ebenfalls können in diesen Kapseln Medikamente, die vom Magensaft zerstört werden, eingenommen werden, denn die Gelatine löst sich erst im Darm auf.
- **Zäpfchen** (Suppositorien) sind zur Einführung in den After vorgesehen. Die Grundsubstanz kann aus Kakaoöl oder Pestanol bestehen.
- **Styli** sind Stäbchen, die z. B. in Fistelgänge oder die Scheide eingeführt werden.
- **Puder, Schüttelmixturen, Salben, Pasten** und **Pflaster** sind äußerlich anwendbare Arzneien.

### 22.2.2 Vorschriften für Abfüllungen aus Apotheken

**Etikettierung:** Arzneimittel, die in der Apotheke abgefüllt werden, müssen mit vorschriftsmäßigen Etiketten versehen sein. Innerlich anzuwendende Mittel tragen auf den Gefäßen **weiße Etiketten mit schwarzer (brauner, blauer) Aufschrift.** Starkwirkende Medikamente zur innerlichen Anwendung sind mit **weißen Etiketten und roter Aufschrift** versehen (z.B. Schlafmittel, Betäubungsmittel). Medikamente, die Gifte enthalten (z.B. Strychnin), sind mit **schwarzen Etiketten und weißer Aufschrift** versehen. Zusätzlich finden wir den **Totenkopf** auch bis zu drei weiße Kreuze auf schwarzen Etiketten als Hinweis zu größter Vorsicht.

Nur äußerlich anwendbare Arzneien sind mit einem **roten Etikett** gekennzeichnet und mit schwarzer, neuerdings auch mit roter Aufschrift versehen. Darf ein Medikament nur verdünnt angewendet werden, so ist dies auf dem Etikett vermerkt.

**Flaschenformen:** Runde Flaschen sind für innerlich, eckige Flaschen für äußerlich anzuwendende Arzneien. Einschränkend sei erwähnt, daß vom Patienten mitgebrachte Flaschen zum Auffüllen nicht immer die vorgeschriebene Form haben. Für lichtempfindliche Medikamente werden dunkle Flaschen verwendet.

**Original verpackte Medikamente** sind weder an Gefäßformen noch an Etikettfarben gebunden.

### 22.2.3 Aufbewahrung von Arzneimitteln

**Im häuslichen Bereich (Offene Pflege)** müssen Arzneimittel in jedem Fall unerreichbar für alte, urteilsunfähige Patienten aufbewahrt werden. Die Pflegeperson verabreicht gewissenhaft die vom Arzt verordnete Medizin in richtiger Dosierung.

| Zimmer Nr. | Tabletten | Tropfen | Zäpfchen | Abends |
|---|---|---|---|---|
| Müller 6/1 | | | | |
| Hansen 6/2 | | | | |
| Hartmann 7/1 | | | | |
| Gmeinder 7/2 | | | | |
| Klebs 8/1 | | | | |
| Hofer 8/2 | | | | |

Abb. 56 Medikamententabelle für stationäre Zwecke. Eintragungen werden nur mit Bleistift gemacht. Dadurch lassen sich abgesetzte oder neu verordnete Medikamente leicht ausradieren oder umschreiben.

**Im Heim (Altenheim)** soll, soweit es möglich ist und auch notwendig erscheint, kontrolliert werden, ob die Medikamente auch wirklich richtig eingenommen bzw. angewendet werden. Dazu hilft ein Übersichtsschema (Abb. 56). Wenn Arzneimittel für Heiminsassen in Verwahrung genommen werden, muß unbedingt der Name auf der Packung usw. vermerkt sein. Man darf sich nicht auf sein eigenes Gedächtnis verlassen.

**Auf der Pflegestation** muß ein verschließbarer Medizinschrank vorhanden sein. Sauberkeit und Ordnung sind oberstes Gebot. Zur besseren Übersicht werden Medikamente je nach Anwendungsbereich sortiert. Man stellt zum Beispiel Kreislaufmittel, Schmerzmittel, Beruhigungs-, Schlaf-, Abführ- sowie Herzmittel usw. geordnet an einen bestimmten Platz in den Schrank. Arzneimittel, die der **Betäubungsmittelverordnung** (Opiumgesetz) unterliegen, müssen getrennt **verschlossen** aufbewahrt werden. Unter dieses Gesetz fallen Opium und dessen Zubereitungen.

Zu den **Giften**, die sehr vorsichtig aufzubewahren sind, gehören wie es das deutsche Arzneibuch vorschreibt: Arsen (Fowlersche Lösung), Atropin, Colchicin, Homatropin, Hydragyrum bichloratum (Sublimat) und andere Quecksilbersalze, Nitroglyzerinlösung, Physostigmin, Salvarsan, Strophanthin, Suprarenin, Veratrin.

**Medikamente in dunklen Flaschen** gelten als lichtempfindlich und müssen auch dementsprechend behandelt werden.

Substanzen, die ätherische Öle, Alkohole (und mithin leicht flüchtig sind), wasseranziehende oder starkriechende Stoffe enthalten, müssen gut verschlossen aufbewahrt werden.

## 22.3 Verabreichung von Arzneimitteln

Die vom Arzt verordnete Arznei muß pünktlich und vorschriftsmäßig eingenommen werden. Werden mehrere Medikamente verordnet, so gibt man diese getrennt.

Die **Verabreichungsart** (Applikation) ist von großer Bedeutung für die Resorption und Wirksamkeit eines Arzneimittels. Jedes verabreichte Medikament muß in die Blutbahn gelangen. Durch intravenöse und intraarterielle Injektionen wird dies sofort erreicht. **Oral** verabreichte Tabletten oder **rektal** eingeführte Suppositorien müssen erst über den Mund oder über den Magen-Darmkanal den Blutweg erreichen. Die Aufnahme durch die Schleimhaut ins Blut nennt man Resorption. Verschiedene Medikamente können nicht ohne weiteres über den Magendarmkanal verabreicht werden, weil die Magensalz-

säure oder auch die Bakterienflora im Darm den Wirkstoff chemisch verändern oder zerstören würden. In solchen Fällen werden Arzneimittel in gegen Magensaft resistenten Kapseln oder Dragees hergestellt. Die **sublinguale** Applikation (auf die Zunge geträufelt) ist ebenfalls eine sinnvolle Verabreichung verschiedener Medikamente. Die Stoffe müssen dann nicht die Leber passieren, wo sie eventuell chemisch umgebaut werden, sondern werden über die Halsvenen direkt in den großen Kreislauf transportiert.
Auf dem Blutwege gelangen die Stoffe auch wieder zu den Ausscheidungsorganen, in erster Linie zu den Nieren.
In der Altenpflege kann es besondere **Schwierigkeiten** geben: Große Tabletten wollen oder können oft nicht geschluckt werden. Sklerotische Patienten weigern sich, Medikamente einzunehmen. Zäpfchen können nicht gehalten werden usw. Eine Rücksprache mit dem Arzt kann vieles klären. So hat es sich in vielen Fällen bewährt, besonders schlechtschmeckende Tabletten in angefeuchteten Oblaten einzugeben. Tropfen werden am besten auf einen Eßlöffel mit Wasser gezählt. Als Zugabe zum Einnehmen eignen sich Tee, Wasser, eventuell Himbeersaft, in der Altenpflege auch Nährbier. Alkohol ist wegen Beeinflussung des Medikamentes oder seiner Wirkung nicht geeignet, er kann sogar schaden und ist deshalb zu meiden. Soll ein schmerzstillendes Mittel schneller wirken, wird es mit heißem Tee eingenommen.
Mit wenigen Ausnahmen gibt man eine Medizin nie auf nüchternen Magen.
**Zäpfchen** werden mit Wasser angefeuchtet, eventuell leicht eingecremt und tief in den After eingeführt. Man benutzt etwas Zellstoff oder einen Fingerling, um das Zäpfchen richtig hochschieben zu können. Es wird dann meist auch von alten Leuten ohne weiteres gehalten.
**Abführmittel** werden am besten am Abend verabreicht.
**Schlafmittel** werden eine Stunde vor dem erwünschten Einschlafen eingenommen.
Nicht unwichtig ist das Verhalten der Schwester oder des Pflegers bei der Verabreichung von Medizin. Sie soll immer mit einer aufmunternden und freundlichen Geste geschehen. Der Kranke muß fühlen, daß es sich um etwas für ihn sehr Wichtiges handelt. Doch es hat keinen Zweck, den Kranken zum Einnehmen einer Medizin zu drängen, wenn er bereits erbricht. Hier muß dem Arzt Meldung über eine mögliche Unverträglichkeit gemacht werden.
Das Wort Theodor Fliedners behält seine Gültigkeit:
»Soll Arznei gedeihn, so gebet auch Pflege den Kranken, daß sie besonnen und klug, aber auch liebevoll sei.«

## 22.4 Wirkungen bestimmter Medikamente

Die Wirkung von Arzneimitteln kann je nach Dosierung und Konzentration ganz verschieden sein.
**Beispiele:** Konzentrierte Salzsäure ist ein Ätzmittel. Mit Wasser verdünnt gilt das gleiche Mittel als wertvolles Arzneimittel zur Förderung der Verdauung bei Mangel an Magensäure.
Die Brechwurzel, in kleinen Mengen ein bewährtes Hustenmittel, wirkt in größerer Menge als Brechmittel.
Rhabarber hat, in kleinen Mengen genossen, eine stopfende Wirkung. In größeren Mengen sind dann noch andere Substanzen wirksam und die gleiche Droge wird zum Abführmittel.

### 22.4.1 Herzmittel

Die wichtigsten Herzmittel stellt die sogenannte **Digitalisgruppe** dar.

**Digitalis** (Blätter des Fingerhuts, in Deutschland Roter Fingerhut) und die daraus gewonnenen Bestandteile, die Glykoside.
**Wirkung:** Das Herz zieht sich besser zusammen (Systole) und erschlafft ausgiebiger (Diastole). Gleichzeitig schlägt der Puls langsamer. Regelmäßige sofortige Pulskontrolle ist dringend notwendig. Schlägt das Herz langsam, so zeigt dies dem Arzt, daß Digitalis zur Wirkung gekommen ist, schlägt es aber plötzlich wieder schneller, so kann zu viel von dem Medikament gegeben worden sein oder es wurde über zu lange Zeit genommen (Vergiftung, Arzt verständigen). Die Wirkung des Digitalis tritt erst nach Stunden auf und entfaltet den vollen Effekt erst nach etwa drei Tagen. Es wird daher besonders bei chronischer Herzschwäche gegeben. Digitalis wird als Pillen, Aufguß, Zäpfchen oder Tinktur verordnet (Digitoxin, Digimerck, Verodigen, Digipuratum usw.).
Naher Verwandter ist **Digitalis lanata** (Pandigal, Digilanid, Cedilanid, Lanatysat, Lanicor Digacin, Acylanid usw.).
**Strophanthin** ist das Alkaloid, d. h. der wirksame Bestandteil des Strophanthussamens (Pflanze aus Afrika, wurde als Pfeilgift gebraucht). Strophanthin wird intravenös verabreicht, da es durch den Magensaft zerstört wird und als subkutane Injektion sehr schmerzhaft ist.
**Wirkung:** Das Herz zieht sich besser zusammen, die Wirkung tritt schon nach wenigen Minuten ein. Die Patienten atmen freier, das schwere Druckgefühl verschwindet und die Ödeme werden ausgeschwemmt. Es tritt eine verstärkte Diurese (Harnflut) ein. Strophanthin entfaltet also seine Hauptwirkung bei plötzlichem Versagen und ungenügender Tätigkeit des Herzens, nicht beim Versagen des Gefäßsystems, dem Gefäßkollaps.
**Digitalisähnliche Substanzen:** Meerzwiebel (Scilla).

### 22.4.2 Herzkranzgefäßerweiternde Mittel

Unter Koronarinsuffizienz versteht man eine verminderte Durchblutung der Herzkranzgefäße (Koronargefäße) und den dadurch bedingten Sauerstoff-

mangel im Herzmuskel (Myokard). Eine Arteriosklerose kann z.B. die Ursache sein.
**Nitrite** eignen sich zur Steigerung der koronaren Durchblutung (Nitroglyzerin, Nitrolingual, Nitro-Schering usw.) **Achtung!** Nitroglyzerintropfen sind eine alkoholische Lösung von Nitroglyzerin, dem wirksamen Bestandteil des Dynamits. Wird die Flasche nicht sorgfältig verschlossen und aufbewahrt, verdunstet der Alkohol und es bleibt eine sehr feuergefährliche, hochkonzentrierte Lösung zurück.
**Papaverin** ist ein Opiumalkaloid, das lähmend auf die glatte Muskulatur wirkt und oft erfolgreich bei Angina pectoris angewendet wird.
**Theophyllin**, dessen Wirkstoff synthetisch hergestellt wird und der auch im Tee und Kaffee in kleinen Mengen enthalten ist, wird als das bekannte Euphyllin injiziert.
Auch **Koffein** wirkt herzkranzgefäßerweiternd.

### 22.4.3 Blutdrucksenkende Mittel

Blutdrucksenkende Mittel dürfen nur unter ärztlicher Kontrolle angewendet werden. Es gibt viele Mischpräparate, deren Dosis aber nur der Arzt festsetzen und verändern kann, wodurch sich auch das Auftreten von unerwünschten Nebenwirkungen verringern läßt.
Eine blutdrucksenkende Wirkung haben die **Alkaloide** der aus Indien stammenden Pflanze Rauwolfia serpentina, die gleichzeitig zentral dämpfend und beruhigend wirken: Raupina, Reserpin, Sedaraupin u. a. Weitere Mittel sind Substanzen, die über das vegetative Nervensystem den Tonus der Gefäßmuskeln herabsetzen und eine Blutdrucksenkung herbeiführen, z. B. Hydergin. Stärker blutdrucksenkend und besonders vorsichtig anzuwenden sind Kombinationspräparate wie Ipharon, Adelphan und andere.
**Alpha-Methyldopa**, z. B. Presinol, Aldometil, Sembrina, hemmt die Synthese des Noradrenalins (Hormon des Nebennierenmarks, das zusammen mit Adrenalin den natürlichen Reizübermittler des vegetativen Nervensystems darstellt) und wirkt auf diese Art blutdrucksenkend. Auch Ganglienblocker können oft bedrohliche Blutdruckstürze herbeiführen. Sie finden bei Hochdruckkrisen Anwendung: Aldomet, Camphidonium, Ecolid.
**Beta-Blocker** (Beloc, Dociton, Propranolol, Tenormin) sind eine relativ neue Klasse blutdrucksenkender Medikamente. Sie setzen die Ansprechbarkeit bestimmter Gewebearten (bes. des Herzens) auf körpereigene Substanzen, die eine Blutdruckerhöhung bewirken (z. B. Noradrenalin), herab. Das Herz wird

dabei geschont, büßt jedoch auch an Kraft ein. Abruptes Absetzen und die Gabe an Patienten mit unbehandelter Herzinsuffizienz oder einer Neigung zu Bronchialasthma kann gefährlich sein.
Eine weitere, noch neuere Stoffklasse sind die sog. **ACE-Hemmer** (Enalapril, Captopril). Sie wirken indirekt, indem sie die Synthese von Angiotensin verringern, welches eine wichtige Rolle bei der Produktion unmittelbar blutdrucksteigernder Substanzen spielt.
**Pflegerische Aspekte:** Die Sorge für eine ausgeglichene ruhige Umgebung und Einhaltung der diätetischen Regeln können bei Betreuung eines Hypertonikers neben der gewissenhaften Überwachung und Verabreichung von blutdrucksenkenden Mitteln ebenfalls zu einer Besserung beitragen. Zur richtigen Bewertung des Blutdruckes bei Kranken, die blutdrucksenkende Mittel einnehmen, soll der Blutdruck im Liegen und im Stehen kontrolliert werden.
**Komplikationen:** Absinken des sonst zu hohen Blutdruckes unter die Norm.
**Anzeichen:** Schwindel, vor allem wenn der Patient sich aus der liegenden Lage erhebt. Arzt verständigen!

### 22.4.4 Durchblutungsfördernde Mittel

**Durchblutungsfördernde Mittel** bei Arteriosklerose sind Nikotinsäureabkömmlinge, z.B. Ronicol, Complamin usw.
Zur besseren **Durchblutung der Herzkranzgefäße** finden auch Purinderivate Anwendung, ferner Mittel der Adenosingruppe (Lacarnol, Nucleoton usw.), die auch auf den Fettstoffwechsel einwirken. Rauwolfiapräparate senken gleichfalls den Blutdruck und wirken auf die Durchblutung der Kranzgefäße. So gibt es eine Vielfalt von durchblutungsfördernden Mitteln. Sehr wichtig ist, daß die Pflegekraft die Verabreichung genau nach Verordnung des Arztes durchführt.

### 22.4.5 Beruhigungsmittel (Sedativa, Tranquillantien)

Ausdrücklich sei darauf hingewiesen, daß viele Beruhigungsmittel eine sehr starke Wirkung haben. Gewissenhaftigkeit der Pflegeperson in bezug auf Dosierung, Verabreichung und Überwachung der Patienten genau nach Anordnung des Arztes sind unbedingt erforderlich. Da der alte Mensch oft anders reagiert als jüngere, muß der Arzt unbedingt davon in Kenntnis gesetzt werden, wenn der Kranke nach Verabreichung eines Sedativums zu lange schläft. Anderweitig helfen gerade Medikamente dieser Art (z. B. Haloperidol, Aolept) bei starken Erregungszuständen alter Menschen.

### 22.4.6 Gerinnungshemmende Medikamente

Bei allen Gefäßkrankheiten, besonders bei venösen Erkrankungen und nach Herzinfarkt oder Lungenembolie, spielen Blutgerinnung und Antikoagulation eine große Rolle. **Antikoagulantien** sind Medikamente, die hemmend in die Blutgerinnung eingreifen. Sie werden häufig auch vorbeugend ärztlich angeordnet. Durch die Verzögerung der Gerinnung wird die Thrombenbildung wenigstens teilweise verhindert. Dadurch entsteht aber auch eine Vergrößerung der Blutungsgefahr.

**Heparin** ist ein in verschiedenen Organen (bes. in der Leber und Lunge) vorkommender Stoff mit gerinnungshemmenden Eigenschaften. Wissenschaftlichen Untersuchungen zufolge genügt 1 mg Heparin (aus Hundeleber), um 100 ml Menschenblut ungerinnbar zu machen. Heparin wird entweder als Dauerinfusion (z. B. nach Infarkt oder Embolie, meist nur im Krankenhaus) oder subkutan (letzteres in geringerer Dosierung, sog. »Low-dose-Heparin«) vorbeugend verabreicht, bes. in Verbindungen mit Bettlägerigkeit nach Operationen oder Verletzungen.

**Marcumar** wird zur Langzeittherapie nach Infarkt oder Embolie gegeben, und zwar in Tablettenform. Die Dosierung muß sehr genau eingestellt und alle 4 bis 6 Wochen kontrolliert werden. Patienten mit einer derartigen Antikoagulationstherapie erhalten bei der Entlassung aus der Klinik einen besonderen Ausweis, der immer mitgeführt werden sollte. Er kann lebensrettend sein. Neben genauen Personalien enthält er den Namen des Hausarztes, die Medikamente und die Blutgruppe. Für jeden Helfer alarmierend steht deutlich zu lesen:

ACHTUNG! Bei Verletzung besteht erhöhte Blutungsgefahr!
Als Antagonisten (Gegenmittel) trägt der Kranke eventuell eine Ampulle Konakion (Vitamin K) bei sich.

**Aspirin** und andere Präparate mit demselben Wirkstoff (Acetylsalicylsäure) wirken gerinnungshemmend, indem sie die Zusammenballung der Blutplättchen verringern. Da sie weniger gefährlich sind als Marcumar, finden sie Anwendung zur Langzeitprophylaxe.

## 22.5 Nebenwirkungen

Ein wirksames Heilmittel muß bestimmte Krankheitszeichen in erkennbarer Weise beeinflussen. Naturgesetzmäßig kann es ein *wirksames* Arzneimittel ohne **Nebenwirkungen** nicht geben. Da jedes Medikament über den Blutweg an das erkrankte Organ herankommt, erreicht es aber auch alle anderen Organe, wodurch Nebenwirkungen entstehen können.
Blutschäden, Ohrensausen, Hautausschläge, Allergien, Ödembildung sind solche Nebenwirkungen. Durch Sulfonamide und Antibiotika können Erreger, die man damit treffen wollte, resistent, d. h. widerstandsfähig gemacht werden. Über lange Zeit gegebene Arzneimittel können zu einer Kumulation (= Anhäufung) von Substanzen und Wirkungen führen. Digitalis, der Fingerhut, kann eine Vergiftung auslösen (Pulskontrolle! s. Kap 22.4.1 Herzmittel).
Auch bei direkt auf die Haut verabfolgten Mitteln ist es möglich, daß durch die Resorption Arzneimittelstoffe in den Blutweg gelangen.
Eine weitere Nebenwirkung ist die **Gewöhnung** an ein Arzneimittel (z. B. Morphium). Sie bedingt eine immer höhere Dosierung, um dem Kranken die entsprechende Wirkung zu verschaffen (Suchtgefahr)!
Rund 23 000 verschiedene Arzneimittel sind allein in der Bundesrepublik Deutschland im Handel. Dies erfordert auch von im Dienst der Altenpflege stehenden Menschen eine Orientierung durch Lesen entsprechender Literatur über Medikamentenlehre und die gebräuchlichsten Arzneimittel. Wichtige Hilfsmittel sind die Gelbe Liste und die Rote Liste.

## 22.6 Dosierung

Die Menge einer Arzneimittelgabe wird mit dem griechischen Wort »Dosis« bezeichnet, die in Gewichts-, Volumen- oder Aktivitätseinheiten angegeben wird. Das Gewicht wird meist mit Gramm (g) oder Milligramm (mg) angegeben, das Volumen mit ccm oder ml. Einheiten, z.B. 40 E Insulin, sind international durch die Weltgesundheitsorganisation festgelegt (I.E.). Eine Einheit kann z. B. die Mindestmenge eines Hormons angeben, die noch bestimmte Wirkungen im Körper auslöst.
Es werden vier Dosierungen unterschieden: die unwirksame, die wirksame, die giftige und die tödliche Dosis. Die Dosierung eines Arzneimittels ist einzig und allein Aufgabe des Arztes. Auch er richtet sich streng nach den im Arzneibuch zugelassenen Dosen.
Hier sei Paracelsus klassischer Satz zitiert: »Allein die Dosis macht, daß ein Ding kein Gift ist«.

**Maximaldosis:** Die Höchstabgabemenge eines Arzneimittels ist amtlich festgelegt. Die Menge (Dosis) darf nur unter besonderer Kennzeichnung des Rezeptes (Ausrufezeichen [!] und Wiederholung der Gewichtsmenge in Buchstaben) überschritten werden.

## 22.7 Hausapotheke

Die wichtigsten Bestandteile einer Hausapotheke sind:
- Hansaplast in drei verschiedenen Größen
- Leukoplast
- 1 m Verbandmull
- 3 – 4 verschieden breite Mullbinden
- 1 – 2 elastische Binden
- 1 Fläschchen mit jodfreiem Mittel, z. B. Kodan-Tinktur
- 1 Tube Brand- und Wundgelee
- 2 Dreiecktücher für Notverbände aller Art
- Lebertransalbe (Unguentolan)
- Isopropyl-Alkohol 50- oder 70%ig
- Franzbranntwein
- 1 Fieberthermometer
- 1 Pinzette
- 1 Schere
- Desinfektionslösung (Sagrotan)
- Kamillentee
- Baldrian- oder Melissentee
- Salbeitee
- übermangansaures Kali
- leichte schmerzstillende Tabletten
- Melissengeist
- evtl. ein Kreislaufmittel (Novadral)
- Tier- oder Birkenkohle (bei Durchfall)

**Nicht** in die Hausapotheke gehören:
alte, vor langer Zeit verordnete Medikamente aller Art.

Die Hausapotheke wird in einem verschließbaren Kästchen an einem trockenen Ort aufbewahrt. Der Inhalt soll jährlich überprüft, aussortiert und aufgefüllt werden.

# Literatur


*Banzer, G.*: Medikamentenlehre für Schwestern. Urban & Schwarzenberg, München–Berlin 1978.

*Bauer, F.*: Geschichte der Krankenpflege. Verlag E. C. Baumann, Kulmbach 1965.

*Brückel, K. W., L. Rober*: Zur Ernährung im Alter. Deutsche Schwesternzeitung 11 (1968).

*Brückel, K. W.*: Grundzüge der Geriatrie. Urban & Schwarzenberg, München 1975.

*Bücker, J.*: Anatomie und Physiologie. Thieme, Stuttgart 1968.

*Catel, W.*: Die Pflege des gesunden und des kranken Kindes. Thieme, Stuttgart 1964.

*Erdmann, W. D.*: Arzneimittellehre. W. Kohlhammer, Stuttgart 1968.

Erste Hilfe. Handbuch Malteser Hilfsdienst 1977.

Erste Hilfe. Großes Gesundheitslexikon. Readers Digest, Stuttgart.

*Gessner, J.-M.*: Kleine Winke für Begleiter blinder Menschen. Hrsg. Deutscher Blindenverband e. V., 5300 Bonn-Bad Godesberg, 1970.

*Glück, H.:* Die Grundausbildung in der Medizinischen Fußpflege. Baehr, Waiblingen 1972.

*Grand, E.*: Die Pflege verwirrter alter Menschen. Lambertus-Verlag, Freiburg 1988.

*Juschli, L.*: Allgemeine und spezielle Krankenpflege. Thieme, Stuttgart.

*Kanz, E.*: Aseptik in der Chirurgie. Urban & Schwarzenberg, München 1921.

*Kroeber, D., A. Weiß:* Rechenbuch für Schwestern. W. Kohlhammer Verlag, Stuttgart 1963.

*Kübler-Ross, E.*: Interviews mit Sterbenden. Kreuz, Stuttgart, 1971.

*Kübler-Ross, E.*: Verstehen, was Sterbende sagen wollen. Kreuz, Stuttgart 1982.

*Lehr, U.*: Psychologie des Alterns. Quelle & Meyer, Heidelberg 1972.

Die Pflege des kranken Menschen. Arbeitsgemeinschaft Deutscher Schwesternverbände und der Deutschen Schwesterngemeinschaft E. V. W. Kohlhammer, Stuttgart 1963.

*Roques, K. R. v.*: Alte Heilweisen - Neu entdeckt. Feuerberg, Hannover 1965.

Der Ruf der Stunde. Oberinnenvereinigung im Deutschen Roten Kreuz. Kohlhammer, Stuttgart 1963.

*Schädlich, H.*: Gangschulung Amputierter und Beinverletzter. Hippokrates, Stuttgart 1976.

*Schalle, A.*: Die Kneipp-Kur. 16. Auflage. Ehrenwirth.

*Scharl, M.*: Altersgymnastik. Thieme, Stuttgart 1969.

*Seidler, E.*: Geschichte der Pflege des kranken Menschen, Kohlhammer, Stuttgart 1966.

*Sticker, A.*: Die Entstehung der neuzeitlichen Krankenpflege. Kohlhammer, Stuttgart 1960.

*Toohey*, Innere Medizin für Krankenschwestern und Krankenpfleger. Thieme, Stuttgart 1970.

*Völler, G. W.*: Parkinson-Fibel.

*Zetkin, M.*: Wörterbuch der Medizin. VEB Verlag Volk und Gesundheit, Berlin 1973.

# Sachverzeichnis

Die halbfett gedruckten Ziffern weisen auf Seiten mit Tabellen oder Abbildungen hin.